医院疾病预防与卫生管理控制

主 编 周广宝 等

U0335198

吉林科学技术出版社

图书在版编目（CIP）数据

医院疾病预防与卫生管理控制 / 周广宝等主编. --
长春 : 吉林科学技术出版社，2023.3
ISBN 978-7-5744-0250-8

Ⅰ．①医… Ⅱ．①周… Ⅲ．①医院－感染－预防（卫
生）－研究②医院－卫生管理－研究 Ⅳ．①R197.323

中国国家版本馆 CIP 数据核字（2023）第 062497 号

医院疾病预防与卫生管理控制

作　　　者	周广宝　等
出 版 人	宛　霞
责任编辑	隋云平
幅面尺寸	185 mm×260 mm
开　　　本	16
字　　　数	444 千字
印　　　张	19.5
版　　　次	2023 年 3 月第 1 版
印　　　次	2023 年 3 月第 1 次印刷

出　　　版　吉林科学技术出版社
发　　　行　吉林科学技术出版社
地　　　址　长春市净月区福祉大路 5788 号
邮　　　编　130118
发行部电话/传真　0431-81629529　81629530　81629531
　　　　　　　　　81629532　81629533　81629534

储运部电话　0431-86059116

编辑部电话　0431-81629518
印　　　刷　北京四海锦诚印刷技术有限公司

书　　　号　ISBN 978-7-5744-0250-8
定　　　价　155.00 元

编委会

主　编：周广宝　李艳芹　邓媛媛　王春玲　杜东生　孙昌华
副主编：周新玲

前　言

由于现代医学技术的迅速发展，各种先进诊断、治疗仪器的应用，各种介入性诊疗技术、侵袭性操作的增加，抗生素的更新换代和广泛应用，以及病原类型的变化，医院感染已成为当前突出的公共卫生问题。疾病预防控制工作作为公共卫生工作中最重要的环节，关系到保护广大群众身体健康和生命安全，也与维护社会稳定息息相关。各级政府更是将疾病预防控制作为政府重要职能之一，并将其摆到卫生工作重中之重的地位予以高度重视。

本书是医院疾病预防与卫生管理控制方向的著作。本书简要介绍了医院预防医学、医院传染病预防与控制、常见医院感染及其预防与控制等相关内容。另外介绍了重点科室医院感染控制与预防，还对医院感染预防、医院隔离预防技术与感染控制以及卫生检验、微生物检验技术做了一定的介绍。最后对医院公共卫生管理、医院消毒供应中心感染管理与卫生质量控制、医院突发公共卫生事件的管控、医院卫生人才管理、医疗质量管理、放射卫生管理进行了分析研究。希望本书可以让医护人员了解医院疾病预防与卫生管理控制的方法。本书的读者对象包括医院感染专职人员、临床医护人员等，同时本书还可作为从事疾病预防控制、卫生监督等相关工作人员的参考资料。

在本书的策划和编写过程中，曾参阅了国内外有关的大量文献和资料，从中得到启示；同时也得到了有关领导、同事、朋友及学生的大力支持与帮助，在此致以衷心的感谢。本书的选材和编写还有一些不尽如人意的地方，加上编者学识水平和时间所限，书中难免存在缺点，敬请同行、专家及读者指正，以便进一步完善提高。

目 录

第一章 医院预防医学

第一节 预防医学概述

一、预防医学的定义

预防医学是以环境—人群—健康为模式，以人群为主要研究对象，运用生物医学、环境医学和社会医学等理论，采用宏观与微观相结合的方法，分析健康与疾病在人群中的分布，研究不同环境因素对人群健康的影响及疾病发生、发展和流行的规律，改善和利用环境因素，改变不良行为生活方式，减少危险因素，合理利用卫生资源，制定疾病防治策略和措施，以达到预防疾病，增进人群身心健康，提高人群生命质量和劳动生产能力的目的。

预防医学是医学的一门应用学科，它以个体和确定的群体为对象，目的是保护、促进和维护健康，预防疾病、失能和早逝。其工作模式是"环境—人群—健康"，这是一个健康生态模型，它强调环境与人群的相互依赖、相互作用和协调发展，并以人群健康为目的。

预防医学常与公共卫生联系在一起。公共卫生是以预防医学的观点、理论和技能为基础，针对疾病预防、健康促进而采取的社会性实践的总称。这些社会性实践又称为公共卫生措施。

二、现代医学的组成

现代医学由三部分组成，分别为基础医学、临床医学、预防医学。

基础医学是从微观角度研究人的生命和疾病现象的本质及其规律的自然科学，其所研究的关于人体的健康与疾病的本质及其规律为其他所有应用医学所遵循。

临床医学是从患者个体角度研究疾病的病因、诊断、治疗和预后，提高临床治疗水平，促进人体健康的科学。

预防医学是以人群为研究对象，应用宏观与微观的技术手段，研究健康影响因素及其作用规律，阐明外界环境因素与人群健康的相互关系，制定公共卫生策略与措施，以达到预防疾病、增进健康、延长寿命、提高生命质量等目标的一门医学科学。

三、预防医学的主要研究方法

预防医学常用的研究方法有调查研究法、实验研究法和临床观察法。

（一）调查研究法

调查研究法是科学研究中一种常用的方法，在描述性、解释性和探索性的研究中都可以运用调查研究的方法。它一般通过抽样的基本步骤，多以个体为分析单位，通过问卷、访谈等方法了解调查对象的有关资料，并加以分析来开展研究。我们也可以利用他人收集的调查数据进行分析，即所谓的二手资料分析方法。对于学生以及缺少经费的人们，这种方法特别合适。

（二）实验研究法

实验研究法是由研究者根据研究问题的本质内容设计实验，控制某些环境因素的变化，使得实验环境比现实相对简单，通过对可重复的实验现象进行观察，从中发现规律的研究方法。实验研究法首先广泛应用于物理、化学、生物等自然科学研究中。

（三）临床观察法

在医学或临床心理学中，对于特定的疾病诊断有一些判断的准则（症状或行为表现），这些症状或行为表现可以通过某些方式来获得，例如检验、检查（抽血、X光等）、心理测验就属于这一类。

观察（就是所谓的临床观察），主要是针对症状做观察了解，有些症状适合使用检验、检查来确定，有些症状则需要通过临床观察来探究。临床观察所针对的应该是有诊断目的或与医学议题相关的观察对象，所注重的应该是症状与疾病问题。

临床实验通常是与医学相关的研究性实验，可能是人体试验也可能是动物试验，这类临床实验的目的是研发新药，了解疾病的变化与原因，研究新的治疗方法以促进健康，等等。

四、预防医学的研究内容

预防医学的内容包括医学统计学、流行病学、环境医学、社会医学、行为科学与健康促进、卫生管理学（包括卫生系统功能、卫生决策和资源配置、筹集资金和健康措施评价等）以及在临床医学中运用三级预防措施。要求所有医生树立预防为主的思想，了解健康和疾病问题在人群的分布情况，分析物质与社会环境、人的行为及生物遗传因素对人群健康和疾病作用的规律，找出影响人群健康的主要致病因素，以制定防治对策；通过临床预防服务和社区预防服务，达到促进个体和群体健康、预防疾病、防治伤残和避免早逝的目的。

具体可概括为以下四方面：①分析人群疾病分布与健康水平的动态变化趋势；②研究环境因素（自然环境、社会环境、生活环境、生产环境等）对人群健康的影响；③研究与制定预防疾病、促进健康的策略和措施；④探讨卫生保健与疾病防治的组织和科学管理方法。

五、预防医学的特点

（一）预防医学的特点

第一，研究对象包括个体和群体、患者和健康人，更侧重于健康人群和无症状患者。第二，研究方法上更注重微观与宏观相结合，侧重于健康影响因素与人群健康关系的研究。第三，研究工作贯穿疾病发生、发展的全过程，侧重于疾病预防和健康促进。第四，采取的对策更具有积极的预防作用，具有较临床医学更大的人群健康效益。

（二）预防医学与临床医学的区别

第一，预防医学的工作对象包括个体及确定的群体，主要着眼于健康人群和无症状患者。第二，研究方法上注重微观和宏观相结合，但更侧重于影响健康的因素与人群健康的关系。第三，采取的对策更具积极的预防作用，具有较临床医学更大的人群健康效益。同样，尽管预防医学在目的和许多方面与公共卫生有重叠，但它不等同于公共卫生。公共卫生主要是通过组织社会力量来保护和促进人群的健康，其对象是全社会整个人群，实施的措施更为宏观和宽泛。

第二节 医学模式与健康观

一、医学模式的概念

医学模式是指一定时期内人们对疾病和健康总的观点与认识，它研究医学的属性、职能和发展规律，成为解释和指导医学发展的重要思想观念。医学心理学正是随着医学模式及人类健康观的转变而得到快速的发展和广泛的应用。

二、医学模式的发展经历

（一）自然哲学医学模式

自然哲学医学模式于公元前 3000 年前后开始出现。它将人类对疾病的认识由"神灵"主宰转变为自然环境的平衡和改变。早在我国古代就有了"金、木、水、火、土"五种元素相生、相克的理解。我国医学著作中很早就有了"天人相应"的认识观点；而西方的希波克拉底指出"治病先治人""一是语言，二是物"的治疗观。这些观点从不同的视角诠释了对健康、疾病的新认识和新观点。自然哲学医学模式具有朴素唯物论的成分，对疾病和健康的认识也有一定的局限性。

（二）机械论医学模式

从 16 世纪文艺复兴运动起，随着牛顿古典力学理论体系的建立，形成了用"力"和"机械运动"去解释一切自然现象的形而上学的机械唯物主义自然观，出现了机械论医学模式。其认为"生命活动是机械运动"，把健康的机体比作协调运转加足了油的机械。这一机械论的思想，统治了医学近两个世纪，直到 18 世纪，机械论的医学思想在医学的发展中出现双重性：一方面，认为机体是纯机械的，从而排除了生物、心理、社会等因素对健康的影响，而常常用物理、化学的概念来解释生物现象；另一方面，机械论又使解剖学、生物学获得了进展，大大推动了医学科学的发展。

（三）生物医学模式

生物医学模式诞生于欧洲文艺复兴后。随着自然科学的发展，人类自身的奥秘逐渐得以揭示，西方医学开始摆脱宗教的禁锢，进入了一个崭新的发展时期。随着哈维创立的血液循环说和魏尔啸在细胞病理学方面取得的重要成就，解剖学、生理学、微生物学和免疫学等生物科学体系的形成，外科领域消毒和麻醉技术的出现，各种抗生素和激素研究成功，以及研究者在细胞和分子领域取得研究成果，人们在认识疾病、治疗疾病和预防疾病方面都向前迈进了一大步。生物医学模式使人类对疾病的认识从宏观到微观纵深发展，实现了医学发展第一次质的飞跃，对人类健康与疾病防治有着不可磨灭的贡献。但在其发展中也逐渐暴露出生物医学的片面性和局限性。在认识论上，它往往倾向于将人看成是生物的人，而忽视了人的社会属性；在实际工作中，它重视躯体因素而不重视心理和社会因素；在科学研究中，它较多地着眼于躯体生物活动过程，而较少注意行为和心理过程，忽视了后者对健康的作用；在思维的形式上，它往往强调"不是，就是"（不是有病就是健康），因而对某些功能性或心因性疾病，无法做出正确的解释，也难以得到满意的治疗效果，更将人类对疾病和健康的认识带入狭小的天地，无法完全阐明人类健康和疾病的全部本质。

(四) 生物—心理—社会医学模式

随着社会及医学科学的发展，疾病谱和死亡谱发生了根本变化，人们已经认识到不良生活方式、行为、心理、社会和环境因素同细菌、病毒一样是健康的主要危害因素。20世纪70年代中期，美国医生恩格尔在《科学》杂志上撰文提出"需要新的医学模式"，批判了生物医学模式的"还原论"和"心身二元论"的局限性，并提出了生物—心理—社会医学模式。这一观点认为，对于疾病和健康来说，无论是致病、治病、预防及康复，都应将人视为一个整体，充分考虑到患者的心理因素和社会因素的特点，综合地考虑各方面的交互作用，而不能机械地将它们分割开。生物—心理—社会医学模式的主要特征有：承认心理社会因素是致病的重要原因；关注与心理社会因素有关的疾病日益增多的趋势；全面了解患者，尤其是他们的心理状态，这是诊断和治疗的重要前提；重视心理状态的改变，因为它常常为机体功能的改变提供早期信息；懂得应用心理治疗和心理护理作为提高医疗质量的重要措施；利用良好的医患关系来增强治疗效果。

医学模式反映着一个时期人们对健康与疾病、临床与预防、医学教育与科研以及卫生工作等一个总的看法。随着非传染性疾病的发病率和死亡率增加，预防医学成为医学发展的必然趋势。

三、健康观

健康观是人们对健康的一种看法。健康是一种动态平衡，均衡地输入和输出能量与物质（甚至允许生长）。健康也意味着有继续生存的希望。有情感的动物，如人类，是万物之灵，生来就有追求精神面与物质面两种更好的生活方式，所以对健康的认知与要求会有更广的概念。

当代健康观受传统观念和世俗文化的影响，长期以来传统的健康观是把健康单纯地理解为"无病、无残、无伤"。当代的健康观，是世界卫生组织（World Health Organization，WHO）对健康的诠释。20世纪40年代末期，世界卫生组织提出健康的定义："健康是身体、精神上和社会幸福的完好状态，而不仅是没有疾病和虚弱。"20世纪80年代中期，世界卫生组织在《渥太华宪章》中对健康的定义做了进一步的延伸，指出"健康是日常生活的资源，而不是生活的目标。健康是一个积极的概念，它不仅是个人身体素质的体现，也是社会和个人的资源"；"为达到心身健康和社会幸福的完美状态，每一个人都必须有能力去认识和实现这些愿望，努力满足需求和改善环境"。

四、影响健康的因素

影响健康的因素主要有以下几类：

（一）环境因素

环境因素包括自然环境、社会环境、身体环境、心理环境。

（二）生活行为方式

生活行为方式包括营养、风俗习惯、不良嗜好及行为、消费类型、生活及职业危害等。

（三）人类生物学因素

人类生物学因素包括遗传、成熟老化、复合内因。

（四）卫生服务

卫生服务包括医疗、预防、康复等社会机构及社区卫生服务等医疗卫生设施的分配及利用，医疗卫生制度等。

五、健康生态学模型

健康生态学模型是指导预防医学和公共卫生实践的重要理论模型。生态是指人类生存的环境，包括自然环境、社会环境和心理环境。健康不仅包括在身体上、心理（精神）上和社会适应方面的完好状态，而且还包括人类与生态环境的和谐共存和发展。

健康生态学模型强调健康是个体因素、卫生服务、环境因素之间相互依赖、相互作用和相互制约的结果，这些因素从多层面上交互作用而影响个体或群体的健康。健康生态学模型分为五层：核心层是先天的个体资质，如年龄、性别、生物学因素和某些疾病的易感染基因等；第二层是个体行为特点，如饮食习惯、体力活动、成瘾行为等；第三层是家庭与社区的人际关系网络；第四层是生活与工作条件，包括心理社会因素、社会经济地位、自然和人工环境、公共卫生服务、医疗保健服务等；最外层是宏观层面。

第三节 三级预防策略

一、疾病自然史与预防机会

（一）疾病自然史

疾病从发生到结局（死亡或痊愈等）的全过程中有几个明确的阶段：第一，病理发生期；第二，症状发生前期；第三，临床期；第四，结局。

（二）健康疾病连续带

健康→疾病→健康（或死亡）的一个连续过程。

（三）预防机会

根据疾病自然史的几个阶段以及健康疾病连续带的理论，危险因素作用于机体到疾病临床症状的出现，有一个过程，从而为预防疾病留出了时间。

二、三级预防策略

（一）三级预防

根据疾病发生发展过程以及健康决定因素的特点，把预防策略按等级分类，称为三级预防策略。

一级预防是针对病因所采取的预防措施。它既包括针对健康个体的措施，也包括针对整个公众的社会措施。在一级预防中，如果在疾病因子还没有进入环境之前就采取预防性措施，则称为根本性预防。

二级预防是在疾病的临床前期做好早期发现、早期诊断、早期治疗的"三早"预防工作，以控制疾病的发展和恶化。对于传染病，除了"三早"，尚须做到疫情早报告及患者早隔离，即"五早"。

三级预防是对已患某些疾病的患者，采取及时的、有效的治疗和康复措施，使患者尽量恢复生活和劳动能力，能参加社会活动并延长寿命。

三级预防措施的落实，可根据干预对象是群体还是个体，分为社区预防服务和临床预防服务。社区预防服务是以社区为范围，以群体为对象开展的预防工作。临床预防服务是在临床场所，以个体为对象实施个体的预防干预措施。

（二）以冠心病（CHD）为例，探讨应如何进行三级预防

三大危险因素：吸烟、高血压、高血脂。

一级预防：一级预防是病因预防，它包括特殊防护和增进健康；劝导戒烟；预防和控制高血压，如控制盐的摄入量、控制体重；检测和控制血胆固醇水平，如改变不良饮食习惯，少食高脂食物，多食蔬菜、豆类等低脂食物。

二级预防：二级预防是临床前期预防，它包括"三早"。对胸部疼痛者、高血压患者等应采取及早治疗。

三级预防：三级预防是对症治疗；防止并发症，如对急性心肌梗死患者应预防心律失常、心力衰竭等。做好康复工作，安排力所能及的工作。

三、预防策略的实施原则

疾病类型不同，三级预防策略有所不同。对于多数疾病，不论其病因是否明确，都应强调一级预防；对于病因明确的传染病、职业性疾病、医源性疾病，应积极实施一级预防；对于多因素的慢性疾病，如心脑血管疾病、代谢性疾病、恶性肿瘤，在实施一级预防的同时，还应兼顾二级预防和三级预防；对于病因和危险因素未明且难以察觉的疾病，在实施三级预防的同时，应积极研究早期检测的方法和技术。

第四节 临床预防

临床预防服务是预防医学的重要组成部分，强调临床与预防相结合，通过对疾病危险因素进行评价和预防干预，达到防病促健康的目的。

一、临床预防概述

（一）临床预防服务的概念

临床预防服务是由医务人员在临床场所对健康者和无症状"患者"的健康危险因素进行评价，实施个性化的预防干预措施来预防疾病和促进健康。临床预防服务与传统中医学

"无病先防""既病防变""病后防复"的预防理念相一致,强调临床与一、二级预防相结合,临床与预防一体化的卫生服务相结合。临床预防服务与临床预防(第三级预防)概念不同,因而,对患者的常规性治疗和护理不包括在临床预防服务的范畴。

临床预防服务由临床医生来提供疾病的预防服务,可做到防治结合,是目前最佳的医学服务模式,有着十分重要的现实意义。首先,临床医务人员在整个医疗卫生服务队伍中占大多数,每年人群中大约有78%的人至少要去就医一次,这使医务人员有大量的机会与就医者进行面对面的交谈,如果每一位医务人员都能在医疗卫生服务中将日常医疗工作与预防保健有机地结合,对就医者进行个体化的健康教育与咨询,能及时纠正就医者的不良行为与生活方式。其次,临床医生与就医者面对面接触过程中可以了解就医者的第一手资料,提出的建议往往具有较强的针对性,加之就医者对临床医生的建议有较大的依从性,这也便于临床医生通过随访进一步了解就医者的健康状况和不良行为与生活方式的改变情况。再次,许多疾病的预防服务,例如乙状结肠镜检查、宫颈脱落细胞涂片、雌激素替代疗法等往往必须通过临床医生才能开展。

为了有效地开展临床预防服务,医务人员应具备相应的知识和技能:第一,鉴别和评价个体疾病危险因素的能力。第二,应用生物、行为和环境的方法,为纠正或减少疾病/损伤的危险因素进行干预的技能。第三,组织和管理临床诊疗室工作,有利于临床预防与医疗工作相结合,便于疾病监控,是开展个体健康促进活动的倡导者。第四,对社区以及其他人群包括职业群体实施危险因素评价,减少人群健康危险因素,并通过大众传媒等手段,成为实施健康促进活动和利用预防策略信息和资源的倡导者。第五,评估用于减少个人和社区危险因素的技术的有效性,了解相关信息,成为工作场所和政府对临床预防服务的发展和评价的顾问。

(二)健康管理

健康管理是对服务对象的健康危险因素进行全面、系统和针对性的评估并对整个生命全程进行干预,减少健康危险因素的威胁,早期发现并及时治疗疾病,预防并发症的发生,从而经济有效地避免早亡和提高生活质量。

临床预防服务是健康管理的一部分,它们的核心思想都是以健康为中心,对影响健康的各种相关危险因素进行评价、干预和控制,变疾病的被动治疗为主动的健康干预,最大限度地促进健康。前者强调临床与预防的有机结合,而健康管理是以管理学、经济学的思维理念和方法对健康危险因素的检测、评价和干预的系统管理过程,该过程涉及疾病预防、保健、临床诊疗、康复等多个领域。就参与人员来说,健康管理除了临床医务人员外,还有健康管理师在从事这方面的工作。

随着我国的经济发展和生活水平的提高,人们不仅要求有病看医生,还希望医生能够为他们提供健康保健的服务。临床预防服务和健康管理是顺应这样的需求而产生的。临床预防服务和健康管理通过实现个体健康危险性的量化评估，获得控制疾病危险因素的健康干预策略，有利于个人的健康状况管理，有效地调动个人改变不良行为与生活方式的积极性和主动性，早期发现疾病并及时治疗，有利于提高患者生活质量并延长寿命。对于预防疾病的发生、发展，控制医疗费用，解决群众看病难、看病贵问题以及建设和谐社会等均具有重要的现实意义，已成为当今医学发展的重要趋势。

二、临床预防

（一）临床预防服务的内容

临床预防服务是医务人员在常规临床工作中对就医者提供的第一级预防和第二级预防服务，其主要内容包括下述几个方面：

1. 健康咨询

通过收集求医者的健康危险因素，与求医者共同制订改变不健康行为的计划，督促求医者执行干预计划等，促使他们自觉地采纳有益于健康的行为和生活方式，消除或减轻影响健康的危险因素，以预防疾病、促进健康、提高生活质量。根据当前疾病主要以不良行为与生活方式导致的慢性非传染性疾病为主的现状，建议开展的健康咨询内容主要有：劝阻吸烟、倡导有规律地适量运动、增进健康饮食（平衡膳食、避免三餐无规律、偏食及节食等）、保持正常体重、预防意外伤害和事故、预防人类免疫缺陷病毒（HIV）感染以及其他传播疾病等。

2. 健康筛检

指运用快速、简便的体格检查或实验室检查以及危险因素监测与评估等手段，在健康人群中发现未被识别的病人或有健康缺陷的人，努力做到疾病的"早发现、早诊断、早治疗"，如肿瘤的筛检，以及高血压、高血脂、糖尿病的筛检等。

3. 免疫接种

是指将抗原或抗体注入机体，使人体获得对某些疾病的特异性抵抗力，从而保护易感人群，预防传染病发生。我国目前实行的是计划免疫，它是指根据疫情监测和人群免疫状况分析，按照规定的免疫程序，有计划地进行预防接种，以提高人群免疫水平，达到控制乃至最终消灭相应传染病的目的。免疫接种的实施必须按照《中华人民共和国传染病防治法》《中华人民共和国急性传染病管理条例》《全国计划免疫工作条例》《计划免疫技术管理规程》《疫苗流通和预防接种管理条例》及《预防接种规范》等相关法律法规进行。

4. 化学预防

指对无症状者使用药物、营养素、生物制剂或其他天然物质作为第一级预防措施，提高人群抵抗疾病的能力，阻止疾病的发生和发展，促进康复。已出现症状的病人和有既往病史的人使用上述物质治疗疾病不属于化学预防。化学预防必须在医务人员指导下进行，如对育龄或怀孕妇女、幼儿补充含铁物质降低罹患缺铁性贫血的危险；在缺氟地区补充氟化物降低患龋齿病率；孕期妇女补充叶酸降低神经管缺陷婴儿出生危险；绝经后妇女使用雌激素预防骨质疏松和心脏病；用阿司匹林预防心脏病、脑卒中等。

5. 预防性治疗

通过应用一些治疗的手段，预防某种疾病从一个阶段进展到更为严重的阶段，或预防从某一较轻疾病发展为另一较为严重疾病的方法。前者如对早期糖尿病的血糖控制预防将来可能出现更为严重的并发症，后者如通过早期手术切除肠息肉，预防将来发展成为结肠癌等。

（二）临床预防服务的实施原则

1. 重视危险因素的收集

临床预防服务的基础是全面收集个人健康相关资料，并在全面收集个人信息、体检和实验室检验资料的基础上，进行危险因素以及危险度评估。

2. 医患双方共同决策

医务人员除了将发现的不利于健康的危险因素及后果告知"病人"，还应尊重病人的选择，鼓励医患双方共同参与决策，做出最佳的选择。医务人员能够而且应该为"患者"提供与行为有关的危险因素的信息，鼓励他们做出改变不良行为与生活方式的具体建议和策略，但最终是否改变取决于"病人"而不是医务人员。医务人员应对"病人"的感情和态度给予充分的注意和尊重。

3. 健康咨询与教育为先导

研究表明，健康教育比筛检产生的效果更佳，通过健康咨询、教育与指导改变人们的不良行为与生活方式是最有效的预防干预方式。为了预防高血压，可采取教育"病人"不吸烟、避免吃过咸的食品、适当运动、保持理想体重、劳逸结合等第一级预防措施；教育"病人"定期测血压以早期发现高血压，发现有高血压后及时联系医务人员，治疗中遵从医嘱，坚持非药物和药物治疗并举等二级预防措施。

4. 注重连续性

临床预防服务的连续性原则表现在两个方面：一是服务供需双方建立长期、连续的服务关系。这种关系有利于医务人员对就医者个体进行全程系统的管理。二是健康资料收集保持连续性。这有利于提高临床预防服务的效果，及时对就医者个体的健康维护方案不断进行修正和完善。

5. 合理选择健康筛检的内容

临床预防服务的一个突出特点是取代了每年常规检查身体的传统做法，而是根据个体不同性别、不同年龄和不同危险因素，制定相应的疾病筛检策略。

有效发现早期疾病或健康缺陷的健康筛检：①定期测量血压：成年人血压（收缩压 – 舒张压）< 130/85mmHg 者，每 2 年测 1 次血压；在 130 ~ 139/85 ~ 89mmHg 之间者，每年测 1 次；≥ 140/90mmHg 并确诊为高血压者纳入规范化管理。其他原因就诊者应常规测血压。②成年人应每 2 年至少测量 1 次身高、体重和腰围。BMI ≥ 23 的超重者，应进行减肥。③ 35 ~ 65 岁男性、45 ~ 65 岁女性定期测定血胆固醇。④对 3 ~ 4 岁幼儿进行 1 次弱视和斜视检查，对 65 岁以上老年人进行青光眼筛检。⑤定期询问和监测老年人听力以发现听力损害。⑥成年人每年进行 1 次牙科检查和保洁，以减少牙病的发生。⑦有性生活的妇女至少 3 年进行 1 次脱落细胞涂片检查（Pap smear，又称巴氏涂片）直至 65 岁。⑧ 40 岁以上妇女每 1 ~ 2 年接受 1 次乳房临床物理检查，有条件时 50 ~ 75 岁妇女每 1 ~ 2 年进行 1 次乳腺钼靶摄影检查以及时发现乳腺癌。直系亲属中有绝经前患乳腺癌史者，建议在 40 岁前应接受乳房临床物理检查。⑨所有 50 岁以上人群每年进行 1 次大便隐血试验或不定期乙状结肠镜检查，以及时发现结肠直肠癌。

6. 根据不同年龄阶段开展针对性的临床预防服务

"健康生命全程路径"是将人生划分为四个明确的阶段（围生和婴幼儿期、青少年期、成年工作期和老年期）开展预防并根据不同的年龄阶段生理特点和所处的环境的主要健康问题实施个性化服务。婴幼儿时期，除了常规的免疫接种和婴幼儿保健外，意外伤害的问题、肥胖问题、被动吸烟问题以及铅接触问题必须引起关注。青少年时期，意外伤害、饮食习惯和体力活动、吸烟、婚前怀孕和性传播性疾病、心理问题等是这个时期比较常见的健康问题。中青年时期，主要健康问题往往与职业有害因素、健康有关的生活行为方式、心理问题等有关。老年期，除了要关注健康有关的生活行为方式和心理问题外，老年的认知功能、用药问题，乃至社会支持网络等都与改善老年人的生活质量密切相关。

（三）实施临床预防服务的基本步骤

1. 健康信息收集

收集个人健康信息是实施临床预防服务的第一步，通过健康信息的收集可以掌握和了解个人目前存在的健康危险因素。健康危险因素是指机体内外存在的使疾病发生、发展和死亡有关的诱发因素。这类因素有很多，如不良的行为、疾病家族史、暴露于不良的环境以及有关的职业、血压、血清胆固醇浓度过高、超重、心电图异常等。

健康信息往往是通过问卷调查、健康体检和筛查等方法获得，也可通过门诊、住院病历的查阅获得，不论通过何种方式和途径获得，其准确性首先需要保证。临床预防服务中，一般通过门诊询问的方式获得就医者的健康信息。

2. 健康危险因素评价

健康危险因素评价是指从个体或群体健康信息咨询或调查、体检和实验室检查等过程中收集各种与健康相关的危险因素信息，对个人的健康状况及未来患病或死亡的危险性用数学模型进行量化评估，为进一步开展有针对性的干预措施提供依据。无论个体还是群体的健康危险性因素往往较多也较复杂，那么哪些危险因素该优先评价和亟待解决呢？其主要判别依据包括下述几个方面：

（1）危险因素的严重性

常用某种危险因素导致疾病的发生频率和该疾病对个体和社会影响的严重程度来评价。估计疾病严重性的指标包括发病率、死亡率、存活率、生命质量、伤残调整生命年（DALY）、质量调整生命年（QALY）、死因谱（总人群死因排序），也可以针对特定的危险因素组进行分层排序。

（2）危险因素的普遍性

非常少见的危险因素一般不值得列入常规筛检。但如果一个相对弱的危险因素流行范围很广，则它比一个相对强但流行范围小的危险因素更值得去筛检。人群中危险因素的频度也可用检出率和发生率来测量。

（3）危险因素与疾病的关联性

可通过相对危险度或特异危险度来确定。相对危险度是暴露组发病率是非暴露组的多少倍，即具有某危险因素的人患疾病的机会是没有此危险因素人的多少倍。特异危险度是暴露组与对照组发病率差值的绝对值，即由危险因素导致疾病的程度。

（4）危险因素能否被准确地检测

不准确的筛检试验可产生假阳性或假阴性结果，假阳性结果会引起焦虑，而假阴性结果可延误危险因素的检测和处理。

（5）干预后能否促进健康

接受了某种危险因素干预措施的病人比没有接受干预的病人有更好的健康后果，该危险因素则应列入优先干预。如果只有部分流行病学证据提示某危险因素可以引起疾病，这时，可以从证据的联系强度和一致性来推断改变危险因素是否有效。

3. 个体化健康维护计划的制订

个体化健康维护计划是指在明确个人健康危险因素分布的基础上，有针对性地制订将来一段时间内一系列干预措施和维护健康的方案。是根据个人或团体的健康状况，提供以健康档案管理为实施基础，健康体检与健康评估为监测手段，健康讲座和健康通信资料为促进措施的服务计划。强调体现临床预防服务的连续性与个性化。

（1）个体化健康维护计划制订的原则

制订个体化健康维护计划通常要遵循下述原则：

①健康为导向的原则

临床预防服务的最核心的思想是以健康为中心，因而制订个体化的健康维护计划要充分调动个体的主观能动性，这对于患者将来顺利实施健康维护计划至关重要。

②个性化的原则

每个个体的基础健康状况和存在的健康危险因素都存在差别，不同个体的生活方式、经济能力、可支配的时间以及个人的兴趣爱好都不一样，因此，个体化的健康维护计划必须根据个人的实际情况制订，绝不能千篇一律。

③综合利用原则

个体化的健康维护计划是一整套以健康为中心的健康促进方案，是全方位和多层次的。从健康定义来看，现代的健康观念包括健全的生理、心理和良好的社会适应能力三个层面的内容；从管理的项目上来看，包括综合体检方案、系统保健方案、健康教育处方、运动疗法和合理膳食指导等内容。因而制订个性化的健康维护计划应从多个角度出发，运用综合性措施对健康进行全面管理。

④动态性原则

每个"病人"的健康状况是处于不断变化之中，生命的每个阶段所面对的健康危险因素也是不一样的，某些意外事件可能会突然降临，个体化的健康维护计划应该是动态的，要坚持经常对服务对象进行随访，同时根据服务对象的健康危险因素和健康状况的变化进行及时调整。

⑤个人积极参与的原则

个体化的健康维护计划改变了以往被动型的健康保健模式，增加了个人健康促进活动的主动性与参与性。无论是健康信息的收集、个体化的健康维护计划的制订直至最终计划的实施都需要服务对象的积极参与和配合。

（2）个体化健康维护计划服务项目

个体化健康维护计划服务包括六个子项目：健康档案管理服务、健康体检管理服务、团体健康评估服务、个人健康评估服务、健康知识讲座服务、健康通信资料服务下面重点介绍健康体检管理服务与健康评估服务。

第一，健康体检管理服务：是指在签约体检机构范围内为客户推荐体检机构、协商体检价格、呈递体检报告、管理体检结果等；同时，根据团体客户的健康状况，有针对性地设计团体健康体检计划，并进行团体健康体检服务的预约安排。

第二，健康评估服务：健康评估服务包含两方面的内容，即团体健康评估和个人健康评估。

团体健康评估包括以下五方面：①服务对象的基本情况；②团体的总体健康水平；③体重、血压、血糖、血脂、吸烟等健康影响因素的分布情况；④团体的主要健康问题及危险因素汇总；⑤主要干预措施及建议。

个人健康评估包括以下六方面：①个人健康信息清单；②个人健康危险因素重点提示，包括肥胖、高血压、血脂异常、血糖异常、腰围过大等因素；③个人慢性疾病危险性重点提示，包括冠心病、中风、糖尿病；④个人健康改善重点提示，包括体质指数（体质指数、腰围）、运动状况（运动水平、锻炼频次）、生活习惯（吸烟、饮酒）、精神压力、膳食（谷类、水果、蔬菜、油脂、肉食、食盐）、膳食烹调建议；⑤个人疾病危险性评价，包括冠心病、糖尿病、中风、肺癌四种疾病；⑥个人健康管理处方。

（3）个体化健康维护计划的选择

危险因素与健康之间常常是多因多果关系，所以，应采取综合性干预措施。医务人员应根据上述原则与服务项目内容，结合病人的具体情况，资源的可用性和实施的可行性，选择合适的、具体的健康维护计划，同时根据个体"病人"存在的主要危险因素进行修改或增减进行健康维护计划。制订好个体化健康维护计划后，决定实施时则需要确定多长时间进行一次（实施频率）。对于多数疾病的筛检，频率过高会增加费用，增加假阳性结果，以及增加不必要工作量；而筛检间隔时间太长将增加重要疾病漏诊的危险性。确定筛检频率的主要因素是筛检试验的灵敏度和疾病的进展，而不是疾病发生的危险度。健康维护随访的频率与干预措施的频率意义不同。健康维护随访是指在计划制订后，医务人员跟踪"病人"执行计划的情况以及感受与要求等，以便及时发现曾被忽视的问题。目前权威专家组对儿童和成人的不同年龄阶段提出应采取不同的预防保健措施，而且对高危人群提出了有针对性的健康维护建议：糖尿病人应增加眼、足部检查；超重者应增加血糖测定；酒精成瘾者增加流感、肺炎球菌接种、结核病检测。

4. 健康维护计划的实施

（1）建立流程表

为了便于健康维护计划的实施与监督，一般要求为每位"病人"制定一张健康维护流程表。该表除了有编号、年份和年龄外，主要内容包括三个部分：①健康指导；②疾病筛检；③免疫接种。每一部分都留有空白的项目，以便医务人员根据病人的具体情况确定其他需要开展的项目并做记录。表中的最下一栏是为上级检查做记录所用。在具体操作时，医务人员应根据病人的特征与需求增删项目，使流程表体现个体化。已建立的流程表允许医务人员在随访过程中根据"病人"的需要而适当修正。使"病人"看到自己的进步，逐步树立纠正不良行为危险因素的自信心，从而能长期坚持，达到维护健康的效果。

（2）单个健康危险因素的干预计划

在已经建立的健康维护流程表基础上，为了有效纠正某些高危人群的危险因素，还需要与就医者共同制订另外一份有关某项健康危险因素的干预计划，例如吸烟者的戒烟计划、肥胖者的减肥计划等。由于不良行为与生活方式的改变难度大，纠正计划最好分步实施，从最容易纠正的开始，一个成功后再纠正另外一个。

（3）提供健康教育资料

为了提高"病人"对计划执行的依从性，应给他们提供一些针对性的相关健康教育资料。对病人强调只有改变不良行为与生活方式，才能真正提高其健康水平和生活质量。

（4）健康维护随访

健康维护随访是指在干预计划实施后，临床医务人员跟踪就医者执行计划的情况、感受和要求等，便于及时发现曾被忽视的问题。一般而言，所有就医者在执行健康维护计划3个月后都要进行定期随访，随访时间应根据具体情况确定。建议50岁以下的健康成年人，2年随访一次；50岁以上的成年人，每年随访一次。如出现其他健康问题，应根据该健康问题的管理要求来确定随访时间。

三、健康管理

健康管理是一种对个人及人群的健康危险因素进行全面管理的过程，是健康管理循环的不断运行，即对健康危险因素的检查监测（发现健康问题）—评价（认识健康问题）—干预（解决健康问题）—再监测—再评价—再干预。其中健康危险因素干预（解决健康问题）是核心。健康管理循环每循环一周，就可能解决一些健康问题，健康管理循环的不断运行使管理对象走上健康之路。不能形成有效的健康管理循环就不能称为健康管理。

不管是临床预防服务还是健康管理，健康危险因素的评价都是前提。危险因素是指机体内外存在的使疾病发生和死亡增加的诱发因素。如不良的行为（如吸烟）、疾病家族史、暴露于不良的环境以及有关的职业、血压、血清胆固醇浓度过高、超重、心电图异常等。

健康危险因素评价是研究危险因素与慢性病的发病率及死亡率之间的数量依存关系及其规律性的一种技术。它研究人们生活在有危险因素的环境中发生死亡的概率，以及当改变不良行为，消除或降低危险因素时，死亡与危险改变的情况、可能延长的寿命。其目的是促进人们改变不良行为，减少危险因素，提高健康水平。

（一）不良生活方式疾病的危害

主要由不良生活方式导致的慢性非传染性疾病称为不良生活方式性疾病或慢性生活方式性疾病。慢性非传染性疾病简称慢性病。我国原卫生部、科技部、国家统计局对城市人口营养和健康状况的调查结论是：膳食结构不尽合理，普遍缺乏体力活动，慢性病大幅度上升。高血压和血脂紊乱、糖尿病和无症状空腹血糖受损、超重与肥胖等人群城市的患病率均高于农村，且患病率随着生活富裕、老龄化、城市化程度的提高而持续升高。这些疾病又是心脑血管疾病、肿瘤、众多并发症的危险因素，但患者对慢性生活方式疾病的知晓率很低，诊疗率低，导致并发症多，致残、致死，严重地危害人民的健康和影响经济社会的发展。

（二）不良生活方式疾病的健康管理

1. 不良生活方式

疾病的自然进程是健康危险因素作用的长期积累、叠加、协同的过程。它包括了可变的健康危险因素和不可变的危险因素。可变的健康危险因素：不良生活方式，如多吃、少动、吸烟、饮酒、熬夜、心理障碍等，代谢异常，包括超体重、高血压、高血糖、高血脂等。不可变的健康危险因素与遗传、性别、年龄等相关。

2. 健康管理阻断不良生活方式疾病自然进程的机会

通过健康管理和适时预防干预、控制或改变健康危险因素的致病性，可阻断不良生活方式性疾病的自然进程。

3. 有效地预防控制健康危险因素

控制亚健康（机体代谢紊乱）是关键，亚健康是介于健康与疾病之间的受健康危险因素影响的中间状态，是一个动态不间断的过程。代谢紊乱（高体重、高血糖、高血脂、高尿酸、高胰岛素血症、脂肪肝、血压波动）现象，是一类亚健康状态，控制亚健康就是要控制代谢紊乱。饮食结构不合理（高脂肪、高蛋白、高热量、低纤维膳食）和缺乏身体活动（体力活动减少，缺少体育锻炼）是引起代谢紊乱酿成慢性生活方式疾病的因素。其后果是因营养过剩、体质酸化、胰岛素抵抗、代谢紊乱、代谢综合征而患病。因此，合理饮食、适量运动是干预措施的关键。

自然状态下，亚健康是可逆的，疾病几乎是不可逆的。早发现、早诊治，防止亚健康演变成疾病；促使亚健康逆转恢复健康；防止疾病演变产生并发症是关键。

4. 预防、控制不良生活方式疾病的健康管理实践

建立并实施控制慢性病的健康管理循环运转，彻底改变只检查，不干预；重检查，轻干预，检查与干预脱节的现象。

（三）健康危险因素的干预

干预的核心是改变不良的生活行为习惯，养成能量平衡的、健康的生活方式。对一般人群进行健康教育，对高危人群进行非药物治疗的个体化指导，对疾病人群采用健康促进诊疗管理的模式，对健康危险因素进行综合干预，改变单纯依靠药物治疗的传统做法。健康促进就是要医生和患者互动，医生把诊疗变成指导患者自己掌握疾病防治技术和方法，与疾病做斗争的过程。

（四）危险因素询问的主要内容和技巧

1.危险因素询问的主要内容

在临床场所，一个重要的挑战是时间的限制。在与病人接触时，有必要确定危险因素询问的主要内容，以求与病人接触后能建立病人的危险因素档案。其内容包括：吸烟、体力活动、日常饮食、性生活、酒精和其他毒品的使用、伤害、接触紫外线、口腔卫生、精神卫生及其功能状态、过去史和家族史中的危险因素、职业与环境的危险因素、旅游史以及接受所推荐的筛查试验、免疫和化学预防状况。对于儿科病人，应依据年龄确定询问的内容，询问病人自己，或是他们的父母。

2.危险因素询问的技巧

在任何诊疗中与病人接触时，医生都应尊重病人和遵循医学访谈的基本原则。包括确定与病人的讨论议程、应用开放式提问和保持目光接触等。在应诊过程中讨论生活方式的细节时，病人常无思想准备，所以，提出危险因素问题时病人可能会被突然的主题转变弄得不知所措，甚至感到被冒犯，以致不乐于配合回答问题。医生应注意病人的情绪反应，以及病人的措辞、语调、语音、语速和非语言性交流。识别他们的不自在、不耐烦或不愿意讨论某种生活方式问题，并向病人提出与其共同分担是十分重要的。

第二章 医院传染病预防与控制

第一节 呼吸道传染病预防与控制

一、流行性感冒

（一）基本理论

流行性感冒（简称流感），是由流感病毒引起的急性呼吸道传染病。临床特点为急性起病、高热、全身酸痛、乏力，或伴轻度呼吸道症状。该病潜伏期短，传染性强，传播迅速。流感病毒分甲、乙、丙三型，甲型流感威胁最大。由于流感病毒致病力强，易发生变异，若人群对变异株缺乏免疫力，易引起暴发流行，迄今世界已发生过五次大的流行和若干次小流行，造成数十亿人发病，数千万人死亡，严重影响了人们的社会生活和生产建设。

根据 NP 抗原性，将流感病毒分为甲、乙、丙三型。按 H 和 N 抗原不同，同型病毒又分若干亚型。流感病毒的抗原性变异就是指 H 和 N 抗原结构的改变，主要是 H。在亚型内部经常发生小变异（量变），称为抗原漂移。甲型流感病毒的抗原变异较快，2～3年可发生一次，乙型流感病毒的抗原变异很慢。大的抗原变异出现的亚型（质变）即称抗原转变，其为 H 和（或）N 都发生了大的变异，由此而产生新的亚型，可引起世界性大流行。变异的病毒株称为变种。流感病毒不耐热、酸和乙醚，对甲醛、乙醇与紫外线等均敏感。

感染某株病毒可获 2～4 年的免疫力，但这种特异性免疫常不能抵御因抗原变异所形成新病毒株的再感染，使流感反复多次发生。由于流感病毒经常变异，每次感染的病毒株亦不相同，因此，不同人群对流感的免疫状态不一致。

（二）基本知识

1. 流行病学

（1）传染源

主要是病人和隐性感染者。病人自潜伏期末到发病后 5 天内均可有病毒从鼻涕、口涎、痰液等分泌物排出，传染期约 1 周，以病初 2～3 天传染性最强。

（2）传播途径

病毒随咳嗽、喷嚏、说话所致飞沫传播为主，通过病毒污染的茶具、食具、毛巾等间接传播也有可能。传播速度和广度与人口密度有关。

（3）人群易感型

人群普遍易感，感染后对同一抗原可获不同程度的免疫力，型与型之间无交叉免疫性。

（4）流行特征

突然发生，迅速蔓延，发病率高和流行过程短是流感的流行特征。流行无明显季节性，以冬春季节为多。大流行主要由甲型流感病毒引起，当甲型流感病毒出现新亚型时，人群普遍易感而发生大流行。一般每 10 ~ 15 年可发生一次世界性大流行，每 2 ~ 3 年可有一次小流行。乙型流感多呈局部流行或散发，亦可大流行。丙型一般只引起散发。

2. 临床表现

潜伏期 1 ~ 3 天，最短数小时，最长 4 天。各型流感病毒所致症状，虽轻重不同，但基本表现一致。急性起病、高热、头痛、身痛、乏力、咽干及食欲减退等。部分病人有鼻塞、流涕、干咳等。

3. 诊断

（1）流行病学资料

冬春季节在同一地区，1 ~ 2 天内即有大量上呼吸道感染病人发生，或某地区有流行，均应作为诊断依据。

（2）临床表现

起病急骤，有发热、头痛、全身酸痛、乏力等全身中毒症状，而呼吸道表现较轻。结合查体及 X 线检查进行诊断。

（3）实验室检查

白细胞计数正常或减少，分类正常或相对淋巴细胞增多。如有显著白细胞增多，常说明继发细菌性感染。

4. 治疗

对症治疗包括解热镇痛药物和支持治疗，也可进行抗病毒治疗和防治继发性细菌感染。

（三）基本技能

1. 监测

各哨点医院要严格按照流感样病例的定义和监测科室的设置要求，报告门、急诊流感样病例数和就诊病例总数，每周一录入"中国流感监测信息系统"。周末、国庆节、春节长假期间要安排好病例报告工作，杜绝漏报、迟报和节假日无病例报告现象。

各哨点医院要严格掌握标本采集对象，保证每周最低采样量，不得集中突击采集标本；严格遵循标本采集、保存和运送的技术要求，努力减少上述环节对病毒分离率的不利影响。采集的标本应在 4℃ 条件下，24 小时内运送至监测网络实验室；未能 24 小时内送达的，应置 -70℃ 或以下保存。实验室在应用中国疾病预防控制中心下发的标准参照血清进行病毒鉴定时，根据鉴定的毒株，按要求送达国家流感中心。

各级疾病预防控制中心要加强对辖区内托幼机构、各类学校、敬老院、疗养院等人群聚集场所传染病疫情的监视。发现发热呼吸道感染病人增多现象，应立即开展现场调查，尽可能多地采集病人急性期呼吸道标本，就近送流感监测网络实验室进行检测。

2. 预防与控制

第一，推广流感疫苗的免疫接种，尤其是高危人群（65 岁以上老人和体弱多病者）的免疫接种，以减少发病，特别是减少并发症，降低病死率。

第二，根据监测资料，在可能出现流行的季节前，利用各种媒体广泛开展流感防治知识的宣传教育，落实综合防治措施。

第三，及时发现和处理疫情，尤其暴发疫情。①管理传染源。病人应就地隔离治疗 1 周，或至退热后 2 天。不住院者外出应戴口罩。单位流行应进行集体检疫，并要健全和加强疫情报告制度。②切断传播途径。流行期间暂停集会和集体文体活动。到公共场所应戴口罩。不到病人家串门，以减少传播机会。室内应保持空气新鲜，可用食醋或过氧乙酸熏蒸。病人用过的食具、衣物、手帕、玩具等应煮沸消毒或阳光暴晒 2 小时。③药物预防。已有流行趋势单位，对易感者可服用金刚烷胺或甲基金刚烷胺 0.1g，每日 1 次（儿童及肾功不全者减量），连服 10 ~ 14 天，或利巴韦林滴鼻，均有较好的预防效果。此外，亦可采用中草药预防。④应用流感疫苗。流感疫苗适用于所有 6 月龄且以上无疫苗禁忌证的人，接种途径为肌肉注射或深度皮下注射，分成人剂型和儿童剂型，成人 0.5ml，注射 1 次，儿童 0.25ml，注射 2 次，间隔一周。在实施接种前，应当告知受种者或者其监护人所接种疫苗的品种、作用、禁忌证、不良反应以及注意事项。询问受种者的健康状况以及是否有接种禁忌等情况，并如实记录告知和询问情况，严格按照要求规范接种。

二、传染性非典型肺炎

（一）基本理论

传染性非典型肺炎是由 SARS 冠状病毒引起的急性呼吸系统传染病，又称为严重急性呼吸综合征。主要通过短距离飞沫、接触患者呼吸道分泌物及密切接触传播。临床上以发热、头痛、肌肉酸痛、乏力、干咳少痰为特征，严重者出现气促或呼吸窘迫。

　　SARS 冠状病毒是一种单股正链 RNA 病毒，其基因和蛋白与已知的人类和动物冠状病毒差异较大，完全属于新一类的冠状病毒。病毒颗粒直径 80 ～ 140nm。SARS 冠状病毒对外界的抵抗力和稳定性要强于其他人类冠状病毒。但当暴露于常用的消毒剂或固定剂后即失去感染性。传染性非典型肺炎首先在广东省出现，随后蔓延到山西、北京、内蒙古、天津、河北、香港等 26 个省、直辖市、自治区、特别行政区。该次流行发生于冬末春初，有明显的家庭和医院聚集发病现象，医务人员发病约占 20%。社区发病以散发为主，偶见点状暴发流行。主要流行于人口密度集中的大都市，农村地区甚少发病。SARS 具有传染性强、群体发病、病死率较高等特点。该病流行对人民健康构成严重威胁，对社会、经济带来巨大冲击。

（二）基本知识

1. 流行病学

（1）传染源

　　患者是主要传染源，尤其是急性期患者传染性强。个别患者可造成数十甚至成百人感染，被称为"超级传播者"。潜伏期患者传染性低或无传染性，康复患者无传染性。本病未发现慢性患者。从果子狸、貉等野生动物体内可分离出与人 SARS 病毒基因序列高度同源的冠状病毒，提示这些动物有可能是SARS病毒的寄生宿主和本病的传染源，但有待证实。

（2）传播途径

　　短距离的飞沫传播是本病的主要传播途径。当患者咳嗽、打喷嚏或大声讲话时，SARS 病毒以气溶胶颗粒的形式喷出后被易感者吸入而感染。接触患者的体液或分泌物亦可导致感染。SARS 亦可通过实验室传播。

（3）易感人群

　　人群普遍易感。发病者以青壮年居多。患者家庭成员和收治患者的医务人员属高危人群。患病后可获得较持久免疫力。

2. 临床表现

　　潜伏期一般在 1 ～ 12 天之间，大多数在 3 ～ 5 天内发病，最长可达 25 天。WHO（世界卫生组织）确定 SARS 潜伏期为 10 天。典型患者起病急，以发热为首发症状，体温常超过 38℃，呈不规则热或弛张热，稽留热等，热程为 1 ～ 2 周。伴有头痛、肌肉酸痛、全身乏力，部分患者常无鼻塞、流涕等上呼吸道卡他症状。可有干咳、少痰，偶有血丝痰，肺部体征不明显，部分患者可闻少许湿啰音。病情于 10 ～ 14 天达到高峰，可出现频繁咳嗽，气促和呼吸困难，这个时期易发生呼吸道的继发感染。病程进入 2 ～ 3 周后，发热渐退，其他症状与体征减轻乃至消失。肺部炎症的吸收和恢复则较为缓慢。轻型患者临床症状轻，病程短；重症患者病情重，进展快，易出现呼吸窘迫综合征。儿童患者的病情似较成人轻。有少数患者不以发热为首发症状，尤其是有近期手术史或有基础疾病的患者。

3.诊断

（1）流行病学资料

与发病者有密切接触史，或属受传染的群体发病者之一，或有明确传染他人的证据；发病前两周内曾经前往或居住于目前有 SARS 流行的区域。

（2）症状与体征

起病急，以发热为首发症状，体温一般＞38℃；可伴有畏寒、头痛、关节酸痛、肌肉酸痛、乏力、腹泻；常无上呼吸道卡他症状；可有咳嗽，多为干咳、少痰；可有胸闷，严重者出现呼吸窘迫或呼吸困难；肺部体征不明显，部分患者可闻及少许湿啰音，或有肺实变体征。

（3）实验室检查

外周血白细胞计数一般不升高或降低，常有淋巴细胞计数减少。胸部 X 线检查可发现肺部有不同程度的片状、斑片状浸润性阴影或呈网状改变，部分患者进展迅速，呈大片状阴影；阴影吸收消散较慢，肺部阴影与症状体征可不一致。特异性病原学检查可发现血清 SARS-CoV 抗体阳性，分泌物 SARS-CoVRNA 检测阳性。

（三）基本技能

1.疫情监测报告

（1）监测

传染性非典型肺炎流行时，各级卫生行政部门指派疾病预防控制机构专业人员进驻医疗机构的发热门诊、指定诊治传染性非典型肺炎的医疗机构，同医疗机构医务人员共同开展工作，负责传染性非典型肺炎病例和疑似病例的流行病学调查工作。

（2）疫情报告

我国新传染病防治法将其列为乙类传染病，但其预防、控制措施采取甲类传染病的方法执行。一旦发现疑似或确诊病例，应于两小时内进行疫情报告。

2.流行病学调查

疾病预防控制机构接到传染性非典型肺炎病例或疑似病例报告后，应立即进行流行病学调查。流行病学调查内容包括传染性非典型肺炎病例或疑似病例的个案调查及其密切接触者的追踪调查。

3.预防与控制

（1）控制传染源

发现或怀疑本病时，应尽快向卫生防疫机构报告。做到早发现、早报告、早隔离、早治疗。对临床诊断病例和疑似诊断病例应在指定的医院按呼吸道传染病分别进行隔离观察和治疗。符合下列条件时可考虑出院：体温正常 7 天以上；呼吸系统症状明显改善；X 线胸片显示有明显吸收。对医学观察病例和密切接触者，如条件许可应在指定地点接受隔离观察，为期 14 天。

（2）切断传播途径

社区综合性预防，开展本病的科普宣传；保持公共场所通风换气、空气流通；对患者的物品、住所及逗留过的公共场所进行充分的消毒处理。保持良好的个人卫生习惯，不随地吐痰，避免在人前打喷嚏、咳嗽；确保住所或活动场所通风；勤洗手。医院设立发热门诊和专用病房，收治患者的病区应设立清洁区、半污染区和污染区；建立本病的专门通道；病房、诊室、办公室等均应通风良好；疑似患者与临床诊断患者应分开病房收治；住院患者应戴口罩，不得任意离开病房；患者不设陪护，不得探视；病区中病房办公室等各种建筑空间、地面及物体表面、患者用过的物品、诊疗用品以及患者的排泄物、分泌物均须严格按照要求分别进行充分有效的清毒；医护人员及其他工作人员进入病区时，要切实做好个人防护工作。

（3）保护易感人群

尚无效果肯定的预防药物可供选择。针对 SARS–CoV 感染的灭活疫苗正处于临床验证阶段。

（4）具体的防控工作

应按照各地《传染性非典型肺炎疫情控制预案》开展相关工作。

三、结核病

（一）基本理论

短程疗法的基本机理是化疗方案必须具有快速杀灭在机体内结核杆菌中各种菌群的作用，即在较短疗程中杀死中性环境快速繁殖和简短繁殖的细胞外结核杆菌，同时又能消灭酸性环境代谢低下、缓慢繁殖的细胞内结核杆菌。因此，化疗方案必须选择具有杀菌和灭菌作用的药物进行配伍。

（二）基本知识

1. 病原体

结核病是由结核杆菌引起的慢性复发性感染，以肺结核最为多见。结核杆菌属于分支杆菌，为细长杆菌，形状稍弯曲，两端钝圆，无荚膜、无鞭毛、无芽孢、单个排列，偶尔成串或聚集成菌团，因涂片染色具有抗酸性，故又称抗酸杆菌。

2. 传染源

痰涂片阳性肺结核病人是结核病的主要传染源。有研究表明，一个未经治疗的痰涂片阳性肺结核病人 1 年能传染 10 ~ 15 个健康人。

3. 传播途径

结核杆菌主要通过飞沫经呼吸道传播。病人衣物或用品污染传播机会甚少。经消化道、胎盘、皮肤伤口感染均属罕见。

4. 易感人群

人群普遍对结核杆菌易感。生活贫困、居住拥挤、营养不良等是经济不发达社会中人群结核病高发的原因。婴幼儿、青春后期和成人早期尤其是该年龄期的女性以及老年人是结核病高发人群，可能与免疫功能不全或改变有关。糖尿病、矽肺、胃大部分切除后、麻疹、百日咳等常易诱发结核病；患免疫抑制性疾病或接受免疫抑制剂治疗者容易发生结核病。

5. 结核病人分类

①根据 20 世纪末期国家结核病分类标准，结核病人的临床分类可分为：原发性肺结核（Ⅰ型）、血行播散性肺结核（Ⅱ型）、继发性肺结核（Ⅲ型）、结核性胸膜炎（Ⅳ型）、其他肺外结核（Ⅴ型）。②根据治疗史分类可分为：初治、复治。③根据治疗史和痰涂片结果分类可分为：初治痰涂片阳性、初治涂阴、复治痰涂片阳性、复治涂阴。④根据登记分类结核病人可分为新病人、复发、返回、初治失败、迁入、其他。

6. 肺结核的化疗对象

凡确诊为活动性肺结核的病人都是化疗对象，其中痰涂片阳性病人是化疗的主要对象，尤以初治痰涂片阳性病人为重点。我国在全国范围内实施现代结核病控制策略，免费提供国家规定的抗结核药物、注射器、注射水等，以结核病防治机构免费提供的方式为病人提供免费治疗。免费化疗对象包括初治病人、复治痰涂片阳性病人。对复治痰涂片阳性病人在项目实施期间只提供一次免费化疗机会，经规定的复治痰涂片阳性化疗方案化疗后，痰菌仍然阳性者（复治失败病人），不再提供免费化疗。

7. 治疗管理的内容

①督导病人服用抗结核药物，确保病人全疗程规律服药。②掌握病人用药后有无毒性反应和副作用，如有应及时采取措施，最大限度地保证病人完成规定的疗程。③督促病人定期复查，掌握其痰菌变化情况，并做好记录。④采取多种形式对病人及家属进行结核病防治健康教育，提高病人的治疗依从性及家属的责任心。争取痰菌尽早转阴，减少传播。⑤保证充足的药品储备与供应。

8. 治疗管理方式

为保证病人在治疗过程中坚持规律用药，完成规定的疗程，必须对治疗中的病人采取有效的管理措施。对病人采取管理的措施主要有全程督导、强化期督导、全程管理、自服药。

9. 治疗转归

治疗转归包括：治愈、完成治疗、结核死亡、非结核死亡、失败、丢失、迁出、毒性反应和副作用停药、拒治。

10. 结核病的预防

结核病的预防有免疫预防、化学药物预防和一般预防。目前，卡介苗（BCG）是唯一批准广泛使用的疫苗，但只能预防儿童粟粒性结核、结核性脑膜炎和原发性结核的发生，不能预防结核菌感染，而且也不能预防感染后发病。因此，BCG 预防作用有限，现只作为新生儿结核感染发病的预防措施。只对一些重点人群和特殊对象进行药物预防确是有重要意义的。主要对象有：新发痰涂片阳性肺结核病人密切接触的结核菌素试验强阳性的幼儿和青少年，近期结核菌素试验阳转者或强阳性者，结核菌素试验阳性的下列人员：母乳哺养的婴儿、糖尿病患者、矽肺病人、接受免疫抑制疗法者、长期使用肾上腺皮质类固醇激素治疗者；HIV 感染者。一般预防是通过结核病健康教育和结核防治知识宣传培训，增强病人对治疗管理的依从性和社会责任感，养成卫生行为习惯。让群众了解结核病的有关知识，一旦有结核可疑症状，及时去结核病防治机构诊治。

11. 耐药

耐药的基本定义：判断结核病人耐药需要通过实验室证实体外对一种或多种一线抗结核药物耐药。结核病人耐药分为以下几种：单耐药，即结核病人感染的结核分支杆菌体外被证实对一种一线抗结核药物耐药。多耐药，即结核病人感染的结核分支杆菌体外被证实对一种以上一线抗结核药物耐药（不包括同时耐异烟肼和利福平的情况）和被证实至少对异烟肼和利福平耐药。现又发现一种广泛耐药结核（XDR-TB），是除多耐药结核之外对任何氟喹诺酮类药物以及三种二线注射药物（硫酸卷曲霉素、卡那霉素和阿米卡星）中至少一种具耐药性的结核。

（三）基本技能

1. 肺结核的诊断

以细菌学检查为主，结合胸部影像学、流行病学和临床表现、必要的辅助检查及鉴别诊断，进行综合分析而做出的。

2. 疫情报告、转诊、追踪

（1）疫情报告

凡发现肺结核病人、疑似肺结核病人，责任疫情报告人应按乙类传染病报告要求填写传染病报告卡，交本单位防保科或专、兼职疫情管理人员核实患者信息后，在诊断后 24

小时内进行网络直报，必要时进行订正。

（2）转诊

在报告肺结核病人、疑似肺结核病人的同时，填写"肺结核病人转诊单"一式三份，一份由病人携带，一份由感染性疾病科备案，一份由感染性疾病科送达结核病防治机构，并将病人转送至结核病防治机构，感染性疾病科每天核查报告和转诊情况。对住院病人应及时报告，出院后立即转送至当地结核病防治机构继续治疗和管理。

（3）追踪

县级结核病防治机构每天由专人核实肺结核患者网络直报信息，查重后将现住址为本辖区患者的基本信息导出或抄录到《追踪登记本》中。然后将导出到追踪登记本上的信息与结核病防治机构初诊病人登记本进行核对，核实肺结核患者到位情况，如报告现住址为本辖区范围内的患者24小时未到当地结核病防治机构就诊或住院患者出院后2天未与当地结核病防治机构取得联系，县级追踪人员直接与患者电话联系，了解患者未及时就诊的原因，并劝患者及时就诊。对未登记电话或电话追踪后3天内未到位的患者，则与乡镇医生电话联系，安排人员对患者进行追踪；5天未到位的，由村医进行家访，结果向县级结核病防治机构反馈；7天未到位的，县级追踪人员派车进行追踪。追踪情况及时登记并录入结核病管理信息系统。

3. 结核病人登记

结核病防治机构将接诊的门诊患者全部登记在《初诊病人登记本》，结核病实验室检查记录登记在《结核病实验室登记本》，确诊为结核病患者的登记在《结核病人登记本》；同时负责将患者诊治、管理等信息录入结核病管理信息系统（具体操作详见《结核病管理信息系统操作手册》）。

患者登记工作流程和步骤：①及时、准确、完整地填写《初诊病人登记本》和《结核病实验室登记本》，在结核病管理信息系统中查询是否报告了传染病报告卡。若已报告，在结核病管理信息系统中进行"收治"，并完成网络门诊记录；若未报告，直接录入患者门诊信息。②若诊断为结核病患者，填写《结核病人登记本》和病案资料并在结核病管理信息系统中录入病案信息，对于外地结核病防治机构已在结核病管理信息系统中登记报告的患者，应在系统中查找到患者的病案信息，修订该患者的门诊和病案信息。③对于非结核病防治机构报告但未到结核病防治机构就诊的疑似肺结核病人，要将信息交给相关人员进行追踪，及时对传报卡中患者追踪状态及其他信息进行订正，以保证网络资料的及时性和准确性。④及时更新患者的随访信息，包括查痰、取药、停止治疗等信息。

4. 病人的发现

（1）发现对象

痰涂片阳性肺结核病人（主要发现对象）、痰涂片阴性的活动性肺结核病人。

（2）主要方法

细菌学检查和胸部 X 线检查是目前诊断肺结核患者的主要方法。

（3）发现方式

因症就诊检查、可疑者检查、重点人群检查。

5. 病人的治疗

应用化疗的原则是早期、联合、适量、规律和全程用药，统一、标准的化疗方案如下：①初治活动性肺结核化疗方案：2H3R3Z3E3/4H3R3、2HRZE（S）/4HR、2HRZE（S）/4H3R3。②复治痰涂片阳性方案：2H3R3Z3E3S3/6H3R3E3。

6. 病人的管理

（1）全程督导化疗具体步骤

①化疗前宣传教育。向病人及家庭成员详细说明结核病治疗期间的各项要求，使病人能够主动配合治疗。②落实治疗管理的程序。填写治疗管理通知单至乡防痨医生，乡防痨医生收到"病人治疗管理通知单"后，必须在 3 天内访视村医生与病人，了解并督促落实病人的治疗管理情况。③确定病人督导用药地点和时间。如病人行走方便，一般由病人到村卫生室接受治疗，如病人行走不便，由村医生送药至病人家里。服药时间由村医与病人商定。④督导员按培训内容对病人进行督导，填写肺结核病人"治疗记录卡"。⑤县、乡两级医生定期进行随防、指导，对发现存在的问题及时解决，并做好记录。

（2）全程管理的具体做法

①做好对病人初诊的宣教，内容包括解释病情，介绍治疗方案，药物剂量、用法、毒性反应和副作用以及坚持规则用药的重要性。②定期门诊取药，建立统一的取药记录，强化期每 2 周或 1 个月取药 1 次，继续期每月取药 1 次。凡误期取药者，应及时采取措施，如通过电话、家庭访视等方式及时追回病人。并加强教育，说服病人坚持按时治疗。对误期者城镇要求在 3 天内追回，农村在 5 天内追回。③培训病人和家庭成员，要求达到能识别抗结核药物，了解常用剂量和用药方法，以及可能发生的不良反应，并督促病人规则用药。④全程管理也应使用"治疗记录卡"，由病人及家庭成员填记。⑤家庭访视。建立统一的访视记录，村医生接到新的治疗病人报告后应尽早家访，市区 1 周内，郊区 10 天内进行初访，化疗开始后至少每月家访 1 次。内容包括健康教育，核实服药情况，核查剩余药品量，抽查尿液，督促按期门诊取药和复查。⑥做好痰结核菌的定期检查工作，治疗期间按规定时间送痰标本进行复查。

7. 痰检对象和要求

结核病细菌学检查有痰抗酸菌涂片检查、细菌培养、动物接种和分子生物学检查等办法，但最简便、迅速、准确适于基层开展的检查方法是痰涂片检查。

（1）痰检查对象和要求

①疑似肺结核病或有结核病症状的初诊病人，应送 3 份痰标本（夜间痰、清晨痰和即时痰）。如无夜间痰，在留清晨痰后 2 ~ 3 小时再留取一份痰标本；或在送痰时，留取两份即时痰。②已确诊、登记、正在治疗的肺结核病人，初治病人在疗程满 2、5、6 个月时，复治痰涂片阳性病人在疗程满 2、5、8 个月时，各查痰 1 次，送 2 份痰标本（夜间痰、清晨痰）。在疗程满 2 个月时，痰菌仍为阳性者，应在治疗满 3 个月时增加查痰 1 次。

（2）痰标本采集

痰标本应以脓样、干酪样或脓性黏液样性质的痰液为合格标本，痰量应为 3 ~ 5ml。

8. 结核病防治的健康促进

（1）目的

促使人们了解结核病防治政策和防治知识，改变陈旧和错误的观念和认识；促使人们自觉采纳适合于结核病控制的行为和生活方式，增强个人、政府、全社会参与结核病控制的意识，以逐步达到控制结核病流行的最终目标。

（2）对象

各级领导、结核病人、医务人员、密切接触者、普通公众、学生、流动人口。

（3）内容

结核病防治政策、结核病防治知识。

（4）方法

由于不同人群在结核病防治活动中的需求、所起的作用、与结核病防治相关利益不同和接受能力等方面的不同，为了提高健康促进活动的效果，应当针对不同的目标人群，以不同的方式开展不同的健康促进活动，如会议、"3·24"活动（世界结核病日）、沟通、培训、发放宣传材料、广播与电视宣传等。这些健康促进活动应当纳入整个健康促进计划之中。健康促进活动应该包括六方面：确定优先活动项目；明确活动目标；制定活动基本框架；制作传播材料要开展预试验；组织实施；监测与评价。

9. 药品的供应和管理

目的是建立不间断的抗结核药品供应体系，做好抗结核病药品的需求计划、保障药品的供应和管理，杜绝药品的过期和浪费。工作内容主要包括四方面：选择、采购、分发和使用。

10. 督导与访视

（1）督导程序与方法

督导前的准备：查阅相关资料，制订督导计划，明确督导目的及内容；确定被督导单位和督导日程；重点了解和掌握被督导单位的一般情况、成绩和主要问题；撰写督导提纲。

听取被督导单位的汇报；现场考察、查阅资料；核实和分析信息；现场反馈；撰写和反馈督导报告。

（2）督导主要内容

①患者发现工作

患者发现工作水平；免费检查及报告病例奖励政策落实；肺结核患者诊断、登记报告、转诊、追踪情况；初诊病人查痰率；肺结核患者密切接触者检查。

②治疗管理工作

系统管理率，治疗覆盖率，治疗两三个月末痰菌转阴率，治愈率，完成治疗率，病人管理落实，管理费发放情况，等等。

③结核病实验室

实验室布局、装备情况；实验室质量保证工作和实验室生物安全；资料记录、登记情况。

④药品管理工作

药品使用情况；持续、不间断药品供应系统的建立和运行情况以及药品的储存、管理和分发情况。

⑤登记报告

结核病信息系统运行情况：原始登记资料的完整性和准确性。

（3）督导频度

县级每1～2个月对各乡、镇进行1次督导，乡、镇级对每例痰涂片阳性患者治疗全程共访视4次。

11. 治疗管理程序

①对病人进行登记，并建立病案。②化疗前由结核门诊医生对病人进行不少于10分钟的宣教。③签署治疗协议，确定病人治疗地点，发给病人《病人治疗管理通知单》、《治疗记录卡》，由病人带到乡卫生院，由乡卫生院防痨医生确定治疗地点（社区卫生服务站或村卫生室），交给负责督导治疗的村卫生室医生。④社区卫生服务站或村卫生室接到病人带来的《病人治疗管理通知单》，应立即落实督导治疗（非医务人员督导应培训督导员）。

四、其他常见呼吸道传染病

（一）基本理论

呼吸道传染病是经呼吸道侵入的一类急性传染病。呼吸道传染病好发于冬、春两季，传播迅速、流行性强，是最常发生的疾病。这类疾病起病急，症状明显，如畏寒、发热、头痛、全身不适、肌肉酸痛及食欲缺乏等。常见的呼吸道传染病有：流行性感冒、麻疹、水痘、风疹、流行性腮腺炎、流行性脑脊髓膜炎、猩红热、传染性非典型肺炎、结核病、百日咳、白喉等。

（二）基本知识

1. 麻疹

是由麻疹病毒引起的一种急性呼吸道传染病。潜伏期较规则，10 天 ±2 天，有被动免疫者可延至 20 ~ 28 天。在潜伏期末可有低热。典型儿童麻疹可分以下 3 期。前驱期：从发病到出疹需 3 ~ 5 天。主要症状有发热及上呼吸道卡他症状，一般发热低到中等度，亦有突发高热伴惊厥者。流鼻涕、刺激性干咳、眼结膜充血、流泪、畏光等日渐加重，精神不振、厌食、肺部可闻到干啰音。幼儿常有呕吐、腹泻，在软腭、硬腭弓可出现一过性红色细小内疹。在起病第 2 ~ 3 天可于双侧近臼齿颊黏膜处出现细砂样灰白色小点，绕以红晕，称麻疹黏膜斑为本病早期特征。黏膜斑可逐渐增多，互相融合，也可见于下唇内侧及牙龈黏膜，偶见于上腭，一般维持 16 ~ 18 小时，有时延至 1 ~ 2 天，大多于出疹后 1 ~ 2 天内消失。出疹期：起病 3 ~ 5 天后，全身症状及上呼吸道症状加剧，体温可高达 40℃，精神萎靡、嗜睡、厌食。首先于耳后发际出现皮疹，迅速发展到面颈部，1 天内自上而下蔓延到胸、背、腹及四肢，2 ~ 3 天内遍及手心、足底，此时头面部皮疹已开始隐退。皮疹 2 ~ 3mm 大小，初呈淡红色，散在，后渐密集呈鲜红色，进而转为暗红色，疹间皮肤正常。出疹时全身淋巴结、肝、脾可肿大，肺部可闻干粗啰音。恢复期：皮疹出齐后按出疹顺序隐退，留有棕色色素斑，伴糠麸样脱屑，存在 2 ~ 3 周。随皮疹隐退全身中毒症状减轻，热退，精神、食欲好转，咳嗽改善而痊愈。整个病程需 10 ~ 14 天。麻疹是一种传染性极强的疾病，传播迅速。春季为麻疹好发季节，发病主要以儿童为主，易在幼托、小学等集体单位暴发。感染是由于接触了患者或咽分泌物导致，一般在接触病毒后 10 天开始发热、流涕、咳嗽。病程 7 ~ 18 天不等。皮疹一般在初始症状后的 3 ~ 7 天出现。患者从刚出现症状到疹子出现后 5 天内有传染性。任何诊断为麻疹的患者，必须从学校或工作中隔离，直到疹子出现 5 天后。

2. 流行性腮腺炎

是由腮腺炎病毒引起的急性呼吸道传染病，中医学称为"痄腮"，主要发生于儿童或青少年。病后有持久的免疫力。流行性腮腺炎起病大多较急，有发热、畏寒、头痛、食欲缺乏、全身不适等症状；腮腺肿痛（双侧腮腺肿大约占75%），边缘不清，压痛明显；颌下腺和舌下腺也可受累肿痛；颧骨弓后（腮腺所在部位）酸痛或胀痛，进食或吃酸性食物时胀痛更为明显；腮腺管口可见红肿，但无脓性分泌物。除腮腺炎外，病者可出现脑膜炎、睾丸炎、卵巢炎、胰腺炎、乳腺炎等，为腮腺炎病毒侵犯不同器官所引致。腮腺炎其病虽不可怕，但其部分并发症后果严重，往往危及患儿的生育功能。

3. 猩红热

是一种主要由 B 型溶血性链球菌 A 组菌株引起的急性呼吸道传染病。传染源主要是猩红热病人及带菌者，B 型溶血性链球菌引起的其他感染病人也可视为传染源；主要通过空气飞沫传播。猩红热潜伏期为 1 ~ 7 天，一般为 2 ~ 3 天，临床上分轻型、普通型、中型、脓毒型、外科型。普通型起病急，高热、咽痛、头痛、周身不适。发病 12 ~ 48 小时可出现典型皮疹，即在全身弥漫性潮红的基础上，散布粟粒大小点状丘疹，压之褪色，皮肤瘙痒，皮疹常先由耳后、颈部开始，直至全身。皮疹在 48 小时达最高峰，2 ~ 3 天后按出疹顺序先后消退，个别可持续 1 个月。咽部及腭扁桃体充血、红肿，表面及腺窝有黄白色渗出物，易拭去。软腭黏膜充血水肿，可见小米粒状丘疹和出血点，即黏膜内疹。病初时舌被覆白苔，乳头红肿突出白苔外，称"草莓舌"；2 ~ 3 天后舌苔脱落，舌面光滑呈肉红色，舌乳头仍凸起，称"杨梅舌"；面部充血潮红，可有少量点疹，口鼻周围相形之下显得苍白，形成所谓"口周苍白圈"。

4. 水痘

是由水痘 – 带状疱疹病毒初次感染引起的急性传染病。以发热及成批出现周身性红色斑丘疹、疱疹、痂疹为特征。患者为主要传染源，出疹前 1 ~ 2 天至出疹后 5 天都有传染性。人群普遍易感，但一次发病可终身免疫。水痘潜伏期 10 ~ 24 天，一般为 13 ~ 17 天。前驱期：成人于皮疹出现前 1 ~ 2 天可先有发热、头痛、咽痛、四肢酸痛、恶心、呕吐、腹痛等症状。小儿则皮疹和全身症状多同时出现，而无前驱期症状。发疹期皮疹先见于躯干、头部，逐渐延及面部，最后达四肢。皮疹分布以躯干为多，面部及四肢较少，呈向心性分布。开始为粉红色帽针头大小的斑疹，数小时内变为丘疹，再经数小时变为水疱；皮疹发展快是本病特征之一，从斑疹—丘疹—水疱—开始结痂，短者仅 6 ~ 8 小时。水疱稍呈椭圆形，2 ~ 5mm 大小，水疱基部有一圈红晕，当水疱开始干时红晕亦消退，皮疹往往很痒。水痘初呈清澈水珠状，以后稍混浊，疱疹壁较薄，易破。水痘皮损表浅，按之无坚实感，数日后从水疱中心开始干结，最后成痂，经 1 ~ 2 周脱落。无继发感染者痂脱后不留瘢痕。因皮疹分批出现，故在病程中可见各类皮疹同时存在。口腔、咽部或外阴等黏膜也常见皮疹，有时眼结膜、喉部亦有同样皮疹。

5. 风疹

是由风疹病毒引起的一种常见急性传染病。病人是唯一的传染源，包括亚临床型或隐性感染者。主要由飞沫经呼吸道传播，另外包括人与人之间密切接触传播、垂直传播。本病一般多见于 5 ~ 9 岁的儿童，成人亦可发病。风疹潜伏期为 14 ~ 21 天。前驱期：较短暂，为 1 ~ 2 天，症状较轻微。低热或中度发热，有头痛、食欲缺乏、疲倦、乏力及咳嗽、打喷嚏、流涕、咽痛、结合膜充血等轻微上呼吸道炎症。偶伴呕吐、腹泻、鼻出血、齿龈肿胀等。部分病人软腭及咽部可见玫瑰色或出血性斑疹，颊黏膜光滑，无充血及黏膜斑。通常于发热 1 ~ 2 天后出现皮疹，皮疹初见于面颈部，迅速向下蔓延，1 天内布满躯干和四肢，但手掌、足底大都无疹。皮疹初起呈细点状淡红色斑疹、斑丘疹或丘疹，直径 2 ~ 3mm。面部、四肢远端皮疹较稀疏，部分融合类似麻疹；躯干尤其背部皮疹密集，融合成片，又类似猩红热。皮疹一般持续 3 天（1 ～ 4 天）消退，亦有人称为"三日疹"。面部有疹为风疹之特征，少数病人出疹呈出血性。发疹期淋巴结肿大达高峰，可持续 3 ～ 4 周才消退，肝、脾轻度肿大，舌质红，苔黄或黄燥，脉滑数。疹退后无色素沉着。

先天性风疹可表现多样，严重可致死胎；先天畸形如心血管畸形、白内障、小头畸形、智力障碍，骨发育不良等多见；或于出生后表现为肝炎综合征、间质性肺炎、脑炎等。

（三）基本技能

1. 麻疹的预防

保持室内空气流通和新鲜，加强体育锻炼，提高抗病能力；隔离患者；麻疹流行期间尽量少带孩子去公共场所（尤其是医院），少串门，以减少感染和传播机会；注意个人及环境卫生，不挑剔食物，多喝开水；接种麻疹减毒活疫苗。

2. 流行性腮腺炎预防

在儿童集体机构或人群密集处易形成流行，因而应少去公共场所；注意室内通风换气、保持空气新鲜、保证儿童睡眠充足；可服用中药板蓝根冲剂，连服 3 天；近年来国内外开始采用减毒活疫苗皮内或皮下注射，或鼻口喷雾，90% 的人可产生抗体；麻疹—腮腺炎—风疹三联疫苗，经论证其效果肯定。

3. 猩红热预防

管理传染源：病人及带菌者隔离 6 ～ 7 天，直至咽拭子培养阴性为止。当儿童机构或集体单位发现病人后，应予检疫至最后一个病人发病满一周为止。咽拭子培养持续阳性者应延长隔离期。切断传播途径：流行期间，小儿应避免到公共场所，住房应注意通风。对可疑猩红热患者及带菌者，都应给予隔离治疗。保护易感者：对儿童机构、部队或其他有必要的集体，可酌情采用药物预防，如青霉素 G、苄星青霉素、磺胺嘧啶等。

4. 水痘预防

本病的预防重点在于管理传染源，隔离期自发病起至痂干为止。水痘病毒减毒活疫苗的应用有较好预防效果，接种对象为 12 月龄以上的健康个体、高危及其健康密切接触者。

5. 风疹预防

本病症状较轻，预后良好，一般不须特别治疗；但先天性风疹危害大，可造成死胎、早产或多种先天畸形，因此预防工作重点在于先天性风疹。可通过接种麻疹—腮腺炎—风疹三联疫苗预防。

第二节 自然疫源性传染病预防与控制

一、鼠疫

（一）基本理论

鼠疫是鼠疫杆菌借鼠蚤传播为主的烈性传染病，系广泛流行于野生啮齿动物间的一种自然疫源性疾病。临床上表现为高热、严重毒血症症状、淋巴结肿大、肺炎、出血倾向、肺部特殊炎症等。

鼠疫杆菌在低温及有机体生存时间较长，在脓痰中存活 10 ～ 20 天，尸体内可活数周至数月，蚤粪中能存活 1 个月以上；对光、热、干燥及一般消毒剂均甚敏感。日光直射 4 ～ 5 小时即死，加热 55℃ 15 分钟或 100℃ 1 分钟、5% 苯酚、5% 来苏儿，0.1% 升汞、5% ～ 10% 氯胺均可将病菌杀死。

（二）基本知识

1. 流行病学

（1）传染源

鼠疫为典型的自然疫源性疾病，在人群间流行前，一般先在鼠间流行。鼠间鼠疫传染源（储存宿主）有野鼠、地鼠、狐、狼、猫、豹等，其中黄鼠属和早獭属最重要。家鼠中的黄胸鼠、褐家鼠和黑家鼠是人间鼠疫重要传染源。各型患者均可成为传染源，以肺型鼠疫最为重要。败血型鼠疫早期的血有传染性。腺鼠疫仅在脓肿破溃后或被蚤吸血时才起传染源作用。

（2）传播途径

鼠疫的传播途径主要有 3 种。经鼠蚤传播：鼠蚤叮咬是主要的传播途径，啮齿动物→蚤→人的传播是腺鼠疫的主要传播方式。主要的媒介是印鼠客蚤等 10 余种蚤类。经皮肤传播：剥食患病啮齿动物的皮、肉或直接接触病人的脓血或痰，经皮肤伤口而感染。经呼吸道飞沫传播：肺鼠疫病人是通过呼吸、谈话、咳嗽等，借飞沫形成"人—人"的方式传播，并可造成人间鼠疫的大流行。一般情况下，腺鼠疫并不造成对周围的威胁。

（3）人群易感性

人群对鼠疫普遍易感，无性别年龄差别。病后可获持久免疫力。预防接种可获一定免疫力。

（4）流行特征

①鼠疫自然疫源性

世界各地存在许多自然疫源地，野鼠鼠疫长期持续存在。人间鼠疫多由野鼠传至家鼠，由家鼠传染于人引起。偶因狩猎（捕捉旱獭）、考察、施工、军事活动进入疫区而被感染。

②流行性

本病多由疫区借交通工具向外传播，形成外源性鼠疫，引起流行、大流行。

③季节性

与鼠类活动和鼠蚤繁殖情况有关。人间鼠疫多发生在 6—9 月。肺鼠疫多在 10 月以后流行。

④隐性感染

在疫区已发现有无症状的咽部携带者。

2. 临床表现

潜伏期一般为 2 ~ 5 天。腺鼠疫或败血型鼠疫 2 ~ 7 天，原发性肺鼠疫 1 ~ 3 天，甚至仅数小时，曾预防接种者，可长至 12 天。临床上有腺型、肺型、败血型及轻型 4 型，除轻型外，各型初期的全身中毒症状大致相同。主要表现为高热、淋巴结肿痛、出血倾向、肺部特殊炎症等。

3. 诊断

对第一例病人及时发现与确诊，对本病的控制与预防极为重要。

（1）流行病学资料

当地曾有鼠间鼠疫流行或有赴疫区史；有接触可疑动物或类似患者。

（2）临床资料

根据各型临床特点。

（3）实验室诊断

是确定本病最重要依据。对一切可疑病人均须做细菌学检查，对疑似鼠疫尸体，应争取病解或穿刺取材进行细菌学检查。血清学应以双份血清升高 4 倍以上作为诊断依据。

4. 治疗

凡确诊或疑似鼠疫患者，均应迅速组织严密的隔离，就地治疗，不宜转送。隔离到症状消失，血液、局部分泌物或痰培养（每 3 日 1 次）3 次阴性，肺鼠疫 6 次阴性。

5. 预防

（1）严格控制传染源

①管理患者。发现疑似或确诊患者，应立即按紧急疫情上报，同时将患者严密隔离，禁止探视及病人互相往来。病人排泄物应彻底消毒，病人死亡应火葬或深埋。接触者应检疫9天，对曾接受预防接种者，检疫期应延至12天。②消灭动物传染源。对自然疫源地进行疫情监测，控制鼠间鼠疫。广泛开展灭鼠爱国卫生运动。旱獭在某些地区是重要传染源，也应大力捕杀。

（2）切断传播途径

①灭蚤。灭蚤必须彻底，对猫、狗、家畜等也要喷药。②加强交通及国境检疫。对来自疫源地的外国船只、车辆、飞机等均应进行严格的国境卫生检疫，实施灭鼠、灭蚤消毒，对乘客进行隔离留检。

（3）保护易感者

①预防接种

自疫情开始流行时，对疫区及其周围的居民、进入疫区的工作人员，均应进行预防接种。常用为 EV 无毒株干燥活菌苗，皮肤划痕法接种，即2滴菌液，相距 3～4cm，2周后可获免疫。一般每年接种一次，必要时6个月后再接种一次。我国新研制的 06173 菌苗免疫动物后产生 F1 抗体较 EV 株效果高1倍。

②个人防护

进入疫区的医务人员，必须接种菌苗，2周后方能进入疫区。工作时必须着防护服、戴口罩、帽子、手套、眼镜，穿胶鞋及隔离衣。接触患者后可服下列一种药物预防，四环素每日2g，分4次服；磺胺嘧啶每日2g，分4次服；或链霉素每日1g，分1～2次肌内注射，连续6天。

（三）基本技能

1. 监测

人间鼠疫监测，建立健全鼠疫监测网。有鼠疫疫情地区的疫情报告网同时也是鼠疫监测网。鼠疫疫源地区及其毗邻地区的各级疾病预防控制机构要设鼠疫监测点。乡医院和村卫生所设监测员。疫源地区内所有单位和个人均有承担一定监测任务的义务。从事监测工作的成员，均应宣传鼠疫防治知识，坚持"三报制度"，即在疫源地区鼠疫好发季节，发现急性高热病人或不明急病死者，发现病、死旱獭（鼠）以及其他野生动物，都要立即报告当地疾病预防控制机构。监测成员应监视、督导猎獭人员遵守安全狩猎旱獭制度。监测单位可视疫情情况，组织卫生人员对疫区人群进行巡回检诊，必要时可建立交通检疫站。发现鼠疫病人或疑似病人，按《鼠疫防治手册》上报并及时就地处理。

动物间鼠疫监测，宿主监测。主要宿主和次要宿主密度监测。媒介监测。体蚤、巢蚤、洞干蚤和室内游离蚤的监测。病原学监测。

各级监测单位，将监测的资料做认真的整理和分析，逐级上报上一级疾病预防控制机构（鼠疫防治专业机构）和同级卫生行政部门。

2. 信息报告

①医疗机构发现疑似鼠疫病例，应立即向所在地的疾病预防控制机构或鼠疫防治专业机构报告；疾病预防控制机构或鼠疫防治专业机构在判定人间鼠疫或疑似人间鼠疫疫情后，按规定时限在两小时内进行网络直报。②地方疾病预防控制机构和鼠疫防治专业机构是动物鼠疫疫情的责任报告单位。在判定发生动物鼠疫疫情后，责任报告单位在两小时内，进行网络直报。③在开展鼠疫疫情监测期间，鼠疫监测数据由县级鼠疫防治机构随时报告，或按规定报告阶段性鼠疫监测数据，并视监测情况随时进行网络直报，报告间隔最长不得超过4个监测周期（28天）。发现异常情况时，相关数据及时进行网络直报。

3. 鼠疫疫情的分级反应

发生人间或动物间鼠疫疫情时，疫情发生地的县级、市（地）级、省级人民政府及其有关部门按照分级响应的原则，做出相应级别应急反应。同时，根据鼠疫疫情发展趋势和防控工作的需要，及时调整反应级别，以有效控制鼠疫疫情和减少危害，维护正常的生产、生活秩序。具体参见《国家鼠疫控制应急预案》。

4. 疫区处理

人间鼠疫疫区处理包括以下内容：确定疫区；建立临时指挥部；开展流行病学调查；隔离封锁、疫区消毒、灭蚤、灭鼠；检诊检疫；预防接种；尸体处理；疫区封锁的解除；总结报告。

（1）人间鼠疫疫区隔离封锁

凡确定为疑似鼠疫病人（或尸体）者，在病人（或尸体）排除鼠疫诊断之前，均须按鼠疫病人处理。

诊断为鼠疫病人（或尸体）的疫区，必须划定小隔离圈隔离封锁。以鼠疫病人（或尸体）所在住处为中心，将被污染的场所和邻舍划定为小隔离圈；小隔离圈内人员实行健康隔离。

肺鼠疫病人（或尸体）发生在人烟稀少、居住分散的山区或牧区时，只划定小隔离圈；发生在人口密集，居住较集中的地区时，必须划定大、小隔离圈；以鼠疫病人住处为中心，将所在村屯、街道等的一部分或全部划定为大隔离圈。

在人口密集地区，人间鼠疫多点同时发生时，根据病人分布可将整个村寨或几个村寨划定为隔离封锁区域。

鼠疫病人发生在旅途或医院时，先将病人所在车厢及车站或医院等被污染的场所迅速隔离封锁，立即与非污染场所人群分开。迅速查清鼠疫直接接触者，并就地隔离留验。

（2）人间鼠疫疫区处理原则

鼠疫病人、疑似鼠疫病人及其密切接触者，必须各自设立单独病房和隔离室并进行随时消毒。鼠疫病人中肺鼠疫、肠鼠疫病人各自设立单独病房。

肺鼠疫、肠鼠疫病人的小隔离圈内必须首先进行消毒；对咳痰、排泄污物等要随时消毒；大、小隔离圈或隔离区域内迅速灭鼠、灭蚤；所污染的场所、物品、炊具、食具等进行消毒或焚烧；各种物品禁止外运。腺型及其他型鼠疫隔离圈内灭蚤、灭鼠，病房及隔离室每天消毒一次。各型鼠疫隔离圈或隔离区域内的猫、狗实行管制和灭蚤。

疫区隔离封锁的同时，必须迅速开展流行病学调查，追查传染源，查清密切接触者、污染物品和污染范围。传染源为动物时必须按《鼠疫防治手册》规定处理；人剥食染疫动物被感染时，其动物的皮、油、肉、骨骼、污染的各种物品及场所必须进行消毒或焚烧。

鼠疫病人的尸体及其污染场所必须消毒，灭鼠、灭蚤，尸体消毒后就地焚烧或深埋，严禁举行葬礼。及时组织开展疫区内的消毒、灭蚤、灭鼠。

（3）乡（镇）卫生人员接到人间鼠疫疫情报告后，必须在一小时内赶赴现场

将病人与其家庭初步隔离封锁，对重危病人及时就地抢救治疗。立即向县级疾病预防控制机构和卫生行政部门报告。县级疾病预防控制机构接到疫情报告后，必须在两小时内赶赴疫区，进一步确定疫情，检查完善初步隔离封锁措施并向上一级疾病预防控制机构报告疫情。

（4）人间鼠疫疫区处理

在当地县级或县级以上人民政府领导下，组成由政府领导，卫生、公安、专业防治机构等有关人员参加的临时指挥部，其主要任务是落实疫区处理以及各项鼠疫防治措施，维护封锁地区的生产、生活秩序和治安。

（5）参加鼠疫病人抢救治疗人员必须登记，并实行健康隔离和预防性治疗；去外地时，所到地区疾病预防控制机构必须协助追踪，并实行留检措施。

（6）人间鼠疫疫区小隔离圈内的人员及其健康隔离人员在封锁隔离期间一律不得外出，严禁与其他人员接触，专业人员每日检诊两次。

（7）人间鼠疫大隔离圈

经疫区处理达到标准后，圈内的居民可有组织地进行生产活动；但须由专业人员对圈内的所有人员每日检诊两次，直至解除隔离封锁为止。

二、流行性出血热

（一）基本理论

本病是由病毒引起以鼠类为主要传染源的自然疫源性疾病。是以发热、出血倾向及肾脏损害为主要临床特征的急性病毒性传染病。本病主要分布于欧亚大陆，但 HFRS 病毒的

传播几乎遍及世界各大洲。20世纪80年代中期以来，我国本病年发病数已逾10万，已成为除病毒性肝炎外，危害最大的一种病毒性疾病。

本病的病原为流行性出血热病毒，属布尼亚病毒科的汉坦病毒属。病毒对脂溶剂很敏感，易被紫外线及 γ 射线灭活，一般消毒剂（碘酒、乙醇、甲醛等）均可将病毒杀灭。自然情况下，本病毒仅对人引起疾病。在宿主动物中表现为隐性持续感染，无症状及明显病变。

（二）基本知识

1. 流行病学

（1）宿主动物和传染源

主要是小型啮齿动物，包括姬鼠属（主要为黑线姬鼠）、大鼠属（主要为褐家鼠、大白鼠）、鼠（棕背、红背）、田鼠属（主要为东方田鼠）、仓鼠属（主要为黑线仓鼠）和小鼠属（小家鼠，小白鼠）。我国已查出30种以上动物可自然携带本病毒，除啮齿动物外，一些家畜也携带EHFV，包括猫、兔、狗、猪等，证明有多宿主性。这些动物多属偶然性携带，只有少数几个鼠种从流行病学证明为本病的传染源，其中在我国黑线姬鼠为野鼠型出血热的主要宿主和传染源，褐家鼠为城市型和我国家鼠型出血热的主要传染源，大林姬鼠是我国林区出血热的主要传染源。至于其他携带本病毒的鼠类在流行病学上的作用，有待进一步观察研究。

（2）传播途径

主要传播为动物源性，病毒能通过宿主动物的血及唾液、尿、粪便排出，鼠向人的直接传播是人类感染的重要途径。目前认为其感染方式是多途径的，可有以下几种：①接触感染由带毒动物咬伤或感染性的鼠排泄物直接接触皮肤伤口使病毒感染人。②呼吸道传播，以鼠排泄物尘埃形成的气溶胶吸入而受染。③消化道感染，经受染鼠排泄物直接污染食物吃后受到感染。最近有报告在试验动物进行经口喂以带EHFV的食物感染成功的例据。④螨媒传播，我国已查见革螨人工感染后一定时间内可在体内查到病毒，并可经卵传代，从恙螨也可分离到EHFV，因此，螨类在本病毒对宿主动物传播中可能起一定作用。⑤垂直传播，曾有报告从孕妇EHF病人流行的死胎肺、肝、肾中查见EHFV抗原，并分离到病毒，及在胎儿上述器官组织查见符合EHF感染引起的病理改变，均表明EHFV可经人胎盘垂直传播。沈阳军区医研所，在自然界捕捉的带毒怀孕黑线姬鼠和褐家鼠中也发现有类似垂直传播现象。

（3）人群易感性

一般认为人群普遍易感，隐性感染率较低，在野鼠型多为3%～4%以下；但家鼠型疫区隐性感染率较高，有报告为15%以上，一般青壮年发病率高，二次感染发病罕见。病后在发热期即可检出血清特异性抗体，1～2周可达很高水平，抗体持续时间长。

（4）流行特征

①地区分布

主要分布在亚洲，其次为欧洲、非洲，美洲病例较少。我国疫情较重，除青海、新疆外各地都有病例报告。目前流行趋势为老疫区病例减少，新疫区不断增加。

②季节性

全年散发，野鼠型发病高峰多在秋季，从10月到次年1月，少数地区春夏间有一发病小高峰。家鼠型主要发生在春季和夏初，3—6月。其季节性表现为与鼠类繁殖、活动及与人的活动接触有关。

2. 临床表现

潜伏期为5～46天，一般为1～2周。本病典型表现有发热、出血和肾脏损害3类主要症状，以及发热期、低血压期、少尿期、多尿期与恢复期5期临床过程。多数病例临床表现并不典型，或某期表现突出，或某期不明显而呈"越期"现象，或前二三期重叠。

3. 诊断

一般依据临床特点和实验室检查、结合流行病学资料，在排除其他疾病的基础上，进行综合性诊断，对典型病例诊断并不困难，但在非疫区、非流行季节，以及对不典型病例确诊较难，必须经特异性血清学诊断方法确诊。

4. 治疗

尚无特效疗法，仍以合理的液体疗法为主的综合治疗法。预防低血容量休克、疏通微循环、保护肾脏、改善肾血流量，促进利尿，对于降低病死率具有重要意义。抓好"三早一就"（早发现、早休息、早治疗，就近治疗），把好三关（休克、少尿及出血关）对减轻病情、缩短病程和降低病死率具有重要意义。

5. 预防

（1）灭鼠、防鼠

是预防本病关键的措施，应在疫区反复深入开展以灭鼠为中心的爱国卫生运动，将鼠的密度控制在1%～2%以下。

①灭鼠，以药物毒杀为主，应在鼠类繁殖季节（3—5月）与本病流行季节前进行。采用毒鼠、捕鼠、堵鼠洞等综合措施，组织几次大面积的灭鼠。②防鼠，挖防鼠沟，野营，工地应搭高铺，不宜睡上铺；保存好粮食及食物；整顿环境，以免鼠类窝藏。

（2）做好食品卫生和个人卫生

主要是防止鼠类排泄物污染食品，不用手接触鼠类及其排泄物，动物试验时要防止咬伤。

（3）疫苗注射

细胞培养疫苗每次1ml，注射3次，具体按说明书使用。

（三）基本技能

1. 监测

（1）人间疫情监测

按统一报表每年收集和上报监测区的人口等基础资料；每月上报病人的发生、死亡及"三间分布"资料；采集监测区内所有病人的血清标本做特异性诊断和分型检测并按季度上报结果。人群隐性感染监测：根据疫区类型，每年在流行季节前和流行季节后各采集年龄组相同的健康人群血清标本 300 份做特异性抗体检测，完成后及时上报。

（2）宿主动物监测

①本底调查。鼠类的种群、密度及季节消长。②动态监测。鼠密度监测：野鼠型疫区每年 9—10 月，家鼠型疫区每年 2—3 月分别开展野外和室内鼠密度调查，每次的布夹次数不少于 300。鼠带病毒率监测：在密度调查的同时，捕活鼠或新鲜鼠尸 100 只，取鼠肺冻存送实验室检测汉坦病毒抗原。抗体检测：在取鼠肺标本的同时，取心血冻存送实验室检测汉坦病毒抗体。

2. 控制

①协助卫生行政部门制订防治预案；②协助有关部门开展疫区灭鼠，做好技术指导；③开展宣传教育，推广出血热疫苗的免疫接种；④协助有关部门开展大型野外工地的疫源地调查和预处理。

三、人感染高致病性禽流感

（一）基本理论

人感染高致病性禽流感（以下称人禽流感）是由禽甲型流感病毒某些亚型中的一些毒株引起的急性呼吸道传染病。早在 20 世纪 80 年代初，美国即有禽流感病毒 H7N7 感染人类引起结膜炎的报道。90 年代末，我国香港发生 H5N1 型人禽流感，导致 6 人死亡，在世界范围内引起了广泛关注。近年来，人们又先后获得了 H9N2、H7N2、H7N3 亚型禽流感病毒感染人类的证据，荷兰、越南、泰国、柬埔寨、印尼及我国相继出现了人禽流感病例。尽管目前人禽流感只是在局部地区出现，但是，考虑到人类对禽流感病毒普遍缺乏免疫力、人类感染 H5N1 型禽流感病毒后的高病死率以及可能出现的病毒变异等，世界卫生组织（WHO）认为该疾病可能是对人类存在潜在威胁最大的疾病之一。

禽流感病毒属正黏病毒科甲型流感病毒属。禽甲型流感病毒呈多形性，其中球形直径 80 ~ 120 nm，有囊膜。基因组为分节段单股负链 RNA。依据其外膜血凝素（H）和神经氨酸酶（N）蛋白抗原性的不同，目前可分为 16 个 H 亚型（H1–H16）和 9 个 N 亚型（N1 ~ N9）。

甲型流感病毒除感染禽类外，还可感染人、猪、马、水貂和海洋哺乳动物。到目前为止，已证实感染人的禽流感病毒亚型为 H5N1、H9N2、H7N7、H7N2、H7N3 等，其中感染 H5N1 的患者病情重，病死率高。

禽流感病毒对乙醚、氯仿、丙酮等有机溶剂均敏感。常用消毒剂容易将其灭活，如氧化剂、稀酸、卤素化合物（漂白粉和碘剂）等都能迅速破坏其活性。禽流感病毒对热比较敏感，但对低温抵抗力较强，65℃加热 30 分钟或煮沸（100℃）2 分钟以上可灭活。病毒在较低温度粪便中可存活 1 周，在 4℃水中可存活 1 个月，对酸性环境有一定抵抗力，在 pH4.0 的条件下也具有一定的存活能力。在有甘油存在的情况下可保持活力 1 年以上。裸露的病毒在直射阳光下 40～48 小时即可灭活，如果用紫外线直接照射，可迅速破坏其活性。

（二）基本知识

1. 流行病学

（1）传染源

主要为患禽流感或携带禽流感病毒的鸡、鸭、鹅等禽类。野禽在禽流感的自然传播中扮演了重要角色。目前尚无人与人之间传播的确切证据。

（2）传播途径

经呼吸道传播，也可通过密切接触感染的家禽分泌物和排泄物、受病毒污染的物品和水等被感染，直接接触病毒毒株也可被感染。

（3）易感人群

一般认为，人类对禽流感病毒并不易感。尽管任何年龄均可被感染，但在已发现的 H5N1 感染病例中，13 岁以下儿童所占比例较高，病情较重。

（4）高危人群

从事家禽养殖业者及其同地居住的家属，在发病前一周内到过家禽饲养、销售及宰杀等场所者，接触禽流感病毒感染材料的实验室工作人员，与禽流感患者有密切接触的人员为高危人群。

2. 临床表现

根据对 H5N1 亚型感染病例的调查结果，潜伏期一般为 1～7 天，通常为 2～4 天。不同亚型的禽流感病毒感染人类后可引起不同的临床症状。感染 H9N2 亚型的患者通常仅有轻微的上呼吸道感染症状，部分患者甚至没有任何症状；感染 H7N7 亚型的患者主要表现为结膜炎；重症患者一般均为 H5N1 亚型病毒感染。患者呈急性起病，早期表现类似普通型流感。主要为发热，体温大多持续在 39℃以上，可伴有流涕、鼻塞、咳嗽、咽痛、头痛、肌肉酸痛和全身不适。部分患者可有恶心、腹痛、腹泻、稀水样便等消化道症状。重症患者可出现高热不退，病情发展迅速，几乎所有患者都有临床表现明显的肺炎，可出现急性肺损伤、急性呼吸窘迫综合征、肺出血等多种并发症。可继发细菌感染，发生败血症。重症患者可有肺部实变体征等。

3. 诊断

根据流行病学接触史、临床表现及实验室检查结果，可做出人禽流感的诊断。

4. 治疗

对疑似病例、临床诊断病例和确诊病例应立即进行隔离治疗。应用解热药、缓解鼻黏膜充血药、止咳祛痰药等进行对症治疗，对儿童忌用阿司匹林或含阿司匹林以及其他水杨酸制剂的药物，避免引起儿童瑞氏综合征。抗流感病毒药物应在发病48小时内使用，同时可以结合中医药进行治疗。

5. 预防

①尽可能减少人（特别是少年儿童）与禽、鸟类的不必要的接触，尤其是与病、死禽类的接触。②因职业关系必须接触者，工作期间应戴口罩、穿工作服。③加强禽类疾病的监测。动物防疫部门一旦发现疑似禽流感疫情，应立即通报当地疾病预防控制机构，指导职业暴露人员做好防护工作。④加强对密切接触禽类人员的监测。与家禽或人禽流感患者有密切接触史者，一旦出现流感样症状，应立即进行流行病学调查，采集病人标本并送至指定实验室检测，以进一步明确病原，同时应采取相应的防治措施。有条件者可在48小时以内口服神经氨酸酶抑制剂。⑤严格规范收治人禽流感患者医疗单位的院内感染控制措施。接触人禽流感患者应戴口罩、戴手套、戴防护镜、穿隔离衣。接触后应洗手。具体的消毒隔离措施和专门病房的设置应参照执行卫生部《传染性非典型肺炎（SARS）诊疗方案》的相关规定。⑥加强检测标本和实验室禽流感病毒毒株的管理，严格执行操作规范，防止实验室的感染及传播。⑦注意饮食卫生，不喝生水，不吃未熟的肉类及蛋类等食品；勤洗手，养成良好的个人卫生习惯。⑧可采用中医药方法辨证施防。应用中药预防本病的基本原则：益气解毒，宣肺化湿。适用于高危人群，应在医生指导下使用。

（三）基本技能

1. 监测

（1）监测范围及时限

发生禽流感疫情的县（区），在发现禽流感疫情后应连续监测一个月。

（2）监测病例定义

①体温≥38℃，伴有咳嗽或咽痛，并且发病前一周内有禽类接触史的病例。②不明原因肺炎病例。

（3）监测点设立

在疫情发生所在县（区）中选择县（区）人民医院、县（区）儿童医院（无儿童医院，可选择有儿科诊疗科室的其他综合医院）以及疫情涉及乡（镇）辖区内所有乡（镇）卫生院和村卫生室作为监测单位。

（4）监测工作内容

发现和报告符合监测病例定义的病例，并对监测病例采样进行血清学和病原学检测。

（5）监测信息报告

监测点发现监测病例，做好相关登记，并立即电话报告当地县（区）级疾病预防控制中心，各医疗机构每周一上午 10 时前将上周的监测病例汇总表上报县（区）疾病预防控制中心。

（6）总结

各地在完成监测工作后，要及时写出监测报告，对原始资料保存归档，省（市、自治区）卫生行政部门要及时对监测工作开展评价工作。

2. 疫情报告

一旦发现人禽流感疑似或确诊病例，按照《人禽流感疫情报告管理方案》进行疫情报告。

3. 预防与控制

为规范人禽流感疫情的监测及职业暴露人员个人防护工作，应严格按照《人禽流感疫情预防控制技术指南》的有关要求，落实各项预防控制措施，对人禽流感进行预防与控制。做到"早发现、早报告、早隔离、早治疗"，防范高致病性禽流感疫情向人间传播。

第三节 新冠肺炎常规预防控制措施

一、常规预防控制措施

新冠肺炎常规预防控制措施适用于本病疑似或确诊病例，基于世界卫生组织（WHO）发布的《新冠感染疑似患者医疗照护期间感染预防和控制指南》，结合中华人民共和国卫生和健康委员会及其他卫生行政管理部门公布的相关要求及技术指南，提出新冠肺炎常规预防控制措施，主要包括以下内容：

（一）预检分诊、早期识别及源头控制

预检分诊指的是在患者就诊时系统评估所有患者，早期识别新冠疑似感染者，并能立即在一个单独的区域将疑似感染者隔离。为达到早期识别疑似感染者的目的，医疗机构可参照以下措施执行：第一，通过培训、教育等方式提升医务人员对疑似感染者的警觉性。第二，医疗机构应在门、急诊分别设立相对独立、标志明确的预检分诊处，配备接受过培

训的分诊人员。第三，按照最新的病例定义对就诊患者进行排查。第四，在公共区域张贴醒目标志，提醒有症状的患者及时告知医务人员。第五，加强手卫生和呼吸卫生是防控措施的关键。第六，初步排除疑似感染者后，再到相应的科室就诊。如果不能排除新冠感染，应将患者引导至感染性疾病科或发热门诊就诊并进行进一步排查，同时提醒患者及陪诊人员佩戴医用外科口罩，可在方便位置提供口罩或售卖设备。第七，各科室的医师在接诊过程中，应严格落实首诊负责制，对来诊的患者进行传染病预检筛查；未设置感染性疾病科或发热门诊的医疗机构，应告知患者到就近设有发热门诊的医疗机构就诊。

（二）严格落实标准预防措施

标准预防措施包括手卫生、呼吸卫生、经过风险评估选用恰当的个人防护用品（PPE）、安全注射、正确的医疗废物处理及医用织物处理、环境清洁以及患者使用设备的消毒。

1. 正确执行呼吸道卫生相关措施

①患者在咳嗽或打喷嚏时，用纸巾或手肘内侧遮住鼻子和嘴；②在公共区域／候诊区为新冠疑似感染者提供医用外科口罩；③接触呼吸道分泌物后执行手卫生。

2. 医务人员按照 WHO 规定的"手卫生五时刻"执行手卫生

分别为：接触患者前、进行清洁／无菌操作前、暴露于患者的血液／体液后、接触患者后、接触患者周围环境后。

①手卫生包括流动水洗手和使用含醇速干手消毒剂清洁双手；②当手部没有明显污染时，优先选用含醇速干手消毒剂；③当手部有明显可见的污染时，应使用流动水及皂液清洁双手。

3. 合理、正确并坚持使用 PPE

防护用品的防护效果，很大程度上取决于充足的供应、充分的使用方法培训、正确执行手卫生以及良好的个人行为习惯。

4. 正确的环境管理

用水和清洁剂彻底清洁环境表面，并使用常用消毒剂，如次氯酸钠进行消毒；同时，对医疗器械、设备、医用织物、餐饮用具和医疗废物按照相应规范进行处置。

（三）对新冠疑似感染者执行经验性的额外防护措施（包括飞沫、接触及可能产生气溶胶的防护措施）

1. 接触及飞沫预防措施

①所有人员在进入疑似或确诊新冠患者的房间前，除采用标准预防措施外，还应采用接触和飞沫防护措施；②患者应被安置在通风良好的单人间，如不具备单间病房时，可将

新冠肺炎确诊患者安置在同一病房，疑似病例应单间隔离；③在可能的情况下，应设定一组医疗照护人员专门照护疑似或确诊患者，以减少传播风险；④医疗照护人员应在标准预防前提下，根据风险评估结果使用医用外科口罩、医用防护口罩、护目镜或防护面屏、连体防护服、一次性隔离衣、手套、靴套或鞋套等PPE；⑤在完成对患者的诊疗操作后，应正确脱摘PPE，并进行手卫生，在对不同患者进行诊疗操作时，应更换新的PPE；⑥对每位患者使用一次性或专用设备，必须共用的设备，应在每个患者使用之前对其进行清洁和消毒；⑦除非医疗需要，避免让患者离开其房间或所在区域，尽量使用床旁检测或诊断设备；如确需要转运，应使用预定的转运路线以最大限度减少与工作人员、其他患者和人员的暴露，让患者佩戴口罩；⑧确保运送患者的医疗照顾人员按照上述规定正确执行手卫生，并穿戴恰当的PPE；⑨在患者到达之前，尽早通知接收患者的区域，以便准备相关的防护措施；⑩对患者接触过的设备、设施表面进行清洁和消毒；⑪限制与新冠肺炎的疑似、确诊病例的医疗照护人员、家属及其他探视人员数量；⑫对所有进入患者病室的人员进行登记。

2. 气溶胶预防措施

在进行某些可能产生气溶胶的操作（如气管插管、气管切开、吸痰、无创通气、支气管镜检查等）时，医疗照护人员应确保：①在通风良好的环境或在换气次数不低于12次/小时的负压隔离病房内进行操作，使用机械通风时，应控制气流；②在标准预防基础上，加穿预防气溶胶感染的PPE，主要包括医用防护口罩、连体防护服、一次性防水隔离衣、手套、护目镜或防护面屏，有条件可选用全面型呼吸防护器。

（四）实施行政管理措施

行政管理措施包括但不限于：建立专门的感染防控基础设施和行为规范；医疗照护人员的宣教；建立新冠感染早期识别的规章制度；确保实验室能快速完成病原体的检查；加强患者就诊管理，尽量减少患者的拥挤；为有症状的患者提供专用候诊区；适当隔离住院患者；保证PPE供应充足；确保所有医疗照护人员都遵守感染防控的策略和程序。

与医疗照护工作人员相关的行政措施：第一，对医疗照护工作人员提供充分足够的培训；第二，保证足够的医患比；第三，在医疗照护工作人员中建立可能因新冠引起急性呼吸道感染的监测程序；第四，确保医疗照护工作人员和工种了解及时就诊的重要性；第五，监督医疗照护工作人员遵守标准预防措施，并根据实际情况对措施不断完善。

（五）环境及工程控制措施

医疗照护机构的基础设施控制旨在保证机构内所有区域的良好通风及环境卫生，足够的空间距离和充分通风有助于减少病原体的传播。

环境清洁和消毒必须遵循正确的原则和规范的程序：①日常清洁消毒，在日常清洁消毒基础之上，适当增加病区和诊室通风及空气消毒频次。②终末清洁消毒，推荐采用有效浓度的高水平消毒剂进行喷雾—擦拭—再喷雾—通风；能耐受高水平消毒剂的医疗设备可采用擦拭及喷雾法消毒；污染的医用织物可先用高水平消毒剂浸泡、消毒，达到作用时间后，按照常规清洗。③按照《医疗机构消毒技术规范》，做好医疗器械、污染物品、物体表面、地面等的清洁消毒在诊疗过程中产生的医疗废物，应根据《医疗废物处理条例》和《医疗卫生机构医疗废物管理办法》有关规定处置和管理。

二、管理传染源

（一）加强预检筛查、尽早发现可疑感染者

1. 预检分诊要求

①门诊切实落实预检分诊制度，设置醒目的预检分诊点，相对独立，通风良好，流程合理，具有消毒隔离条件。②预检发现的存在发热或其他感染表现的患者由预检分诊工作人员引导至感染性疾病科或发热门诊就诊，没有设置感染性疾病科或发热门诊的医疗机构，应告知患者到附近设有发热门诊的医疗机构就诊。③配备一次性外科口罩、体温计、洗手设施或快速手消毒液、预检分诊患者基本情况登记表等。④病情允许情况下，患者应佩戴一次性外科口罩或医用防护口罩。⑤预检分诊医务人员规范防护，每次接触患者后立即执行手卫生。

2. 发热门诊要求

①标志明显，留观患者单间隔离，患者病情允许时戴外科口罩或医用防护口罩，限制活动。②配备数量充足，符合要求的消毒用品和防护用品。③做好患者接诊及隔离观察工作，切实落实首诊医生负责制度，严格筛查病例，发现符合疑似病例时应当立即报告医务部门，经院内专家会诊后，立即按程序报告。④首诊医生提高对新冠肺炎病例的诊断和报告意识，对于不明原因发热、咳嗽等症状病例，注意询问流行病学史。

（二）落实对疑似／确诊患者的管理

1. 隔离分区

①保证隔离区域通风良好，设置清洁区、潜在污染区、污染区，标志清楚。②病房尽量减少进入隔离病区医务人员的数量和停留时间。③患者如病情允许，应戴一次性外科口罩或医用防护面罩，仅限于病房内活动。④疑似患者单间隔离，确诊患者可多人置于同一病房，床间距大于 1 米。⑤严格探视制度，不设陪护，严禁探视。

2. 患者管理

①应当对疑似／确诊患者及时进行隔离，并按照医院指定路线由专人引导进入隔离病

区。②患者如病情允许，应戴一次性外科口罩或医用防护口罩，并采取相应的隔离防护措施，避免疾病的传播，对患者进行咳嗽礼仪及手卫生宣教。③疑似病例应当单间隔离，确诊病例可以同时安置于多人房间，床间距大于1米，患者活动原则上限制在隔离病房内。④患者转出、离开后所涉及的各临床科室（包括放射科等医技科室或其他辅助科室等），对诊室、病房、使用过的器具进行终末消毒。⑤患者产生的生活垃圾按照感染性废物规范处置。

（三）解除隔离标准

体温恢复正常3天以上、呼吸道症状明显好转，肺部影像学显示炎症明显吸收，连续两次呼吸道病原核酸检测阴性（采样时间间隔至少1天），可解除隔离出院或根据病情转至相应科室治疗其他疾病。

（四）终末消毒

患者转出、离开相应诊区，出院或死亡后，对患者所在区域、病室、使用过的器具等进行终末消毒。

三、切断传播途径

新冠肺炎主要的传播途径是经呼吸道飞沫和接触传播，气溶胶、消化道、母婴等传播途径尚未明确。

新冠对紫外线和热敏感，56℃ 30min、乙醚、75%乙醇、含氯消毒剂、过氧乙酸和氯仿等脂溶剂均可有效灭活病毒，氯己定不能有效灭活病毒。虽然新冠理化因子抗力较弱，但在外界环境以及排泄物、分泌物中有一定的存活力，且感染方式可经空气通过呼吸道传播、接触被病毒污染的物品接触传播等多种方式，因此，在切断新冠肺炎传播途径方面，须做好相应消毒处置。

（一）环境清洁消毒

1. 基本要求

随时消毒：有传染源存在时对其排出的病原体可能污染的环境和物品及时进行的消毒。在日常清洁消毒基础之上，适当增加病区和诊室通风及空气消毒频次。

终末消毒：传染源离开疫源地后进行的彻底消毒。推荐采用有效浓度的高水平消毒剂（含氯消毒剂、过氧化物消毒剂等）进行全面喷雾—作用30min—常规擦拭清洁消毒—再喷雾—作用30min通风。

能耐受高水平消毒剂的医疗设备可采用擦拭及喷雾法消毒。污染的医用织物可先用高水平消毒剂浸泡、消毒，达到作用时间后，按照常规清洗。

按照《医疗机构消毒技术规范》，做好医疗器械、污染物品、物体表面、地面等的清洁消毒。在诊疗过程中产生的医疗废物，应根据《医疗废物处理条例》和《医疗卫生机构医疗废物管理办法》有关规定处置和管理。

2. 消毒范围

（1）预检分诊

医疗机构的预检分诊点或分诊台应根据本机构预检分诊的人流量和患者特点对分诊台和所有物品进行随时清洁消毒，流量相对较少的机构至少 4 次 / 日；人流量大的，特别是暴露于疑似 / 确诊患者或有流行病学史的人员后，应酌情增加清洁消毒频次。

（2）发热门诊与确诊病室

发热门诊随时清洁消毒也应根据本机构的诊量和患者特点，随时清洁不少于 4 次 / 日，暴露于确诊患者或有流行病学史的人员后应及时进行终末消毒。

（3）转运车

转运疑似 / 确诊患者后及时进行终末消毒。

（4）放射科

①病人检查后，感染疾病科医生或护士指导，检查床及周围表面使用消毒剂喷雾消毒，作用 30min；技术员对控制台进行常规物表消毒。②全体人员离开后，放射科技术员打开紫外线灯对检查室进行消毒，消毒时间＞ 30min 消毒后，开放大门 10min 后方可进行后续检查。

（5）医学观察区域

收容医学观察的区域参照医疗机构日常环境清洁消毒要求进行。

（二）医务人员防护

1. 严格落实标准预防

医疗机构工作人员应严格落实标准预防措施。标准预防是指基于患者血液、体液、分泌物（不包括汗液）、排泄物、非完整皮肤和黏膜均可能含有感染性因子的原则，为降低医院感染发生风险所采取的一组防控措施，包括手卫生、使用 PPE、咳嗽礼仪等。

2. 根据所在区域、拟开展的诊疗风险等综合评估，选择合适的防护用品

采取飞沫隔离、接触隔离和空气隔离防护措施，根据不同暴露风险，采取适宜的个人防护。

（1）暴露风险分级

①低风险

间接接触患者，如导诊、问诊、普通门诊和病房查房等。

②中风险

直接接触患者，如查体、穿刺、注射等；有黏膜或体腔接触的查体，无体液喷溅风险的有创操作，如超声引导下乳腺穿刺、深静脉穿刺等。

③高风险

有血液、体液、分泌物等喷溅或可能产生气溶胶的操作或手术等，如咽拭子采集、吸痰、口腔护理、气管插管、无创通气、气管切开、心肺复苏、插管前手动通气和内镜检查等。

（2）防护用品选择

①低风险操作

工作服或加穿隔离衣、医用外科口罩、工作帽、手卫生。

②中风险操作

工作服并加穿隔离衣、医用外科口罩/医用防护口罩、工作帽、防护面屏/护目镜、手套、手卫生。

③高风险操作

医用防护服（一次性）、隔离衣、医用防护口罩、工作帽、防护面屏/护目镜、双层手套、手卫生。操作应当在通风良好的房间内进行，房间中人数限制在患者所须护理和支持的最低数量。

（三）严格落实手卫生

医务人员可按照 WHO 规定的"手卫生五时刻"执行手卫生，分别为：接触患者前、进行清洁/无菌操作前、暴露于患者的血液/体液后、接触患者后、接触患者周围环境后。

第一，手卫生包括流动水洗手和使用含醇速干手消毒剂清洁双手；第二，当手部没有明显污染时，优先选用含醇速干手消毒剂；第三，当手部有明显可见的污染时，应使用流动水及皂液清洁双手。

四、保护易感人群

（一）医务人员症状监测

医务人员每日接受体温监测及感染症状体征排查，对出现发热或有可疑感染症状体征的医务人员及时进行调查，并根据流行病学调查情况及现病史，确定是否需要进行进一步检查、治疗或隔离。

（二）合理调休

新冠肺炎流行期间，医务人员高强度工作容易导致免疫功能下降，更易发生感染。合理的排班调休可保证相关人员得到合理休息，避免工作负荷过强，从而有效避免免疫力下降引发的感染风险上升。

（三）开展全员防护培训

依据岗位职责确定针对不同人员的培训内容，重点培训高风险科室，如发热门诊、内科门诊、儿科门诊、急诊、ICU 和呼吸病房的医务人员，确保其熟练掌握新冠感染的防控知识、方法与技能，从而达到保护医务人员的目的。

医疗机构应当规范消毒、隔离和防护工作，储备质量合格、数量充足的防护物资，确保医务人员尤其是发热门诊、急诊等重点科室个人防护到位。

（四）适当减少医院出入口

适当减少医院出入口，严格落实所有进入医院人员的体温监测措施。发热人员及时引导到发热门诊等场所排查，禁止发热人员进入病房探视调整优化就诊流程，避免出现交叉感染。

（五）合理膳食

保证医务人员平衡饮食，均衡摄入热量、蛋白质、维生素、矿物质等，多吃蔬菜、水果，勤喝水，杜绝接触进食野生动物。

（六）健康的心理状态

应将心理危机干预纳入疫情防控整体部署，减轻疫情所致的心理伤害。

五、隔离技术

隔离技术是指将传染源传播者和高度易感人群安置在指定地点和特殊环境中，暂时避免和周围人群接触，对传染病人采取传染源隔离，切断传染途径；对易感人群采取保护性隔离。

（一）传染病区隔离单位的设置

传染病区与普通病区分开并远离食堂、水源和其他公共场所，相邻病区楼房相隔大约30m，侧面防护距离 10m，以防止空气对流传播。病区设有工作人员与病人分别进出的门。病区内配设必要的卫生、消毒设备。

①以病人为隔离单位：每个病人有独立的环境与用具，与其他病人及不同病种间进行

隔离。②以病室为隔离单位：同一病种病人安排在同一病室区，但病原体不同者，应分室收治。③凡未确诊或发生混合感染、重、危病人具有强烈传染性者应住单独隔离室。

（二）工作区的划分及隔离要求

1. 清洁区：未被病原微生物污染的区域

如医护办公室、治疗室、配餐室、更衣室、值班室等场所以及病区以外的地区，如食堂、药房、营养室等。隔离要求：病人及病人接触过的物品不得进入清洁区；工作人员接触病人后须执行手卫生、脱去隔离衣及鞋方可进入清洁区。

2. 半污染区：有可能被病原微生物污染的区域

如走廊、检验室、消毒室等。隔离要求：病人或穿着隔离衣的工作人员通过走廊时，不得接触墙壁、家具等；各类检验标本有一定的存放盘和架，检验完的标本及容器等应严格按要求分别处理。

3. 污染区：病人直接或间接接触的区域

如病房、病人洗手间等。隔离要求：污染区的物品未经消毒处理，不得带到他处；工作人员进入污染区时，务必穿隔离衣、戴口罩、帽子，必要时换隔离鞋；离开前脱隔离衣、鞋，并消毒双手。

（三）隔离的分类

1. 呼吸道隔离

是对病原体经呼吸道传播的疾病所采取的隔离方法。具体措施包括：①将同种疾病的病人安置在一室，病室通向走廊的门窗关闭，出入随手关门。②接触病人须戴口罩、帽子，穿隔离衣。③病人的口、鼻分泌物须消毒处理。④注意病室的通风换气，每晚进行紫外线灯照射或者过氧乙酸喷雾消毒。⑤条件允许宜放置在负压病房。

2. 接触隔离

是对病原体经皮肤或黏膜进入体内的传染病所采取的隔离方法。具体措施包括：①最好分室居住。②密切接触病人时须穿隔离衣，工作人员的手或皮肤有破损者应避免做伤口换药或护理等操作，必要时戴橡胶手套。③被伤口分泌物或皮肤脱屑所污染的物品器械，敷料等须严格消毒处理。④病人接触过的一切污染物品，应先灭菌再清洁。

3. 保护性隔离

是对某些免疫特别低下或易感染的病人所采取的具体相应措施的隔离方法。适用于严重烧伤、早产儿、血液病、骨髓移植、肾移植等。具体措施包括：①病人单独隔离。②接触病人须清洗双手，甚至消毒双手，戴帽子，穿隔离衣裤及隔离鞋。③病室内每天用消毒液擦拭病室内所有家具地面；每日用紫外线进行空气消毒 1 ~ 2 次，每次 60min。④尽量减少入室人员，医护人员患呼吸道疾病或咽部带菌者应避免接触病人。⑤条件允许，宜放置在正压病房。

六、不同区域隔离措施

（一）发热门诊

1. 发热门诊应设置在院内独立区域

原则上应为独立建筑，具备独立出入口，便于患者转运，与普通门（急）诊隔离，且与其他建筑、公共场所应保持不少于 20 米的间距，并遵循《医院隔离技术规范》（WS/T 311—2009）、《综合医院建筑设计规范》（GB 51039—2014）、《新冠感染的肺炎传染病应急医疗设施设计标准》（T/CECS661C2020）等国家标准设计建立。设置发热门诊的，医院门口和门诊大厅要设立醒目的发热门诊告示，其内容要包括接诊范围、方位、行走线路及注意事项等。院区内应有引导患者到达发热门诊的明确指示标志。

2. 发热门诊建筑布局和工作流程应当符合《医院隔离技术规范》等有关要求

与其他专业门（急）诊应完全分隔，做到空气气流互不相通，通风系统独立设置污染区、半污染区和清洁区，三区划分明确，面积应满足日常诊疗工作及生活需求，三区相互无交叉，并有醒目标志，应设置患者专用出入口和医务人员专用通道，并应增设清洁物品和污染物品出入口；设备间通道应设置在清洁区，各通道出入口应设有醒目标志。

3. 发热门诊内应尽量采用自然通风

自然通风不良的情况下，应安装足够的机械通风设施，进行强制排风。发热门诊业务用房应保持所有外窗可开启，室内空气保持流通。发热门诊的空调系统应独立设置，禁止使用下列空调系统：循环回风的空气空调系统，既无新风也无开窗通风换气的水—空气空调系统，既不能开窗又无新风和排风系统的空调系统，绝热加湿装置空调系统设中央空调系统的，各区应独立设置。发热门诊设全新风系统、不设空调系统的，应确保自然通风使用中央空调的应调整气流方向，使气流从清洁区到半污染区，再到污染区，污染区域内应保持负压；每周应对空调系统清洗消毒 1 ~ 2 次，对空调冷却水集中收集，消毒后排放。

4. 清洁区设置发热门诊工作人员办公室、值班室、更衣间、浴室、卫生间、库房等

潜在污染区设置发热门诊治疗室、消毒室等。污染区设置独立的挂号、收费、药房区域，

可通过信息化手段和自助便捷服务技术实现自助服务；设置单独候诊区，保证候诊区域面积达到传染病防控标准，并加强通风，必要时可加装机械通风、空气净化等设施；设置诊室，应不少于 2 间，同时以此次新冠肺炎疫情期间 24 小时最大接诊量为基准，超过 120 人次，每增加 60 人次增加设置 1 间诊室，并按照传染病防控要求设计诊室设施，诊室尽量设置室外门，有独立电话保持联系；设置抢救室、输液观察室，具体数量可根据实际需求确定；设置隔离观察室，应不少于 2 间，同时以此次新冠肺炎疫情期间 24 小时最大接诊量为基准，超过 60 人次，每增加 30 人次增加设置 1 间隔离观察室，并带独立卫生间；医院应根据学科特色和临床需求设置负压病房和负压手术室，但不限于在发热门诊区域；设置独立的检验科，检验科应能完成血常规、尿常规、便常规、生化等常规检查，及血气分析、BNP、TNT 等急诊快速检测项目；医院应本着资源共享、充分利用、合理调配的原则，设置独立的 PCR 实验室，但不限于在发热门诊区域；按照放射防护标准设立放射科，并做到专机专用；设置患者卫生间、污物间等。

5. 配备符合要求、数量充足的医务人员防护用品，发热门诊出入口应当设有速干手消毒剂等手卫生设施

医务人员开展诊疗工作应当执行标准预防。要正确佩戴医用外科口罩或医用防护口罩，戴口罩前和摘口罩后应当进行手卫生。进出发热门诊和留观病房，严格按照医务人员穿脱防护用品的流程要求，正确穿脱防护用品。

6. 发热门诊的污水、污物等废弃物应严格消毒

确保符合《医疗废物管理条例》《医疗卫生机构医疗废物管理办法》《医疗机构污水排放要求》《医院消毒技术规范》等卫生法规、规范、标准的要求。建议发热门诊的污水单独成道，便于特殊传染病患者排泄物做特殊处理后，再汇入医院整体污水收集处理系统。发热门诊内应设置专用消毒室，并配置必备消毒设施。应配置气溶胶消毒设施，可配置空气消毒净化设施，各业务用房必须安装紫外线灯，配备非手触式洗手装置、纱窗纱门、防虫防鼠等消毒隔离和卫生设施，患者转出后按《医疗机构消毒技术规范》进行终末处理。

（二）急诊

第一，落实预检分诊制度，引导发热患者至发热门诊就诊，制订并完善重症患者的转出、救治应急预案并严格执行。第二，合理设置隔离区域，满足疑似或确诊患者就地隔离和救治的需要。第三，医务人员严格执行预防措施，做好个人防护和诊疗环境的管理。实施急诊气管插管等感染性职业暴露风险较高的诊疗措施时，应当按照接治确诊患者的要求采取预防措施。第四，诊疗区域应当保持良好的通风并定时清洁消毒。第五，采取设置等候区等有效措施，避免人群聚集。

（三）普通病区（房）

第一，应当设置应急隔离病室，用于疑似或确诊患者的隔离与救治，建立相关工作制度及流程，备有充足的应对急性呼吸道传染病的消毒和防护用品。第二，病区（房）内发现疑似或确诊患者，启动相关应急预案和工作流程，按规范要求实施及时有效隔离、救治和转诊。第三，疑似或确诊患者宜专人诊疗与护理，限制无关医务人员的出入，原则上不探视；有条件的可以安置在负压病房。第四，不具备救治条件的非定点医院，应当及时转到有隔离和救治能力的定点医院。等候转诊期间对患者采取有效的隔离和救治措施。第五，患者转出后按《医疗机构消毒技术规范》对其接触环境进行终末处理。

（四）收治疑似或确诊新冠肺炎患者的病区（房）

建筑布局和工作流程应当符合《医院隔离技术规范》等有关要求，并配备符合要求、数量合适的医务人员防护用品设置负压病区（房）的医疗机构应当按相关要求实施规范管理。

对疑似或确诊患者应当及时采取隔离措施，疑似患者和确诊患者应当分开安置；疑似患者进行单间隔离，经病原学确诊的患者可以同室安置。

在实施标准预防的基础上，采取接触隔离、飞沫隔离和空气隔离等措施。具体措施包括：第一，进出隔离病房，应当严格执行《医院隔离技术规范》《医务人员穿脱防护用品的流程》，正确实施手卫生及穿脱防护用品。第二，应当制定医务人员穿脱防护用品的流程；制作流程图和配置穿衣镜；配备熟练感染防控技术的人员督导医务人员防护用品的穿脱，防止污染。第三，用于诊疗疑似或确诊患者的听诊器、体温计、血压计等医疗器具及护理物品应当专人专用；若条件有限，不能保障医疗器具专人专用时，每次使用后应当进行规范的清洁和消毒。

重症患者应当收治在重症监护病房或者具备监护和抢救条件的病室；收治重症患者的监护病房或者具备监护和抢救条件的病室不得收治其他患者。

严格探视制度，原则上不设陪护。若患者病情危重等特殊情况必须探视的，探视者必须严格按照规定做好个人防护。

按照《医院空气净化管理规范》规定，进行空气净化。

（五）解除隔离标准

解除隔离和出院标准：体温恢复正常 3 天以上、呼吸道症状明显好转，肺部影像学显示炎症明显吸收，连续两次呼吸道病原核酸检测阴性（采样时间间隔至少 1 天），可解除隔离出院或根据病情转至相应科室治疗其他疾病。

第三章 常见医院感染及其预防与控制

第一节 泌尿系统感染与导尿管相关尿路感染的预防及控制

泌尿系统是一个上下相通的管道，有上、下泌尿道感染之分。上泌尿道感染以肾盂肾炎为主，下泌尿道感染以膀胱炎为主。由于无症状菌尿症的存在，估计实际感染率会更高。

一、泌尿系统医院感染预防与控制

（一）感染源

女性尿道距肛门较近，其病原主要来源于肛门部位的细菌。男性多以交叉感染为主。

（二）易感因素

1. 泌尿系统的侵入性操作

膀胱镜检查、留置导尿等，其中长期留置导尿是泌尿系统医院感染的主要诱因。与留置导尿有关的易感因素有以下几点：

（1）尿管的材质

使用橡胶导尿管的病人其泌尿道感染的发生率远远高于使用硅胶导尿管者。有研究证明，橡胶导管引发尿道炎占22%，而硅胶导管仅为2%，橡胶导管对黏膜刺激性大，质地较硬，在置尿管的过程中，易造成尿道黏膜损伤，容易引起尿道炎症；硅胶导管组织相容性好，刺激性小，适于较长时间留置。

（2）尿管的固定方式

尿管的固定与泌尿道感染发生率关系密切。目前临床上普遍使用的是双腔气囊导尿管，而气囊导尿管固定不当时会自行脱出造成感染。

（3）集尿袋位置及更换时间

尿袋内尿液因位置过高导致尿液反流等是造成感染的原因之一；同时据报道，每周更换一次集尿袋时，一周内尿培养阳性率为0，10天尿培养阳性率为31.25%；而每天更换一次集尿袋时，一周内尿培养阳性率为6.90%，10天尿培养阳性率为72.41%。故不提倡过于频繁地更换集尿袋。

（4）尿管留置时间

留置尿管持续时间是发生导尿管相关性菌尿的最重要危险因素。院内泌尿道感染与留置尿管的时间有直接的关系，留置时间越长，感染率越高。有资料报道，插管当日菌尿发生率为0，第三天菌尿发生率为26.7%，第七天菌尿发生率为66.7%，第10天菌尿发生率高达93.3%，可见随着留置尿管持续时间的延长，菌尿的感染发生率也持续增长。

（5）消毒方法

留置尿管时，采取有效的方法对会阴及尿道进行消毒，对降低导尿管相关泌尿道感染（CAUTI）的发生率至关重要。

（6）无菌操作情况

正常情况下，泌尿系统是一个无菌环境。但有些医护工作者由于无菌观念不强，在对患者进行操作时，会因为违反无菌原则而将细菌带入尿路，引起泌尿道感染，给患者带来痛苦。如操作前未有效洗手，对尿道口及其周围皮肤进行消毒时顺序颠倒，拔管前不做消毒处理等，均属于违规操作。

（7）抗菌药物的使用

许多文献指出，医院感染是医院内耐药的致病菌群和抗菌药物作用力在时间和空间上的高度密集而发生的感染，使用广谱抗菌药物已列为医院感染10项危险因素之一。某院调查结果显示，医院感染中留置尿管患者优势菌株为真菌（25%）和大肠埃希菌（21.2%），而非留置尿管者为大肠埃希菌（39.5%）和表皮葡萄球菌（11.8%），真菌比较有显著统计学差异性（$P < 0.01$）。真菌的产生与抗菌药物不恰当应用密切相关，并且广谱抗菌药物的应用可加重真菌感染，因此，合理使用抗菌药物十分重要。

2. 泌尿系统疾病因素

尿路结石、泌尿系统先天畸形、输尿管逆流、尿路梗阻、血尿、腹部手术损伤泌尿系统等。

3. 其他

女性病人、糖尿病、慢性消耗性疾病、长期使用糖皮质激素或免疫抑制剂。长期住院、全身衰弱、休克等患者，泌尿道感染的发生率增加，可能与尿道局部有不同程度的缺血、免疫功能低下有关。男性尿道长而弯曲，发生泌尿道感染相对较少，若一旦发生又不如女性患者易于控制。

（三）预防与控制措施

严格掌握导尿指征。待手术者术前训练床上解便，避免术后因解尿体位改变而发生尿潴留。当发生尿潴留时，尽可能采用听流水声、用热水敷膀胱与外阴等方法解决。

必须留置导尿时，选择粗细合适的导尿管，插入动作要轻柔，保持尿道口相对无菌，尽可能选择硅胶为原材料的导尿管，减少材料对尿道黏膜的刺激。插管时遵守操作规程，严格无菌操作。插管后保持外阴清洁，做好会阴护理。做会阴护理时注意尿道口护理方式，须由内往外擦拭，碰到肛门处的棉球即弃去，避免肛门处的棉球污染尿道口。保持尿道通畅，避免受压、扭曲。尿管堵塞时不可用膀胱冲洗针筒冲洗，应拔除后重置。引流袋不高于膀胱位置，防止尿液逆行。鼓励患者多饮水，不主张做膀胱冲洗。对长期留置导尿患者，定期更换引流袋及导尿管并定时夹放尿管，以训练自主排尿功能，尽早恢复膀胱收缩能力，缩短留置导尿时间，早日拔管。

医生在行腹部手术时应尽量避免损伤膀胱、输尿管。但行妇科手术的患者如果年轻时曾行剖宫产术，腹腔内往往有组织粘连，分离输尿管时难度增加，易损伤泌尿系统组织，故提倡自然分娩势在必行。

加强原发疾病的治疗，对于糖尿病患者、使用免疫抑制剂患者、入院时有血尿患者更应加强防护，严格无菌操作，做好会阴护理。

尿常规检查中有红细胞，说明泌尿系统已有损伤，防御功能已有所下降，并且血液是细菌的良好培养基，所以入院时尿常规中有红细胞的患者易发生泌尿系统感染，此危险因素仅次于留置导尿。故对于此类患者应加强宣教，请他们注意个人卫生，多饮水。

糖尿病患者易发生尿潴留，且糖尿中容易有细菌繁殖。对于此类患者须积极控制血糖。

接受器官移植的患者须使用大量免疫抑制剂，致使机体免疫功能下降，容易导致获得性感染。随着移植技术的发展，各类移植手术越来越多，移植患者的医院内感染问题也显得越来越突出，泌尿系统感染就是其中的一种。对于此类患者应加强保护性隔离，做好个人卫生及防护工作。

二、导尿管相关尿路感染

（一）概述

导尿管相关尿路感染（CAUTI）是医院感染中最常见的感染类型，主要是指患者留置导尿管后，或者拔除导尿管48小时内发生的泌尿系统感染。

（二）致病菌

致病菌大多为革兰氏阴性杆菌，约占80%，以肠杆菌和假单胞菌为主。近年来革兰氏阳性球菌比例在逐渐上升，肠球菌属和葡萄球菌属引起的感染明显增多。由于普遍使用器械检查和抗生素，耐药菌株常见。少数长期留置导尿的患者中可以发生两种以上病原菌混合感染。导管相关的泌尿道感染中1%～5%的患者可并发菌血症和（或）脓毒症，革兰氏阴性杆菌菌血症中约有30%来源于尿路，且细菌呈多重耐药。

（三）发病机制及危险因素

正常情况下细菌进入尿道并不一定产生泌尿道感染，由于正常尿液的 pH、高渗透压、有机酸和免疫球蛋白等抗菌活性物质均不利于细菌生长。留置导尿或尿道操作时污染的导尿管及器械造成细菌入侵，细菌种植于膀胱并沿导尿管上行。机械操作可损伤尿路黏膜、破坏生理屏障，同时损伤的黏膜充血、出血、水肿为细菌生长、繁殖提供了条件。

导管相关的泌尿道感染还与导尿管留置的时间有关。从导尿后的中段尿培养发现，在导尿后 24 ~ 96 小时，细菌培养的阳性率从 3.2% 上升至 34.4%。其原因有二：一是插尿管时将细菌带入；二是尿管长期置于尿道内，破坏了尿道的正常生理环境，破坏了膀胱对细菌的机械防御，从而削弱尿道黏膜对细菌的抵抗力，影响了膀胱对细菌的冲刷作用，致使细菌容易逆行至泌尿系统生长繁殖从而引发感染。菌尿的感染发生率随留置导管的时间延长而增高，其感染率为 1.86% ~ 93.30%。不合理长期使用抗生素是真菌性泌尿道感染的危险因素。

（四）导尿管相关尿路感染的预防

1. 置管前

①严格掌握留置导尿管的适应证，避免不必要的留置导尿。②仔细检查无菌导尿包，如导尿包过期，外包装破损、潮湿，不应当使用。③根据患者年龄、性别、尿道等情况选择合适大小、材质等的导尿管，最大限度降低尿道损伤和尿路感染。④对留置导尿管的患者，应当采用密闭式引流装置。⑤告知患者留置导尿管的目的，配合要点和置管后的注意事项。

2. 置管时

①医务人员要严格按照《医务人员手卫生规范》，认真洗手后，戴无菌手套实施导尿术。②严格遵循无菌操作技术原则留置导尿管，动作要轻柔，避免损伤尿道黏膜。③正确铺无菌巾，避免污染尿道口，保持最大的无菌屏障。④充分消毒尿道口，防止污染。要使用合适的消毒剂棉球消毒尿道口及其周围皮肤黏膜，棉球不能重复使用。男性：先洗净包皮及冠状沟，然后自尿道口、龟头向外旋转擦拭消毒。女性：先按照由上至下，由内向外的原则清洗外阴，然后清洗并消毒尿道口、前庭、两侧大小阴唇，最后为会阴、肛门。⑤导尿管插入深度适宜，插入后，向水囊注入 10 ~ 15ml 无菌水，轻拉尿管以确认尿管固定稳妥，不会脱出。⑥置管过程中，指导患者放松，协调配合，避免污染，如尿管被污染应当重新更换尿管。

3. 置管后

①妥善固定尿管，避免打折、弯曲，保证集尿袋高度低于膀胱水平，避免接触地面，防止逆行感染。②保持尿液引流装置密闭、通畅和完整，活动或搬运时夹闭引流管，防止

尿液逆流。③应当使用个人专用的收集容器及时清空集尿袋中尿液。清空集尿袋中尿液时，要遵循无菌操作原则，避免集尿袋的出口触碰到收集容器。④留取小量尿标本进行微生物病原学检测时，应当消毒导尿管后，使用无菌注射器抽取标本送检。留取大量尿标本时（此法不能用于普通细菌和真菌学检查），可以从集尿袋中采集，避免打开导尿管和集尿袋的接口。⑤不应当常规使用含消毒剂或抗菌药物的溶液进行膀胱冲洗或灌注以预防尿路感染。⑥应当保持尿道口清洁，大便失禁的患者清洁后还应当进行消毒。留置导尿管期间，应当每日清洁或冲洗尿道口。⑦患者沐浴或擦身时应当注意对导管的保护，不应当把导管浸入水中。⑧长期留置导尿管患者，不宜频繁更换导尿管。若导尿管阻塞或不慎脱出时，以及留置导尿装置的无菌性和密闭性被破坏时，应当立即更换导尿管。⑨患者出现尿路感染时，应当及时更换导尿管，并留取尿液进行微生物病原学检测。⑩每天评估留置导尿管的必要性，不需要时尽早拔除导尿管，尽可能缩短留置导尿管的时间。⑪对长期留置导尿管的患者，拔除导尿管时，应当训练膀胱功能。⑫医护人员在维护导尿管时，要严格执行手卫生。

第二节　血流感染与血管内留置导管相关血流感染的预防及控制

一、概述

血流感染是由各种病原微生物（细菌或真菌）和毒素侵入血流所引起的血液感染，主要临床表现为：骤发寒战，高热，心动过速，呼吸急促，皮疹，肝脾大和精神、神志改变等一系列严重临床症状，严重者可引起休克、弥散性血管内凝血（DIC）和多脏器功能衰竭。近年来，随着创伤性诊疗技术的广泛开展及广谱抗生素、激素的广泛应用，血流感染的发病率有逐年增高趋势。血流感染病死率高，且延长住院时间，增加住院费用，危害严重。因此，血流感染的控制越来越受到人们的关注。随着留置针、中央静脉导管、PICC 导管等各类血管内留置导管的应用增多，血管内留置导管相关血流感染（CRBSI）越来越多。

（一）感染源

根据感染源不同分为原发性血流感染和继发性血流感染。

原发性血流感染的原发病灶不明显，仅在血中培养出阳性菌株。动静脉置管、血液透析、心肺旁路管的使用，以及血管内注射的药物、液体、血液、血浆不洁可引起此类感染的发生。

继发性血流感染是指有原发感染灶者，这些局部感染灶按发生机会的多少，依次为肺部感染、创口感染（包括烧伤、外伤、手术切口）、皮肤感染和泌尿道感染等。许多研究认为继发性血流感染病死率明显高于原发性血流感染。

（二）易感因素

第一，老人、婴幼儿，特别是早产、低体重、畸形或患有先天性疾病的新生儿。第二，各种慢性病病人，包括糖尿病、营养不良、贫血、血液病或中性粒细胞减少的病人。第三，免疫功能受损病人，如癌症特别是接受细胞毒性化学治疗的病人、先天性或获得性免疫障碍的病人、器官移植后接受免疫治疗的病人等。第四，接受侵入性操作，如动静脉插管、手术、血液透析等。第五，有创医疗仪器、设备、血压监测器的污染。

二、血管内留置导管相关血流感染

（一）概述

血管内留置导管相关血流感染是指带有血管内导管或者拔除血管内导管 48 小时内的患者出现血流感染，并伴有发热（＞38℃）、寒战或低血压等感染表现，除血管导管外没有其他明确的感染源。实验室微生物学检查显示：外周静脉血培养细菌或真菌阳性；或者从导管段和外周血培养出相同种类、相同药敏结果的致病菌。

血管内留置导管的广泛应用尤其是中心静脉导管（CVC）是抢救危重病人的必需通道，广泛用于输液、输血、药物治疗、肠道外营养、中心静脉压监测、血液透析和心血管疾病的介入诊治等，为临床抢救工作带来快捷和方便，但随之而来的中心静脉导管相关性血流感染（CLABSI）不容忽视。

（二）致病菌

常见病原菌为革兰氏阳性球菌，包括表皮葡萄球菌、金黄色葡萄球菌、溶血葡萄球菌及肠球菌。此外还有真菌如白色念珠菌等、革兰氏阴性杆菌（主要包括大肠埃希菌、铜绿假单胞菌、肺炎克雷伯菌等），往往有多种细菌混合感染。如今凝固酶阴性的葡萄球菌成为主要病原菌，而且细菌耐药现象十分严重。

（三）发病机制及危险因素

第一，血管内留置导管感染可由多种因素所致。最主要的因素是穿刺点皮肤污染，细菌沿皮下导管及其远端定植。其次为输液系统的污染，包括各接口、加药导口、输液装置、药液配制等环节。第二，CVC 细菌定植及相关血流感染还与导管类型、基础疾病类型、肠外营养，以及病人年龄、置管部位等因素有关。临床上以经股静脉置管多见，其相关感染发生率比经锁骨下静脉为高。原因是下肢静脉血流相对缓慢，另外，股静脉靠近会阴部，细菌容易入侵定植。第三，除上述因素外，此类感染与导管材质、插管技术和置管后护理关系十分密切。

（四）血管内留置导管相关血流感染的预防

1. 置管时

严格执行无菌技术操作规程。中心静脉置管时应当遵守最大限度的无菌屏障要求。置管部位应当铺大无菌单（巾）；置管人员应当戴帽子、口罩、无菌手套，穿无菌手术衣。

严格按照《医务人员手卫生规范》，认真洗手并戴无菌手套后，尽量避免接触穿刺点皮肤。置管过程中手套污染或破损应当立即更换。

置管使用的医疗器械、器具等医疗用品和各种敷料必须达到灭菌水平。

选择合适的静脉置管穿刺点，成人中心静脉置管时，应当首选锁骨下静脉，尽量避免使用颈静脉和股静脉。

采用卫生行政部门批准的皮肤消毒剂消毒穿刺部位皮肤，自穿刺点由内向外以同心圆方式消毒，消毒范围应当符合置管要求。消毒后皮肤穿刺点应当避免再次接触。皮肤消毒待干后，再进行置管操作。

患痛肿、湿疹等皮肤病或患感冒、流感等呼吸道疾病，以及携带或感染多重耐药菌的医务人员，在未治愈前不应当进行置管操作。

2. 置管后

①应当尽量使用无菌透明、透气性好的敷料覆盖穿刺点，对于高热、出汗、穿刺点出血、渗出的患者应当使用无菌纱布覆盖。②应当定期更换置管穿刺点覆盖的敷料。更换间隔时间为：无菌纱布为1次/2天，无菌透明敷料为1～2次/周，如果纱布或敷料出现潮湿、松动、可见污染时应当立即更换。③医务人员接触置管穿刺点或更换敷料时，应当严格执行手卫生规范。④保持导管连接端口的清洁，注射药物前，应当用75%乙醇或含碘消毒剂进行消毒，待干后方可注射药物。如有血迹等污染时，应当立即更换。⑤告知置管患者在沐浴或擦身时，应当注意保护导管，不要把导管淋湿或浸入水中。⑥在输血、血制品、脂肪乳剂后的24小时内或者停止输液后，应当及时更换输液管路。外周及中心静脉置管后，应当用生理盐水或肝素盐水进行常规冲管，预防导管内血栓形成。⑦严格保证输注液体的无菌性。⑧紧急状态下的置管，若不能保证有效的无菌原则，应当在48小时内尽快拔除导管，更换穿刺部位后重新进行置管，并做相应处理。⑨怀疑患者发生导管相关感染，或者患者出现静脉炎、导管故障时，应当及时拔除导管。必要时应当进行导管尖端的微生物培养。⑩医务人员应当每天对保留导管的必要性进行评估，不需要时应当尽早拔除。⑪导

管不宜常规更换，特别是不应当为预防感染而定期更换中心静脉导管和动脉导管。

三、非血管内留置导管引起的血流感染的预防与控制

第一，对原发感染灶的治疗和预防是关键措施，包括脓肿引流和去除梗阻。第二，抓好各种诊疗措施的无菌操作技术，减少不必要的操作。第三，对污染性大的操作实行感染控制管理，建立专业组进行导尿、静脉切开、呼吸机使用等。按病情应尽早去除各种侵入性插管。第四，医院应有自己的抗菌药物使用条例，合理使用抗菌药物是预防原发和继发性血流感染的重要手段之一，并能指导医院血流感染的最初治疗。

第三节 手术部位感染的预防与控制

一、感染源

（一）内源性感染

病人的皮肤、口腔、消化道、呼吸道、泌尿生殖道中存在正常菌群，可通过手术直接污染手术部位，也可通过淋巴管、血液循环系统播散至手术部位造成感染。手术部位的微小破口会增加细菌的繁殖与寄生。

（二）外源性感染

1. 手术组人员

①手术组人员的手：手术组人员的手经过各种正规的洗手消毒法仅能使手上的细菌数下降11.1%，一旦手套损坏，污染的手即成为感染源，其中指甲往往是重要的储菌源。②手术组人员的头发：头发中携带的金黄色葡萄球菌成为手术部位感染的来源。③手术组人员的上呼吸道：主刀人员术中说话、咳嗽、打喷嚏；口罩佩戴方法错误时，手术人员呼吸道的正常菌群或致病菌将进入病人体内。④手术组人员的无菌操作：围术期无菌操作不到位，致手术部位被污染。

2. 环境

①空气：手术中人的行为会不断污染空气，尘埃粒子成为细菌的附着物。②仪器、手术器材、敷料、药液等：手术中使用的一切物品均应无菌，如果消毒灭菌不到位或物品被

污染，将直接引起手术部位感染。

二、易感因素

第一，年龄：婴幼儿和高龄病人易发生手术部位感染，随着生活水平提高与医疗技术的发展，接受手术的此类病人越来越多。第二，营养状况：营养不良者，特别是低蛋白血症的病人，手术切口愈合慢，易发生手术部位感染。肥胖者影响手术暴露，延长手术时间，且腹壁脂肪影响手术切口愈合，易发生脂肪液化。第三，基础疾病：若干研究表明严重基础疾病的病人易发生手术部位感染，如恶性肿瘤、糖尿病、慢性肾炎、低体温症等。第四，特殊治疗：类固醇或免疫抑制剂的使用可增加病人对感染的易感性，并可掩盖感染。有文献报道使用类固醇或免疫抑制剂后，手术部位感染增多三倍。第五，远离手术部位的感染灶：可通过血液循环或淋巴管系统造成手术部位感染，故原发感染的治疗与控制极为重要。第六，手术切口类型：随切口污染程度加重，手术部位感染率也增加。第七，手术区皮肤的准备：尽可能不要清除毛发，如果需要清除毛发，在手术前马上清除，最好用剪刀。剃刀会刮伤皮肤，为细菌菌落聚集创造了微生态环境。第八，手术时间：白天手术的手术部位感染率低于夜间。随着手术持续时间的延长，手术部位感染率也呈上升趋势。其原因为：随着手术持续时间的延长，手术部位细菌数增加，手术操作及无菌操作精确度下降，手术部位周围组织抵抗力下降，麻醉药用量增多。第九，术中病人体温控制：术中低体温可使氧摄入降低，损害中性粒细胞的杀菌能力，从而减少胶原蛋白的沉积致手术切口愈合延迟。第十，手术衣和消毒盖布：材质的选用极为重要，如果为不透气、不防渗透的材质，手术过程中医务人员与病人的汗使局部细菌增殖，并可通过渗透污染手术部位。

三、预防与控制措施

（一）手术前

第一，尽量缩短患者术前住院时间。择期手术患者应当尽可能待手术部位以外感染治愈后再行手术。第二，有效控制糖尿病患者的血糖水平。第三，正确准备手术部位皮肤，彻底清除手术切口部位和周围皮肤的污染。术前备皮应当在手术当日进行，确须去除手术部位毛发时，应当使用不损伤皮肤的方法，避免使用刀片刮除毛发。第四，消毒前要彻底清除手术切口和周围皮肤的污染，采用卫生行政部门批准的合适的消毒剂以适当的方式消毒手术部位皮肤，皮肤消毒范围应当符合手术要求，如须延长切口、做新切口或引流时，应当扩大消毒范围。第五，如须预防用抗菌药物时，手术患者皮肤切开前30分钟至2小时内或麻醉诱导期给予合理种类和合理剂量的抗菌药物。需要做肠道准备的患者，还须术前一天分次、足剂量给予非吸收性口服抗菌药物。第六，有明显皮肤感染或者患感冒、流感等呼吸道疾病，以及携带或感染多重耐药菌的医务人员，在未治愈前不应当参加手术。

第七，手术人员要严格按照《医务人员手卫生规范》进行外科手消毒。第八，重视术前患者的抵抗力，纠正水电解质失衡、贫血、低蛋白血症等。

（二）手术中

第一，保证手术室门关闭，尽量保持手术室正压通气，环境表面清洁，最大限度减少人员数量和流动。第二，保证使用的手术器械、器具及物品等达到灭菌水平。第三，手术中医务人员要严格遵循无菌技术原则和手卫生规范。第四，若手术时间超过 3 小时，或者手术时间长于所用抗菌药物半衰期的，或者失血量大于 1500ml 的，手术中应当追加合理剂量的抗菌药物。第五，手术人员尽量轻柔地接触组织，保持有效的止血，最大限度地减少组织损伤，彻底去除手术部位的坏死组织，避免形成无效腔。第六，术中保持患者体温正常，防止低体温。需要局部降温的特殊手术执行具体专业要求。第七，冲洗手术部位时，应当使用温度为 37℃ 的无菌生理盐水等液体。第八，对于需要引流的手术切口，术中应当首选密闭负压引流，并尽量选择远离手术切口、位置合适的部位进行置管引流，确保引流充分。

（三）手术后

第一，医务人员接触患者手术部位或者更换手术切口敷料前后应当进行手卫生。第二，为患者更换切口敷料时，要严格遵守无菌技术操作原则及换药流程。第三，术后保持引流通畅，根据病情尽早为患者拔除引流管。第四，外科医师、护士要定时观察患者手术部位切口情况，出现分泌物时应当进行微生物培养，结合微生物报告及患者手术情况，对外科手术部位感染及时诊断、治疗和监测。

第四节 消化系统感染的预防与控制

常见的消化系统感染有感染性腹泻和抗生素相关性腹泻，随着抗菌药物的使用及艰难梭菌检测水平的提高，抗生素相关性腹泻越来越多。

一、感染性腹泻

（一）感染源

主要是病人，其次为病人家属、探视者和医务人员的带菌者。总体上发病率居首位的是细菌性痢疾及轮状病毒感染，居第二位的是大肠埃希菌感染，居第三位的是空肠弯曲菌及沙门菌属感染。细菌性食物中毒也可引起腹泻。夏季多为细菌感染，秋冬季以病毒感染为主。

（二）易感因素

普遍易感，特别是免疫缺陷宿主，如营养不良儿童、胃酸缺乏者等。因疾病本身以及各种治疗措施使免疫功能降低。

（三）预防与控制措施

第一，加强饮食卫生宣传。第二，病人、家属、医院工作人员有效的洗手是控制感染性腹泻最有效、最简单的措施。第三，按照《中华人民共和国卫生法》严格管理医院营养食堂，避免食品被污染。第四，加强对感染性腹泻患者的隔离，并要对其排泄物、容器等严密消毒，做好随时消毒和终末消毒。第五，新生儿室、母婴室、儿科是感染性腹泻暴发的高危科室，应严格进行管理。特别要防止奶及奶制品及其容器污染引起的暴发流行。第六，医务人员、食堂工作人员、配膳员等一旦出现急性腹泻，应立即暂时调离与食物和直接与病人接触的岗位，直至临床症状消失，二次大便培养阴性（间隔24小时以上）方可恢复原工作。第七，一旦发生感染性腹泻的暴发流行，应立即进行流行病学调查及管理。对病人及可疑者进行隔离和医学观察，积极治疗病人，对污染环境和可疑传播途径进行消毒处理，特别要做好手的清洁与消毒，采取保护易感人群等综合性防治措施。

二、抗生素相关性腹泻

抗生素相关性腹泻是一种主要由艰难梭菌引起的肠炎，表现为假膜性肠炎和腹泻。

（一）感染源

病人及无症状的带菌者。艰难芽孢梭菌是肠道正常菌群，可以在环境中长期存活，被食入人体后亦能在胃酸中存活。

（二）易感因素

长期应用抗菌药物是主要的易感因素。胃肠道操作、应用肠蠕动抑制药、老年人、免疫机制受损的病人是易感因素的重要方面。

（三）预防与控制措施

1. 合理应用抗菌药物

加强用药过程的监测，选择抗菌药物应从感染的病原学诊断、抗菌药物的抗菌谱和活性、不良反应等多方面综合考虑，切忌乱用、滥用。用药过程中密切观察，一旦出现腹泻即应警惕，及早诊断和治疗。

2. 控制传染源和切断传播途径

确诊病人特别是细菌学阳性病人应当隔离，积极治疗，消灭传染源。对于可能导致传播和污染的各种途径均应采取措施，加以防范。如病人粪便、衣物、被褥和床垫都应采取消毒灭菌措施。医务人员洗手是防治传播的重要环节。

3. 消除相关危险因素

免疫抑制和患严重基础疾病的病人及老年人等属易感人群，而肠道操作和不合理用药改变了胃肠张力和内环境会增加发病危险性。因此，临床在处理这些病人时应尽量减少和避免相关危险因素，改善病人基础状况。

4. 积极有效治疗病人，停用一切相关的抗菌药物

如果基础感染性疾病需要继续使用抗菌药物，则应加用针对艰难梭菌的抗菌药物万古霉素。

5. 补充益生菌能有效预防抗生素相关性腹泻

常用的益生菌制剂包括乳酸杆菌、双歧杆菌、嗜热链球菌和保加利亚乳杆菌等。

第五节 皮肤软组织感染的预防与控制

皮肤软组织感染是常见的医院感染的发生部位。皮肤软组织感染虽为局部感染，但当免疫缺陷、粒细胞减少、糖尿病、营养不良等情况下，局部感染成为感染源，播散至全身其他部位甚至发生血流感染等全身感染。烧伤部位感染和褥疮感染是皮肤软组织感染的一种特定表现。

一、感染源

皮肤表面可以有许多细菌存在，是各种细菌的储存所。如果皮肤表面破损或有侵入性操作，可造成皮肤软组织医院感染的发生。故皮肤表面存在的细菌可以成为皮肤软组织医

院感染的常见感染源。

二、易感因素

第一，经皮肤进行的各种侵入性操作，如静脉穿刺、肌肉针、胸骨穿刺、骨髓穿刺等。第二，压疮的发生：压疮会造成局部皮肤红肿甚至破损，护理不及时将造成压疮的溃烂和感染，成为皮肤软组织医院感染常见的易感因素。第三，烧伤：烧伤病人皮肤表面完整性被破坏，烧伤创面极易发生感染和细菌的变迁，引起皮肤软组织医院感染的发生。第四，糖尿病病人：糖尿病病人末梢循环差，皮肤感觉下降，一旦皮肤破溃不容易愈合会发生感染。第五，免疫力低下的病人：正常菌群可以成为免疫力低下病人的感染源，对于免疫力低下的病人更要保持局部皮肤清洁与掌握侵入性操作的指征。第六，皮肤病病人：局部皮肤异常，如果瘙痒会引起局部病灶皮肤被抓破，发生感染。积极治疗原发疾病和止痒非常重要。

三、预防与控制措施

第一，保持皮肤完整性，避免正常皮肤出现破损。避免摩擦皮肤，防止被汗、大小便污渍等浸润皮肤；床单保持平整，少有皱褶；避免锐器破坏皮肤完整性，如剪指甲、用刀削水果等；尽量避免不必要的侵入性医疗操作，如能口服用药尽量不静脉或肌肉用药，减少胸骨穿刺、骨髓穿刺等操作。第二，避免皮肤软组织长时间缺血缺氧。对于长期卧床的病人定期翻身拍背；对于没有活动能力或体质瘦弱者可以使用气垫床；对于骨性凸起部位使用气垫圈或软垫。对于大面积烧伤病人使用翻身床。加强皮肤的观察和评估，及时发现压疮并进行处理，避免压疮的破溃。第三，保持正常皮肤的清洁，侵入性操作前严格清洁消毒局部皮肤。做好个人卫生工作，重点做好手卫生和沐浴工作。长期卧床不能沐浴者，可以床上擦身或擦浴。侵入性操作前用消毒剂自内向外螺旋形消毒局部皮肤，待消毒液干燥后进行操作。操作后用无菌敷料覆盖局部穿刺点。第四，积极治疗原发疾病。对于糖尿病病人积极控制血糖，对于烧伤病人严格无菌操作和定期换药，对于免疫力低下病人要做好隔离防护工作，对于皮肤病病人止痒、治疗原发病。

第四章 重点科室医院感染控制与预防

第一节 手术室医院感染控制与预防

一、洁净手术部建筑布局

（一）环境要求

洁净手术部应位于医院中环境幽静、大气含尘浓度较低的地方，应避免有严重空气感染、交通频繁、人流集中的环境，以利于满足室内空气洁净的要求，同时要与血库、病理科、外科系统、消毒供应室 PICU 等手术科室邻近。

洁净手术部不宜设在顶层或首层，且必须进行防水、防震、隔音处理。高级别的手术室应设在手术部的尽端或干扰最小的区域。

（二）平面设计

手术部（室）的平面设计要求做到分区明确、供应方便、洁污分流、无交叉感染、使用合理。手术间、刷手间及无菌物品存放间等布置在内走廊（洁净走廊）的周围，手术部（室）内走廊供工作人员和无菌器械和敷料进出，手术部（室）外围设清洁走廊，供手术患者及污染器械、敷料进出。

（三）洁净手术室分区

洁净手术部分三区四通道，具体分区如下：

1. 洁净手术部三区

（1）洁净区

包括手术间、洗手间、手术间内走廊、无菌物品间、药品室、麻醉预备室等。

（2）准洁净区

包括器械室、敷料室、洗涤室、消毒室、护士站、手术间外走廊、恢复室、石膏室等。

（3）非洁净区

包括办公室、会议室、实验室、标本室、污物室、资料室、电视教学室、值班室、更衣室、更鞋室、医护人员休息室等。

2.洁净手术室四通道

（1）医务人员通道

供参与手术的医务人员使用，与手术部洁净走廊相连。

（2）手术患者通道

供手术患者使用，与手术部准洁净区相连。

（3）无菌物品通道

无菌物品专用通道，与手术部无菌室相连。

（4）污染物品通道

手术后污物存放通道，与非洁净区相连。

（四）洁净手术部建筑布局的基本类型

第一，单通道型：手术部中间是一条洁净通道，两侧布置手术室和辅助用房。第二，中心岛型：一个无菌物品供应通道，由专门护士将无菌物品分配、存放在通道内的各储物柜。储物柜的一侧通手术室，另一侧通无菌物品供应室。第三，洁、污双通道型：手术部中央为一条洁净通道，所有手术室的大门朝向洁净通道，所有手术室的小门朝向污物通道；医护人员、患者及无菌物品都通过洁净通道进入，手术后的污染物品经污染通道运出。第四，单元型：每个手术室一般带三个前室，形成一个单元，是一个独立的控制体。

二、手术室人员的管理

进出手术室的人员有较多跟手术直接相关工作人员，手术医生、麻醉医生、手术护士；有间接有关人员，参观人员、保洁员、仪器设备安装维修人员、洁净设备维护人员，还有手术病人等。

（一）工作人员的管理

第一，由工作人员通道进入，先更鞋—进入清洁区—更衣—戴口罩帽子—进入手术区域。帽子应将头发全部盖住，口罩应覆盖整个口鼻部，手术衣裤以不脱纤维、不落尘的材料为宜，外出接送病人应更换外出衣及外出鞋。第二，人员的频繁流动会将大量的细菌带入手术间，因而手术间应严格控制人员流量，非手术者禁止入内。根据手术间的大小决定手术间的人数。第三，禁止患病工作人员参与手术。患有呼吸道感染、疖肿或手部有破溃的医务人员不得参与手术和进入手术室。第四，认真按外科刷手程序刷手，严格遵守消毒灭菌制度和无菌技术操作规程。接台手术人员在两台之间要严格实行刷手、消毒手臂，更换无菌手术衣、手套。第五，工作人员在手术过程中尽量减少活动，手术前准备好手术用物，避免频繁开启手术间阀门；发放手术间参观准入牌，禁止参观人员在手术间来回走动，避免大声说话、交谈、打喷嚏等，保持室内肃静和整洁。第六，每月对医务人员手进行微生物监测，结果要符合卫生学标准。

（二）手术病人的管理

第一，术前一天访视病人，嘱病人做好身体的清洁卫生。第二，进入手术室前应脱去鞋、袜，换穿清洁的手术衣裤。第三，尽量减少病人在手术台上的翻动，需要翻动的应动作轻柔，以免带菌飘浮物沉降在手术区域。第四，手术前护士应仔细检查病人术野皮肤是否清洁，有无红肿及皮肤损伤，一旦发现，及时与手术医师研究补救措施，必要时延期手术，以防术后感染扩散。第五，术中做好病人体温管理，必要时采取保温措施，使患者体温维持在正常范围内。第六，维持充足的血容量，保持血压稳定。第七，遵医嘱围手术期给予抗生素防止感染。

三、手术室着装要求

手术服装是指手术区域穿着的专用工作服，包括刷手服、手术衣、外科口罩、帽子、个人防护用品、外出衣等。

（一）着装原则

第一，工作人员由专用通道进入手术室，在指定的区域内更换消毒的手术服装及拖鞋。第二，保持刷手服清洁干燥，一旦污染应及时更换。第三，刷手服上衣应扎入裤子内。第四，内穿衣物不能外露于刷手服或参观衣外，如衣领、衣袖、裤腿等。第五，不应佩戴不能被刷手服遮盖的首饰（戒指、手表、手镯、耳环、珠状项链），不应化妆、美甲。第六，进入手术室洁净区的非手术人员（检查人员、家居、工程师等）可穿着隔离衣，完全遮盖个人着装，更换手术室拖鞋并规范佩戴口罩、帽子。第七，手术过程如果可能产生血液、体液或其他感染物飞溅、雾化、喷出等情况，应正确佩戴防护物品，如防护眼镜、防护面罩等。第八，工作人员出手术室时（送患者回病房等）应更换外出服和鞋。

（二）手术服装基本要求

第一，刷手服所使用的面料应具备紧密编织、落絮少、耐磨性强等特点，刷手服也可使用抗菌面料制作。第二，面料应符合舒适、透气、防水、薄厚适中、纤维不易脱落、不起静电等要求。第三，手术室内应穿防护拖鞋，防止足部被患者的体液、血液污染，或被锐器损伤，拖鞋应具备低跟、防滑、易清洗消毒的特点。第四，刷手服在每天使用后或污染时，应统一回收并送至医院认证洗涤机构洗涤。第五，洗涤后的刷手服应使用定期清洁、消毒的密闭车或容器进行存放、运转。第六，无菌手术衣应完好、无破损，且系带完整，术中穿着应将后背完全覆盖并系好系带。

注意事项：第一，刷手服及外科口罩一旦被污染物污染或疑似污染时，须立即更换。第二，外科口罩摘下后应及时丢弃，摘除口罩后应洗手，如须再次使用时，应将口罩内面对折后放在相对清洁的刷手服口袋内。外科口罩连续使用不要超过 4 h。第三，如工作人员的身体被血液、体液大范围地污染时，应淋浴或洗澡后更换清洁刷手服。

四、手术室的无菌技术

（一）物品的管理

第一，无菌物品与非无菌物品严格分开放置，并注有醒目标志以免混淆。第二，无菌物品必须存放于无菌敷料间，按消毒日期先后顺序排列在密闭柜内，按先后日期取用，专人负责。储存的有效期：压力蒸汽灭菌棉布类包装的物品在温度 25℃以下 10 ~ 14d，炎热潮湿季节应缩短天数，其他包装材料和灭菌方式的物品应根据使用说明确定有效期。超过灭菌有效期的物品必须重新灭菌后方可使用。第三，一次性无菌物品存放于阴凉干燥、通风良好的物架上，距地面 20cm 以上，距墙壁 5cm 以上。外包装不应进入无菌间。第四，无菌持物钳（罐）采用压力蒸汽灭菌，每台手术用一套经灭菌的干燥持物钳及罐，如手术时间超过 4h，应重新更换。第五，新的手术器械首次灭菌前应先进行清洗；外来手术器械及物品，应重新清洗和常规灭菌，并进行登记备案。第六，对植入性器械应有生物监测合格结果方可使用，紧急情况灭菌植入性器械时，可在生物 PCD 中加用 5 类化学指示物，合格后先使用，并追踪生物监测结果。第七，每月对灭菌器材、灭菌物品及使用中的消毒剂进行微生物学监测，并符合卫生学标准。第八，一次性无菌物品与供应室消毒的手术包应放置在不同的房间。

（二）外科手消毒

1. 原则

①先洗手，后消毒。②不同患者之间，手套破损或手被污染时，应重新进行外科手消毒。

2. 洗手方法与要求

①洗手前应先摘除手部饰物，并修剪指甲，长度不超过指尖。②取 3 ~ 5ml 清洁剂清洗指尖、指缝、掌心、大拇指、手背、手腕、前臂、上臂下 1/3，仔细揉搓。③流动水冲

洗双手、前臂和上臂下 1/3. 水顺手、上臂向肘部流下，不可倒流。④使用干手物品擦干双手、前臂和下臂下 1/3，⑤消毒双手：取 2ml 洗手消毒液于左手掌心；右手指尖在左手掌心揉搓；左手掌将剩余的洗手消毒液涂抹于右手的手背—手腕—手臂—肘上 10cm；同法取 2ml 洗手消毒液于右手掌心按上述顺序进行揉擦；最后再取 2ml 洗手消毒液按六步洗手法进行揉搓；不断揉搓直至消毒液干燥，双手悬空置于胸前；整个过程不得少于 7min。

（三）手术室的无菌操作

无菌台的设立和应用必须遵循以下原则：第一，打开无菌包前先检查无菌包的灭菌标志、有效期及包装是否完整；一次性灭菌物品使用之前应检查小包装有无破损、失效及产品有无不洁净。第二，铺在台上的夹层包布向四周下垂，下垂部分 30cm 以内视为相对无菌区。无菌台面铺有四层以上的无菌单，刷手护士移动无菌台时不可手握边栏，巡回护士移动无菌台时不可手握下垂台布。第三，手术开始后，无菌台上的一切物品不得再用于另一手术或做他用。已铺好的无菌台若 4h 未用，应重新做灭菌处理。第四，无菌台上摆放无菌器具、敷料等不可伸出台缘外。湿纱布、敷料应放在无菌弯盘内，不可直接放在无菌台上。当手术服或铺单的无菌环境或屏障被破坏时，应尽快更换或覆盖。

注意事项：第一，手术进行中，所有工作人员均要严格执行无菌技术操作常规。手术人员的脐平面以下、肩部以上、背部均视为有菌区，手术器械触碰以上位置后即视为污染，必须立即更换。手术间内不得做与本次手术无关的任何活动。第二，手术人员有必要调换位置时，应稍离开手术台，背对背地进行呼唤，并注意不得污染手臂及无菌区域。第三，凡已打开放在无菌台上的备用物品，不论使用与否，均不得重新放回无菌容器里，必须重新灭菌后才能再次使用。第四，手术中用过的器械要及时擦净血迹，以减少细菌污染。无菌台上备用的器械覆盖以无菌巾（特别是时间较长的大手术），以减少灰尘污染。手术中应用的切开胃肠腔等的刀剪应视为已污染，必须与其他器械分开，单独放置和处理。第五，手术开始后通向室外的正门不再开启。手术间的人员应避免不必要的活动，手术的参观者要与手术区保持 30 ~ 40cm 以上的距离。给手术者擦汗时，术者的头部应转向侧面并用湿毛巾擦。第六，手套破损时应立即重新进行外科手消毒后进行更换，凡怀疑物品器械被污染时，应立即更换。第七，为缩短手术时间，手术器械和用具应是术者得心应手的。在仔细操作的基础上，手术完成得越快越好，因为手术后的感染发生率与手术暴露的时间密切相关。第八，器械护士不得从术者身后传递器械，巡回护士不可用手越过无菌台传递器械。第九，手术过程中由污染操作变无菌操作时，应重新更换无菌器械，消毒皮肤，加盖无菌巾单；在原消毒范围内切开另一切口前应重新消毒。

五、手术感染风险评估

手术部位感染是指发生在手术切口的感染，包括手术期病原菌进入邻近组织而形成的深部感染。手术部位感染分浅手术感染、深部手术感染和器官（或腔隙）感染。

（一）切口分类

1.清洁切口

指手术中未进入呼吸、消化、泌尿、生殖道等，但无炎症病灶及感染和其内容物无溢出的手术切口。

2.清洁污染切口

是指进入呼吸、消化、泌尿、生殖道等，但无炎症病灶及感染和其内容物无溢出的手术切口。

3.污染切口

是指手术中有消化道内容物外溢、尿路感染的泌尿道外溢、胆道感染手术，新鲜开放性创伤的扩创缝合手术，以及手术中违反无菌操作原则的手术切口。

4.污秽切口

亦有人称为感染切口，是指有急性感染病灶的手术切口，消化道等空腔脏器穿孔的手术切口以及脓肿切开引流的伤口，创伤中有异物、粪便等严重污染伤口。

（二）危险因素

1.手术前的危险因素

（1）患者因素

肥胖、营养不良。慢性疾病如糖尿病、粒细胞减少或功能低下，严重嗜酒，有远离伤口感染灶、术前住院时间长，年龄（高龄＞75岁或新生儿）等。

（2）须手术疾病的种类和部位

同样的手术，不同的部位的皮肤切开，其感染发生率不同，择期手术中，当手术涉及或切除有腔器官时，术后手术部位感染发生率增加3～5倍。

（3）治疗因素

是否围手术期规范抗生素的使用增加术后手术部位感染率。

2.手术中的危险因素

（1）无菌技术

手术人员手部消毒不彻底，术中忽视无菌操作或使用污染的手术器械及用品等，均可导致手术部位的感染。

（2）环境

手术室环境的洁净程度与手术部位的感染有一定关系，如空气中的含菌量与切口感染发生率呈正相关。除超净的手术间外，在普通手术间手术时，空气中流动的细菌随手术时间的延长而加重污染，直接或间接污染手术部位。

（3）手术类型

手术类型不同，感染率不同，随着切口污染程度的增加，感染率增加，结肠手术较胃手术更易发生感染；手术创伤越大，手术部位感染发生率越高；手术延长1h，感染率可增加1倍，手术超过2h，就可以作为独立的危险因素。

（4）外科技术

术中忽视无菌操作，组织处理不当，止血不彻底，切口冲洗不够，切口缝合时张力过高，缝合部位缺血，引流管放置不当或局部存在无效腔等，均可增加术后手术部位感染的机会。

3. 手术后的危险因素

术后营养不良及代谢紊乱不能有效矫正、切口引流不畅均增加手术部位感染机会；术后病室环境处理不当亦可促使感染发生。

（三）手术部位感染的预防和控制

1. 手术前的预防

①尽可能在门诊完成各项有关检查，以缩短住院时间。同时积极治疗各种潜在疾病和感染，纠正各种增加切口感染的危险因素。加强营养，提高机体防御能力。②认真做好病人术前清洁和皮肤准备，术前进行淋浴洗澡，皮肤消毒前最好用消毒肥皂彻底清洗切口及其周围部位，然后再涂以消毒剂。③如果毛发不影响手术，可不去除毛发，如果手术须去除毛发，则应在手术前2h进行，并选择剪毛法。④对污染手术、结肠手术、全身情况较差者、接受激素或免疫抑制药者、进行人造物留置的手术、心脏瓣膜病或置入人造心脏瓣膜而再行手术者、严重创伤病人，可于围术期预防应用抗菌药物。静脉给予抗菌药物的时间应在切开皮肤前30min内，使抗菌药物在切皮时，在血液和组织中的浓度达到最高，手术超过3h术中再给予抗菌药物。⑤对于肠道手术，术前口服抗菌药物可使结肠中病原菌显著减少，有利于防止术后感染。同时应做好清洁肠道准备，如无渣饮食、肠道灌洗等。

2. 手术中的预防

①手术人员的准备：进入手术室应严格按规定更换鞋、帽、衣裤、口罩，并按规定方法洗手。严禁患有疖肿、湿疹、皮肤感染、感冒、鼻咽部或肠道中带有耐药的葡萄球菌、化脓性链球菌等医务人员进入手术室。②严格按照要求铺无菌单，无菌单要求干燥。有报道切口周围贴附聚乙烯手术薄膜可降低手术部位感染。③手术技巧：熟练的手术操作、缩

短手术时间、正确放置引流管等是减少术后切口感染的重要环节。术中要尽量减少组织损伤，减少切口内结扎线等异物，手术结束前切口用生理盐水反复冲洗，正确选择引流方式、引流管类型。④切口需要冲洗时，冲洗液的温度应与体温相当。⑤手术室管理：严格控制室内人员，尽量避免走动和说话，及时收集处理污染物品，保持术中手术室的清洁，做好手术环境和手术器械的消毒和灭菌管理，并执行严格的监控措施。

3. 手术后的预防

①切口缝合后应覆盖吸附能力较好的敷料，渗湿后立即更换。②接触伤口前后应洗手，拆线时露在皮肤外面的缝线不应经过皮下组织而抽出；换药时严格遵守无菌操作规定，换药顺序为先拆线，再换清洁伤口，后换污染伤口，每次换药前后洗手。③及时反馈手术切口感染监控情况。对患者及家属进行正确的伤口护理指导。

六、手术室的清洁、消毒

（一）洁净手术部的管理

1. 净化设备运行管理

①手术前 1h 运行净化空调系统，手术间用消毒液擦拭后，启动排风机排除气味，净化空调系统同时运行。②净化空调系统运行时保持各门关闭，进出手术间使用自动门。当自动门发生故障时，应随手关门。③每天对手术部温、湿度监测 3 次（8am，2pm，8pm），每半年监测一次送风量、气流、噪声和静压差，并保留监测报告。④定期对净化系统的设备、设施进行维护和保养。初、中效过滤器每半年更换 1 次，高效过滤器每半年监测阻力 1 次，若阻力值达到终阻力 90% 以上时，则应及时更换。每周对回风滤网清洗 1 次，每半年对净化空调内部清扫 1 次。设备有故障时应及时修复。

2. 环境清洁的管理

①手术人员严格遵守无菌技术操作规程和手术部的有关规定，手术台上的废弃物（如残余线等），一律不得随意丢弃，应及时收集，手术后布类敷料一律弃入相应黄色塑料袋内，尽可能减少地面污染。②清洁工作应在每天手术后进行。连台手术时，对患者体液、血液污染的地方用 2000mg/l 的含氯消毒液擦拭即可。③清洁工作应在净化空调系统运行中进行。清洁工作完成后，手术时净化空调系统应继续运行，直至恢复规定的洁净度级别，一般不少于该手术间的自净时间（5～20min）。④清洁工具一般应选用不掉纤维织物的材料制作，应采用湿式清洁，为防止交叉感染，不同级别手术部的清洁用具应严格分类，并以颜色标志区分。清洁用具的清洗与消毒处置设施也应分开。垃圾应装入防尘袋后再拿出手术部，清洁工具使用后要用消毒液浸泡、拧干、悬挂。⑤每周对手术部进行搬家式大清洁一次，

对所有物品表面包括吊顶、墙壁、地面等进行擦拭。⑥有外包装的物品搬进手术部时，应先在一般环境中拆掉外包装，然后在准洁净室做进一步擦拭消毒后，才能搬入。在洁净系统停止运行期间，禁止把大件物品搬入。一般小件物品搬入也应擦拭消毒。⑦洁净区不得开窗进行自然通风。

3. 物品和环境表面消毒

（1）地面

当地面无明显污染情况下，通常采用湿式清扫，清除地面的污秽和部分病原微生物。当地面受到病原微生物污染时，通常采用二溴海因消毒剂 200 ~ 500mg/l 消毒，作用 30min，致病性芽孢污染用 1000 ~ 2000mg/l 消毒，作用 30min 或用有效氯或有效溴 500mg/l 的消毒液拖地或喷洒地面。对结核病人污染的表面，可用 0.2% 过氧乙酸或含氯消毒剂或二溴海因消毒剂擦拭，对烈性传染病病原体污染的表面，有用有效溴或有效氯 1000 ~ 2000mg/l 作用 30min 消毒。

（2）墙面

手术室墙面一般污染情况低于地面，不需要进行常规消毒。当受到病原菌污染时，可采用化学消毒剂喷雾或擦洗。对细菌繁殖体、肝炎病毒和芽孢污染者，分别用含有效氯或有效溴 250 ~ 500mg/l，2000mg/l 与 2000 ~ 3000mg/l 的消毒液喷雾和擦洗处理，有较好的杀灭效果。

（3）各类物品表面

一般情况下，室内用品表面只进行日常的清洁卫生工作，每日擦拭各种用品的表面，可去除大部分微生物。当室内用品表面受到病原菌的污染时必须采取严格的消毒处理，可用 100 ~ 200mg/l 二溴海因或含有有效氯 200 ~ 500mg/l 的消毒液擦拭物品表面，亦可行紫外线灯照射，消毒照射时，离污染表面不宜超过 1m，消毒有效区为灯管周围 1.5 ~ 2m，照射时间根据灯管强度及所要杀灭病原微生物而定，一般不得少于 30min。

（二）手术器械的管理

第一，手术结束后，清点器械装密闭箱经手术间小门、外走道至器械交接室。第二，感染手术器械放入 5% 含氯消毒液中浸泡 30min，无感染手术器械经初步清洗后喷上保湿剂。第三，消毒供应中心每日定时回收手术器械进行清洗消毒。第四，手术室无菌间管理人员根据第二天的手术安排通过信息系统提交手术器械的申请单，消毒供应中心根据申请单将无菌包通过清洁电梯传送至手术室无菌间。第五，每个无菌包上都有一个二维码，使用后将二维码贴在手术护理记录单上，通过二维码可以追溯到无菌包的所有信息。

（三）感染手术间的管理

1.特殊病原体分类

对传染性疾病及特殊病原体感染患者的手术，应在隔离手术间进行。特殊病原体感染目前在临床上通常有以下几类：①多重耐药病原体，如耐甲氧西林金黄色葡萄球菌（MRSA）、泛耐药鲍曼不动杆菌（PRAB）、耐万古霉素肠球菌（VRE）等。②血源传播性病原体，如经血传播肝炎病毒（TTV）、乙肝病毒（HBV）、人类免疫缺陷病毒（HIV）、梅毒螺旋体等。③空气飞沫传播性病原体，如SARS、冠状病毒、结核杆菌等。④外科特异性感染病原体，如气荚膜梭状芽孢杆菌、破伤风芽孢杆菌。⑤朊毒体。

2.感染手术间的管理

①凡须进入隔离手术间的手术，手术通知单应注明隔离种类和感染诊断。②隔离手术间的设置应远离其他手术间，距手术间入口较近处。室内设备力求简洁实用，并挂有隔离标志。③隔离手术间专人配合，禁止参观和学习。④手术间内外分别设置护理人员，参加手术人员要有明确分工，避免混乱。严格执行标准预防的原则。室内配合人员须穿隔离衣、戴手套等。手术人员须戴双层手套。⑤手术用具如手术衣、手术单、注射用具等尽可能使用一次性物品或耐高压用品。⑥手术间备有浸泡消毒物品的消毒液。手术完毕后工作人员离开手术间前要进行手消毒，脱去污染衣物，在门口换清洁鞋方能外出。⑦术后器械和物品双消毒，手术后将一切污染物品分别泡于消毒液内进行初消，或置于室内密闭熏蒸消毒后，再依据病原体的不同按《消毒技术规范》的要求分类消毒或灭菌处理。⑧手术间地面及1m以下墙壁、手术台、器械车等物品均用消毒液擦洗，手术间内所有物品及环境严格终末消毒。负压手术间应按要求更换过滤网。⑨医疗废物应单独密闭回收，双层垃圾袋包装，并标明感染种类，集中焚烧。

七、空气净化与管理监测

手术室的空气净化技术：通过初效、中效、高效三级过滤以控制室内尘埃含量。净化空调系统主要由空气处理器，初效、中效、高效过滤，加压风机，空气加温器，回风吸送机组成。

（一）洁净手术部常见术语及定义

1.洁净手术部

以数间洁净手术室为核心，包括各类辅助用房，自成体系的功能区域。

2. 空气洁净技术

通过科学设计的多级空气过滤系统，最大限度地清除空气中的悬浮微粒及微生物，是创造洁净环境的有效手段。

3. 空气洁净度

标志空气洁净的程度，以含有的微粒（无生命微粒和有生命微粒）浓度衡量，浓度高则洁净度低，反之则高，无量纲。

4. 空气洁净度级别

数字标志的空气洁净度等级，数字越小，级别越高，洁净度越高；反之则洁净度越低。

5. 洁净度 100 级

≥ 0.5 微克的尘粒数 > 350 粒 /m³（0.35 粒 /L）到 ≤ 3500 粒 /m³（3.5 粒 /L）。

6. 洁净度 1000 级

≥ 0.5 微克的尘粒数 > 3500 粒 /m³（0.35 粒 /L）到 ≤ 35000 粒 /m³（35 粒 /L）。

7. 洁净度 10000 级

≥ 0.5 微克的尘粒数 > 35000 粒 /m³（0.35 粒 /L）到 ≤ 350000 粒 /m³（350 粒 /L）。

8. 洁净度 100000 级

≥ 0.5 微克的尘粒数 > 350000 粒 /m³（0.35 粒 /L）到 ≤ 3500000 粒 /m³（3500 粒 /L）。

9. 洁净度 1000000 级

≥ 0.5 微克的尘粒数 > 3500000 粒 /m³（0.35 粒 /L）到 ≤ 35000000 粒 /m³（35000/L）。

10. 浮游菌浓度

利用采样培养基培养得出的单位体积空气中的浮游菌数。

11. 沉降菌浓度

用直径为 90mm 的培养皿静置于室内 30min，然后培养得出的每一皿的沉降菌落数。

12. 表面染菌密度

用特定方法擦拭表面并按要求培养后得出的菌落数。

13. 手术区

需要特别保护的手术台及其周围区域。Ⅰ级手术室的手术区是指手术台两侧边各外推0.9m、两端各外推至少 0.4m 后（包括手术台）的区域。Ⅱ级手术室的手术区是指手术台两边各外推至少 0.6m、两端各外推至少 0.4m 后（包括手术台）的区域。Ⅲ级手术室的手术区是指手术台四边各外推至少 0.4m 后（包括手术台）的区域。Ⅳ级手术室不分手术区和周边区。Ⅰ级眼科专用手术室手术区每边不小于 1.2m。

14. 手术间

进行各类手术操作的场所。

15. 洁净手术间

设置空调净化系统，达到《医院洁净手术部建筑技术规范》GB 50333—2013 标准的区域。

16. 负压手术间

设独立空调系统，排风入口安装高效过滤器，室内空气静压低于相邻相通环境空气静压，实施污染手术区域。

17. 洁净区

空气洁净度达到规定等级的室内区域。

18. 洁净度

洁净环境内单位体积空气中含大于或等于某一粒径的悬浮粒子的允许统计数。

（二）净化技术

1. 净化空气的气流组织形式

一般分为四种形式，即乱流型、层流型、辅流型、混流型。
（1）乱流型
流线不平行、流速不均匀、方向不单一且时有交叉回旋的气流流过工作区整个截面。
（2）层流型
流线平行、流速均匀、方向单一的气流流过房间工作区整个截面的洁净室，又分为垂直层流和水平层流：①垂直层流。将高效过滤器装在手术室的顶棚内，垂直向下送风，两侧墙下部回风。②水平层流。在一个墙上布满过滤器，空气经高效过滤平行至室内。垂直层流和水平层流手术室又称为单向流洁净室。
（3）辅流型
气流流线似向一个方向流动，性能接近水平单向流。
（4）混流型
又称局部单向流。

2. 手术部用房技术指标

①相互联通的不同洁净度级别的洁净室之间，洁净度高的用房应对洁净度低的用房保持相对正压。最大静压差不应大于 30 Pa，不应因压差而产生哨音。②相互连通的相同洁

净度级别的洁净室之间，应按要求或按保持由内向外的气流方向，在两室之间保持略大于0的压差。③为防止有害气体外溢，预麻醉室或有严重污染的房间对相同的相邻房间应保持负压。洁净区对与其相同的非洁净区应保持不小于10 Pa的正压。④洁净区对室外或对与室外直接相同的区域应保持不小于15 Pa的正压。⑤洁净手术室手术区（含Ⅰ级洁净辅助用房局部100级区）工作面高度截面平均风速和洁净手术室换气次数，是保证要求的洁净度并在运行中不超过规定的自净时间所必须满足的指标。⑥眼科手术室的工作面高度截面平均风速比其他手术室宜降低1/3。⑦与手术室直接连通的房间的温湿度与手术室的要求相同。⑧对技术指标的项目、数值、精度等有特殊要求的房间，应按实际要求设计。

（三）洁净手术室的维护

正确的维护管理和使用是保证洁净室洁净度的关键环节，须建立严格的规章制度。空气净化系统应按规定清洁、维修、保养并做记录。

设层流专职维护操作人员，操作人员应熟悉并遵守设备规定的保养标准，负责完成洁净手术间的日常管理和维护。

指定运行手册，在运行开始前、启动时、运行中和停止后，都应有检查和记录。

净化空调系统主要装置的日常检查维护内容如下：第一，空气处理机组每月检查1次，清扫内部，尤其是对热交换器要用高压水枪冲洗。第二，新风机组每日检查一次，保持内部干净。初效过滤每2周清洗1次。初效过滤器每3～6个月更换；中效过滤器每周检查1次，6～12个月更换；亚高效过滤器1年以上更换；高效过滤器1年检查1次，当阻力超过设计阻力160 Pa或已经3年以上时应予以更换。第三，排风机组中的中效、高效过滤器，每年更换。例如，实施特殊污染手术，每做1例手术必须更换，换下的过滤器必须密封运出，焚烧处理。第四，吊顶送风天花板应每月检查1次，并清洁内部表面（阻漏式天花板除外）。第五，回风口过滤器要定期检查，每年更换1次。例如，实施特殊污染手术，每做1例手术必须更换，密封取出焚烧，并用消毒液擦拭回风口内外表面。若做一般污染手术，每做一例手术必须立即使用消毒液消毒并进行彻底清洗。第六，回风口栅栏每日用消毒液清洗表面，每周将过滤网清洗1次。第七，每日术前、术中及术后检查和记录洁净手术间静压差、风速、温度、湿度。第八，每天手术后应对手术台及周边至少1～1.5m范围的物体表面进行清洁消毒，全天手术后应对手术间暴露的地面和物体表面进行清洁消毒。感染性疾病手术后，应按照《传染病疫源地消毒卫生标准》进行终末消毒，洁净手术间自净时间不少于30min。

（四）洁净手术室空气监测

1. 物理监测

每半年请专业机构进行静态检测一次，检测的项目包括：尘埃粒子、温湿度、风速风量、静压差、照明度、噪声。检测的结果应不低于 GB 50333-2013 的要求（见本节洁净手术室部用房主要技术要求）。

每日有专业的维保工程师通过净化自控系统进行机组监控，手术间的温湿度可以通过手术间的面板显示。

2. 微生物检测

每月对每个手术间在空态或静态下进行沉降菌的检测一次。空态或静态：医疗活动后，无人员走动，达到相应级别手术间自净时间后进行的检测。90mm 的细菌培养皿在空气中暴露 30min，每个手术间细菌培养皿放置：①Ⅰ级层流手术间中央区 5 个，一个空白对照。②Ⅱ级层流手术间中央区 5 个，一个空白对照。③Ⅲ级层流手术间中央区 5 个，一个空白对照。④Ⅳ级层流手术间中央区 3 个，周边区 2 个，一个空白对照。

医院感染办不定期进行动态（正在进行医疗活动）的浮游菌检测。

每年专业机构（疾控中心）抽查一个手术间来检测沉降菌菌落数。

第二节 新生儿重症监护病区控制与预防

一、概述

（一）新生儿重症监护病区 NICU

按照《中国新生儿病房分级建设与管理指南（建议案）》（2013）新生儿病房依据新生儿病情复杂程度、危险程度对诊疗护理水平的需求，以及与之相适应的资源配置、组织管理、诊疗技术等方面的条件和能力水平，新生儿病房分为Ⅰ级、Ⅱ级和Ⅲ级。Ⅲ级为 NICU，即新生儿重症监护病区。

（二）Ⅲ级新生儿重症监护病房（NICU）

1. 基本要求

Ⅲ级新生儿重症监护病房（NICU）基本要求：具备Ⅰ、Ⅱ级新生儿病房的能力和条件，以及下列特殊能力和条件：①呼吸、心率、血压、凝血、电解质、血气等重要生理功能持续监测；②长时间辅助通气；③主要病原学诊断；④超声心动图检查。

2. a 等

具备下列特殊能力和条件：①出生体重 ≥ 1000 g 的低出生体重新生儿或胎龄 28 周的

早产儿的医疗护理。②严重脓毒症和各种脏器功能衰竭内科医疗护理。③持久提供常规机械通气。④计算机 X 线断层扫描术（CT）。⑤实施脐动、静脉置管和血液置换术等特殊诊疗护理技术。

3. b 等

具备Ⅲ级 a 等新生儿病房的能力和条件，以及下列特殊能力和条件：①出生体重＜1000 g 的低出生体重新生儿或胎龄＜28 周的早产儿的全面医疗护理。②磁共振成像（MRI）检查。③高频通气和 NO 吸入治疗。④儿科各亚专业的诊断治疗，包括：脑功能监护、支气管镜、胃镜、连续血液净化、早产儿视网膜病治疗、亚低温治疗等。⑤实施中、大型外科手术。

4. c 等

具备Ⅲ级 a、b 等新生儿病房的能力和条件，以及下列特殊能力和条件：①实施有创循环监护。②实施体外循环支持的严重先天性心脏病修补术。③实施体外膜氧合（ECMO）治疗。

原则上，设产科的医疗机构均应设有新生儿病房，县（区、旗）区域内至少应有 1 家医疗机构设有不低于Ⅱ b 的新生儿病房；地（市、州、盟）区域内至少应有 1 家医疗机构设有不低于Ⅲ a 的新生儿病房；省（市、自治区）区域内至少应有 1 家医疗机构设有不低于Ⅲ b 的新生儿病房；国家级各区域中心城市至少应有 1 家医疗机构设有Ⅲ c 级的新生儿病房。

二、布局和流程

NICU 选址应是接近产房、产科病房、手术室、医学影像科、化验室和血库等，方便患儿转运、检查和治疗的区域。无法实现横向"接近"时，应当考虑楼上楼下的纵向"接近"。

（一）N ICU 布局

① NICU 整体布局包括工作区域和辅助区域。工作区域可分为医疗区、接待区、配奶区、新生儿洗澡区等，医疗区包括早产儿病室、普通病室和隔离病室。辅助区域包括污物处理区域和医务人员生活辅助用房区域等。医疗辅助用房区包括库房、设备间、放射检查室、听力筛查室、眼底检查室、B 超间、检验室、采奶室等。各区相对独立，以减少彼此之间的干扰并有利于感染的控制。②建设布局符合环境卫生学、医院感染预防与控制的原则，做到布局合理、分区明确、人物分流、标志清晰，以最大限度减少各种干扰和交叉感染，同时满足医护人员便于随时接触和观察患儿的要求。③严格划分"三区"：清洁区、潜在污染区和污染区。遵循"三通道"：NICU 内设置医护人员通道、病人通道和污物通道；NICU 家属接待室设置尽量方便家属快捷地与医务人员联系。探视通道不能直视到的区域，

设置视频监控系统，保证家长可观察到患儿。④ NICU 床单位每床净使用面积不少于 6m^2.间距不小于 1m。

（二）流程

第一，人流、物流分开。人流路线与污物、垃圾、尸体运输路线绝对分开。工作人员走医护人员通道，进入病房区域要严格洗手、更换工作衣和工作鞋，外来人员进入病房必须穿隔离衣和鞋套。患儿走病人通道，病房入口处设缓冲区，内设洗手设施和更衣室。第二，污染的物品与洁净物品在物流线路上严禁交叉和共用；一次性医用物品须拆除外包装经清洁物流通道进入病房；使用后的被服、医疗垃圾和尸体经污物电梯送往规定放置区域。第三，探视家长由病人通道进入探视走廊进行探视。

三、人员管理

（一）人员配备

NICU 内患儿病情多变，需要严密观察，使用的仪器设备多，要配备足够数量的医师、护士、适当数量呼吸治疗师、心理咨询师、临床药师、临床营养师和辅助诊断技师、设备维修工程师等类人员。NICU 医师与床位之比为 1 :（2 ~ 3），护士与床位比为 1.5 ~ 1.8 : 1。

（二）管理要求

1. 医务人员采取的标准预防、防护措施

医务人员在工作中采取的标准预防、防护措施应符合 WS/T 311—2009 要求，NICU 要配备足量、方便取用的个人防护用品，如医用口罩、帽子、手套、隔离衣等，医务人员掌握防护用品的正确使用方法。护理多重耐药菌感染或定植患儿时，人员相对固定。医务人员在诊疗护理操作时，按照先早产儿后足月儿、先非感染性患儿后感染性患儿的原则进行。

2. 患儿的安置与隔离

将感染、疑似感染与非感染患儿分区安置；早产儿与足月儿分区安置；在标准预防的基础上，根据疾病的传播途径，采取相应的隔离与预防措施；多重耐药菌、泛耐药菌感染或定植患儿，行单间隔离；如隔离房间不足，可同类菌感染或定植患儿集中安置，并设醒目标志。

3. 探视者的管理

明示探视时间，限制探视人数；探视者经病人通道由探视通道进行隔窗探视，不宜进

入 NICU 内探视。

四、清洗、消毒与隔离

(一) NICU 病房环境消毒

①地面。干燥、清洁无污迹，每天至少用 500mg/l 含氯消毒液拖两次。病房和隔离室、治疗室以及办公区域的拖把不得混用。②台面、物表每天用 500mg/l 含氯消毒液擦拭两遍。③空气。NICU 尽量采用空气洁净技术。洁净 NICU 空气流最大限度地减少涡流，气流的方向与尘埃重力沉降方向一致，使回流的气流有效地将室内灰尘排出室外。

层流设备定期维护，清洁初级滤网，及时更换中、高级滤网。病房定期做空气培养及回风口清洁后的表面培养，从而监测层流效果，病房的回风口前不得放置患者及任何物品，以免影响层流效果。没有采用层流洁净技术注意开窗通风，在保暖的前提下，每天通风不少于 2 次，每次 15 ~ 30min，保持室内空气新鲜。

(二) NICU 器械、器具及物品的清洗消毒

接触患儿皮肤、黏膜的器械、器具及物品应当一人一用一消毒，如雾化吸入器、面罩、氧气管、体温表、气管插管、吸痰管、浴巾、浴垫等，一次性用物，一用一弃。

呼吸机消毒。呼吸机表面保持清洁，有污染时用 1000mg/l 含氯消毒液擦拭消毒；使用中呼吸机滤网每天冲洗，甩干备用；呼吸机管道每周更换一次；复用性呼吸机管道每 7d 更换一次，送中心供应室高压灭菌；使用未超过 7d，每个病人更换一次，呼吸机湿化罐处理同呼吸机管道。呼吸机传感器使用后立即用清水冲洗，放入洁酶浸泡 30min，后再清水冲洗后，放入 75% 酒精浸泡 1 h，晾干备用。

监护仪消毒。每天用 500mg/l 含氯消毒液擦拭消毒两次监护仪及电缆线，专人专用，电缆线进入暖箱前用 75% 酒精反复擦拭 3min，每班用 75% 酒精擦拭一次。袖带专人专用，使用前后用 75% 酒精反复擦拭 3min。

输液泵消毒。每天用 500mg/l 含氯消毒液擦拭消毒两次输液泵及电源线，专人专用。

吸痰器消毒。每天用 1000mg/l 含氯消毒液擦拭两次吸引架及开关，专人专用，每天更换吸引瓶及引流管，操作时注意遵守无菌操作规范。

雾化器消毒。雾化装置专人专用，每次用后浸入 1000mg/l 含氯消毒液中 30min，清水冲洗，晾干备用。

听诊器和其他诊断用具，每次用前应用 75% 酒精擦拭 3min。

喉镜消毒。喉镜手柄用后以 75% 酒精擦拭 3min，叶片送中心供应室高压灭菌。一用

一消毒。

复苏囊消毒。专人专用，用后送供应室消毒。

（三）NICU 隔离病区

第一，进入隔离病房应洗手，戴帽子、口罩，穿隔离衣。第二，尽量使用一次性用品，使用后装入双层黄色垃圾袋进行集中处理；复用物品专人专用，出院后行终末处理。第三，使用后的被服经臭氧消毒后医院统一消毒。第四，使用后的床或暖箱先在隔离室进行表面的清洁消毒，然后再进行终末消毒。

五、新生儿医院感染流行病学特点

新生儿重症监护病房是医院感染的高危地带，感染来源广，易感因素多，尤其是早产儿是发生院内感染的高危人群。由于 NICU 诊疗技术不断提高，极低出生体重儿及超未成熟儿的不断增多，常常需要经皮穿刺的有创诊断、治疗技术，使早产儿发生医院感染的危险增加。

（一）感染途径

分三种：接触传播、飞沫传播和空气传播。医务人员的手是最主要的传播媒介和途径，手卫生是最能达到预防院内感染的有效途径。

经飞沫传播是呼吸道病毒感染、百日咳等重要传播途径。水痘、麻疹和肺结核等也是经飞沫、空气传播。

（二）高危因素

新生儿内在因素为免疫功能低下、黏膜屏障完整性易破坏；外在因素有侵入性操作、留置尿管、气管插管、药物的使用等，还有一些危险因素如低出生体重、静脉营养、有创血压监测、中心静脉置管等。

（三）常见病原微生物

1. 常见细菌

肺炎克雷伯菌又称肺炎杆菌，属革兰阴性杆菌，广泛存在于自然界的土壤中，也可定植在人和动物的肠道与呼吸道中，是引起呼吸道感染最常见的条件致病菌。病原体往往从上呼吸道吸入，或通过污染的人工呼吸器、雾化器或各种导管侵入人体，医务人员的双手在交叉感染中亦起重要作用。

金黄色葡萄球菌属革兰阳性球菌，广泛存在于自然界、人体的皮肤表面，人体与外界相通的腔道中，以新生儿和外科系统的感染多见。金黄色葡萄球菌主要通过被污染的手在人与人之间传播，从破损的皮肤黏膜侵入人体，或直接食用被金黄色葡萄球菌污染的食物及吸入菌尘导致感染。

铜绿假单胞菌亦称绿脓杆菌，属革兰阳性杆菌，在自然界分布极其广泛，为土壤中存在的最常见的细菌之一，可定植在水、空气、正常人的皮肤、呼吸道和肠道等潮湿的地方。铜绿假单胞菌对外界环境的抵抗力较其他细菌更强，可引起泌尿道、伤口创面、皮肤与软组织等部位的感染，其中在外科系统的创面感染中，铜绿假单胞菌的检出率最高。其传播途径主要来自环境感染、医务人员的手以及患者之间的交叉感染。

大肠埃希菌属革兰阴性杆菌，在人体及动物的肠道中大量定居，是体内正常菌群。但某些菌株能引起感染性腹泻甚至致死性并发症，是常见的条件致病菌。大肠埃希菌主要通过各种侵入性诊疗活动、患者之间的交叉感染以及医务人员与患者的接触进行传播，可以引起肠道感染及肠道外感染，如泌尿道感染、胆道感染等。

鲍曼不动杆菌属革兰阴性杆菌，是医院感染重要的病原体之一。鲍曼不动杆菌广泛分布在水体和土壤中，易在潮湿环境中生存，主要引起呼吸道感染、泌尿系感染以及继发性脑膜炎等，尤其对危重新生儿的威胁更大。感染源可以是患者自身（内源性感染），也可以是不动杆菌感染者或带菌者，尤其是双手带菌的医务人员。传播途径有接触性传播和空气传播。在医院里，污染的医疗器械及鲍曼不动杆菌工作人员的手是重要的传播媒介。易感者为早产儿和新生儿，手术创伤、严重烧伤、气管切开或插管、使用人工呼吸、行静脉导管和腹膜透析者、广谱抗菌药物或免疫抑制剂应用者等。

2. 常见病毒

常见病毒包括：轮状病毒、呼吸道合胞病毒、肠道病毒、巨细胞病毒、单纯疱疹病毒、水痘 - 带状疱疹病毒，均可引起院内感染。

3. 真菌

NICU 发生真菌院内感染也在增多，白假丝酵母菌、近平滑假丝酵母菌、白色念珠菌等是引起真菌血症的常见的病原菌。真菌感染的部位以肺部多见，其次为肠道和泌尿道。

六、监测

（一）采用信息系统进行监测

常规监测 ICU 患者医院感染发病率、感染部位构成比，病原微生物等，做好医院感染监测相关信息记录；监测内容和方法遵循 WS/T 312—2009 要求。

积极开展目标性监测，包括呼吸机相关性肺炎（VAP）、血管导管相关性血流感染（CLBSL）、导尿管相关尿路感染（CAUTI）、多重耐药菌株监测，对于疑似感染患者，应采集相应标本做微生物检验和药敏试验。

（二）早期识别医院感染暴发，实施有效的干预措施

建立医院感染暴发的报告制度，医院感染暴发或疑似暴发时，及时报告相关部门；通过手机病历资料、流行病学调查、微生物学检验，分析确定感染途径，制定并采取相应的控制措施；对疑似某种微生物感染集聚发生时，做菌种同源性鉴定。

（三）做好微生物的监测

院内感染监测是院内感染控制的先行。强化监控力度、确保消毒效果，是预防院内感染的有力措施。每周必须对包括室内空气、物体表面、工作人员的手、使用中的消毒液、无菌物品的灭菌效果等进行微生物监测，采样方法和判断标准符合 GB 15982—2012。

对监测资料进行汇总分析，预测医院感染发生趋势、危险因素和防控工作存在问题，以积极采取预防和控制措施。

七、医院感染预防控制措施

（一）建立健全各项医院感染防控制度

新生儿病房应当加强医院感染管理，建立并落实医院感染预防与控制相关规章制度和工作规范，并按照医院感染控制原则设置工作流程，降低医院感染危险。

成立科室医院感染控制小组，组长为科室主任，成员由护士长、医疗组负责人、住院总医师、各级医生代表和各层护士代表组成，并指定专人负责科室院感工作。

完善各项院感规章制度，建立新生儿科医院感染监控与报告制度，每周进行环境卫生学监测和医院感染目标性监测，针对监测结果，进行分析并整改。存在严重医院感染隐患时，立即停止接收新患儿，并将在院患儿转出。

对有感染高危因素的新生儿进行相关病原学检测，采取针对性措施，避免造成医院感染；对患具有传播可能的感染性疾病、多重耐药菌感染的新生儿应当采取隔离措施并做标志。

医护人员在进行诊疗护理过程中应当严格实施预防和控制感染的措施，确保医疗安全。

（二）医院感染的预防措施

1. 落实手卫生行为

手卫生（hand hygiene）是预防、控制和降低医院感染最有效、最经济、最简便、最容易执行的方法，是降低医院感染最重要的措施。加强医务人员的手卫生是预防医院感染

的主要措施。接触患儿床单周围前后要洗手，以切断传播途径。手消毒的要求标准以菌落总数 ≤ 5cfu/cm² 不得检出沙门菌、大肠杆菌、溶血性链球菌、金黄色葡萄球菌为消毒合格。

2. 人员管理

控制医院感染是 NICU 所有人员应该关心和参与的事情，团队合作是医院感染零容忍的基础。定期对所有医护人员进行消毒隔离、医院感染、手卫生等相关知识的培训，同时加强对新进人员培训与考核，提高医护人员对预防医院感染重要性的认识，加大对消毒工作监督的力度，及时发现薄弱环节，采取相应的措施，降低新生儿医院感染的发生，确保新生儿的安全。

3. 病房环境管理

保持病房环境舒适，病室安静、整洁、空气清新、温湿度适宜。地面、物体表面等按要求进行清洁消毒。

4. 设备、仪器消毒

暖箱、各类监护仪、输液泵、呼吸机等仪器表面每天由专人用含氯消毒液（500mg/L）擦拭一次，并将所有的电缆线擦拭一次，各类仪器专人专用。每月由院感专员对各类仪器表面进行细菌培养，培养结果 < 5cfu/cm² 为合格。例如，表面检出有致病菌的仪器予以重新消毒，再次进行细菌培养，阴性后方可再次使用。

5. 预防和监测"三管"感染

（1）导管相关性血流感染

建立 PICC 小组并对导管严格按规范进行管理。每天对 PICC 置管部位及敷料进行检查，评估 PICC 置管穿刺点有无红、肿、热、痛、渗血、渗液等表现，评估敷料有无卷边、污染，评估患儿是否需要继续使用中心静脉导管，尽可能缩短静脉营养时间等。

（2）呼吸机相关性肺炎

按照降低呼吸机相关性肺炎的集束化管理措施进行管理。集束化管理措施包括：①采用一次性呼吸机回路，一人一用一丢弃，长期使用者每 7d 更换 1 次；②抬高头颈肩部即将床头抬高 30°；③对痰培养阳性的患儿使用过的呼吸机充分消毒后，在通风场所放置 1 周后再次使用；④按需吸痰，根据气管插管深度预测吸痰深度，吸痰管不可插入过深，以免损伤气管黏膜；⑤对患儿每 4 h 进行 1 次口腔护理。

（3）尿管相关性泌尿道感染

根据病情留置尿管，注意无菌操作，每日清洁消毒尿道口及周围，注意臀部护理；每日评估病情，尽早拔除尿管，减少感染发生率。

6. 合理使用抗菌药物

加强医务人员合理使用抗生素的培训，根据药敏试验和本科室现阶段的细菌流行趋势及敏感性，合理选用抗菌药物。

7. 做好筛查隔离工作

主动地、客观地、前瞻性地观察每位患儿的疾病情况及其临床表现，特别是母亲产前有发热、胎膜早破等病史患儿，及时筛查，及早采取隔离措施，做到早发现、早隔离，以免引起交叉感染。

8. 加强营养供给

尽早经肠道喂养，静脉营养时间越长，越容易发生院内感染。特别是超未成熟儿，当生命体征稳定时，应尽早肠道喂养，提倡母乳喂养，母乳能够为患儿提供特殊的健康保护，这种保护作用可以降低 72% 的呼吸道感染和 64% 的消化道感染，以及降低医院获得性感染的发生率和严重程度，母乳还能给患儿做口腔护理。指导母亲学会收集、储存和运送母乳的方法，母亲应注意室内及个人清洁卫生，每日洗澡、更衣，每次哺乳或吸入前应洗手和清洁乳房，保持母乳收集过程的清洁卫生。开展家庭式护理，鼓励母亲进入 NICU 进行亲哺母乳，医护人员向婴儿父母做好卫生宣教。

第三节 产房及母婴同室医院感染的预防与控制

一、产房医院感染的预防与控制

（一）孕产妇的易感性

产房感染有它本身的特点，即容易发生自身感染，也就是内源性感染。原因有：第一，阴道内存在细菌。第二，胎膜早破，羊水使酸性的阴道碱性化。第三，分娩时造成会阴、阴道及子宫颈等损伤。第四，胎盘剥离造成的创面，剖宫产的创伤，等等。

（二）产房的感染源及传播途径

产房感染源包括孕产妇、新生儿及工作人员的感染。产房感染的病原微生物种类较多，主要有厌氧性链球菌、溶血性链球菌、葡萄球菌、大肠杆菌、淋病奈瑟菌及乙型肝炎病毒、丙型肝炎病毒、柯萨奇病毒、人类免疫缺陷病毒等。这些病原微生物既可来自已感染或带菌产妇和医务人员、未消毒或灭菌不充分的医疗器具、血及血制品等外环境，也可来自孕产妇自身的正常菌群。

病原微生物可通过直接或间接接触、飞沫、空气中的浮游菌尘，输液及血液制品等途径而传播。尤其是医务人员不注意无菌操作及手卫生，就会在接生、检查等操作中将病原微生物带给孕产妇。由于孕产妇免疫力下降，自身正常菌群能穿透本人的各种屏障从而发生感染。

预防感染不仅是为了保护产妇、新生儿的健康，同时也是为了防止医护人员遭受病原微生物的危害。

（三）产妇的感染控制

产房是胎儿脱离母体后开始单独存在的第一外界环境。在紧张的接生甚至抢救母、婴的过程中，为了有效防止感染，产房必须从多方面考虑问题，主要应布局合理，设备先进、完善，制度严格，以及具有良好素质的医护人员。

1. 布局与设备

产房的布局应以便于工作，安全而符合隔离与无菌操作为原则，并有利于满足母婴各种医护需求为前提。产房应与手术室、母婴同室病房相邻近，环境必须清洁、安静、无污染源，并可形成便于管理的相对独立的区域。

产房内应宽敞、光线充足、空气流通、陈设简单实用，便于消毒，墙壁及屋顶无裂隙、不易落尘土。地面应光滑、物品家具摆放无死角，氧气、负压管道应靠一侧走行，不影响无菌区域，同时有良好的排水系统，便于清洁和消毒。

根据医院的规模和任务不同，产房应安装程控门，内可分设待产室、隔离待产室，正常分娩室和隔离分娩室。分娩室内每张床使用面积应不少于 $16m^2$。目前发展方向为建立家庭化产房，集待产、分娩于一室，待产床、产床于一体，由产妇的丈夫和家属陪同待产、分娩过程。产妇应有双走廊，遵守人流、物流、洁污通道分开的原则。

产房内应严格划分非限制区、半限制区和限制区。非限制区设于产房最外侧，包括换鞋及平车入室区、更衣洗澡区、厕所、值班室、休息室等；半限制区包括办公室、待产室、器械室；限制区在内侧，包括分娩室、刷手间及无菌物品存放室等。各区之间应用门隔开或有明显标志。此外，还必须考虑下述各项必要措施：①产房应备有温度及湿度控制设备。温度应保持在 24 ~ 26℃；湿度以 50% ~ 60% 为宜，并可配备空气净化装置。②配有洗手设施：流动水、非手触式水龙头、洗手液、干手纸或烘手机。刷手间应处在两个分娩室之间。洗手处张贴洗手流程图。③无菌物品应设立专用存放柜。

2. 产房的消毒管理制度

（1）出入产房人员管理

严格参观、实习和陪产制度，最大限度地减少人员流动，认真执行出入管理要求，是减少产房感染的重要方面。

凡是进入产房人员必须洗手、更衣、换鞋，戴帽子、口罩。非本科室人员未经许可不得入内。

离开产房时，应脱去产房专用着装或换外出衣及外出鞋。

接生时应严格遵守无菌操作规程，按要求进行外科洗手，穿无菌手术衣，戴无菌手套、坚决杜绝不刷手接生。

收集及清洗器具人员操作时，应穿专用工作服。

患呼吸道感染性疾病或皮肤有伤口者应暂时调离产房工作。

陪产人员管理。包括：①进入产房的陪产人员不得有任何传染病；②只能由一名家属进入产房陪产；③进入产房的陪产人员必须更换隔离衣、拖鞋，戴帽子；④陪待产人员必须经过孕妇学校培训，学会有关消毒、隔离事项；⑤进入产房后听从工作人员的安排，积极配合医务人员工作；⑥产妇出产房后做终末消毒。

（2）环境的清洁卫生

严格履行消毒隔离和卫生制度，防止交叉感染。除日常清洁卫生外，每周应固定卫生日，要求达到环境整齐、无污染源、无卫生死角、空气新鲜。卫生员应专职，经培训后才能上岗，工具专用，用后清洁、消毒、晾干备用。

①分娩室要求无尘，环境清洁，空气新鲜。每日通风2次，每次不少于30min，通风不良时可安装辅助通风设备。②物表每日用500mg/l有效氯消毒液擦拭一次，地面用含1000mg/l有效氯的消毒液拖擦。每周大扫除，室内、家具、用品彻底消毒。③各种治疗车，病人推车等的轮子应保持干净，去除污物缠绕，平车出入产房须轧过消毒垫。④分娩后应对地面、产床及周围的各种物表进行接生湿式擦拭，拖把、抹布分区专用，设有标志。⑤产床上的所有织物均应一人一换。不应在产房内和走道上清点脏物。⑥用过的接生器械及物品必须一用一消毒，能压力蒸汽灭菌的应避免使用化学灭菌剂浸泡灭菌。⑦产妇的拖鞋用后刷洗消毒；工作人员的拖鞋应每日洗刷；每周一次集中所有拖鞋彻底洗刷消毒。⑧冲洗会阴用的器械及便盆应一用一消毒。⑨产房使用完毕进行空气消毒，每次1h，每周彻底清扫消毒一次。⑩每月进行微生物监测一次，每月对工作人员的手进行细菌培养一次，每半年对消毒机的强度进行一次检测。

3. 接生中的预防措施

产房工作人员应有高度的责任心，严格的无菌观念，认真执行各技术操作规程质量标准。医护人员应熟悉各种消毒、灭菌方法、正确配置各种消毒液、器具，做到绝对无菌以确保母婴安全。

①有刷手禁忌证者严禁上台。②保持无菌布单及手术衣干燥，潮湿视为污染，应更换。③无菌包在使用前，必须检查核对包装原样、有效期和灭菌指示带。④只有穿着无菌手术衣者才能接触手术台面的无菌区域，其他人员必须保持30cm以上的距离。不可越台传递器物，台上的物品不可越出台边。⑤助产用的器械视为相对污染，必须与脐带处理的器械分开使用，严禁用侧切剪刀断脐。⑥羊水有臭味或疑有宫腔内感染时应做培养，指导合理应用抗菌药物。⑦台上剪刀、针头等锐器应远离新生儿，防止误伤。⑧及时清理新生儿的

口腔和上呼吸道内吸入物、以防止吸入性肺炎。⑨新生儿娩出后，应尽快与母亲皮肤接触，获得正常菌丛。⑩可重复使用新生儿的复苏设备，每次使用后应消毒和灭菌。新生儿辐射台用后清洁消毒。⑪接产中避免不必要的人员活动和进出。⑫废弃的缝针、刀片等锐器，须放置于耐刺而防水的锐器盒内。⑬重复使用的无菌布单一经打开，无论是否使用，均必须重新灭菌。一次性物品一旦开启，若未用完也视为污染。⑭吸引器、吸引瓶及吸引管等用完后尽快消毒、清洗、灭菌。尽量使用一次性引流袋及吸引管。⑮提倡使用压力蒸汽灭菌后的干燥持物钳，并保存在干燥灭菌后的瓶罐内，每次接生使用一套无菌器械及无菌持物钳（镊）、罐。⑯氧气湿化瓶内每次使用前加入灭菌蒸馏水，使用后进行终末消毒，并干燥保存备用。⑰灭菌后的物品必须在有限期内使用，产包打开超过 4h 视为污染。

4. 隔离孕产妇的感染控制

①凡是患有或疑有传染性疾病，如 HBsAg 阳性及肝功能异常等产妇，均应收入隔离待产室待产、隔离分娩室分娩，并按隔离技术规程护理和接生。②床单、被罩、枕套放入双层黄色塑料袋内交由洗衣房按感染性物品处理。棉被、床褥、枕芯暴晒 6h，遇血液、体液污染时交洗衣房消毒拆洗。③操作台、器械台、婴儿处置台、婴儿磅秤、产床、地面及墙壁用 1000 ～ 2000mg/l 含氯消毒液擦拭消毒。④如上述遇血液、体液污染时先用 1000 ～ 2000mg/l 含氯消毒液浸泡 30min（消毒液应大于血液、体液的面积），再用清水冲洗干净。⑤使用后的拖把用 1000 ～ 2000mg/l 含氯消毒液浸泡 30min 后清洗晾干备用。⑥执行终末消毒处理时，医务人员应戴手套、穿防护衣。⑦产妇离开隔离分娩室，必须用含氯消毒液擦拭室内所有物体表面和地面，进行空气消毒及通风，并做好记录。⑧使用后一次性物品，以双袋法包装后送去焚烧。胎盘做好感染标记，按感染性废物处理。⑨患有强致病微生物感染的病产妇用过的隔离室，应严格进行终末消毒，并进行细菌学监测，达到无致病菌要求后方可使用。

5. 胎盘的管理

①不存在携带传染病可能性因素的胎盘，产妇可自行处置。②自愿放弃或者捐献本人胎盘，由助产技术服务机构处置。③有关医学检测结果为阳性，医疗机构应当及时告知产妇，按照《传染病防治法》《医疗废物管理条例》的有关规定进行消毒处理，并按照医疗废物进行处置。

6. 产房细菌监测制度

根据卫生部《医院感染管理办法》《医疗机构消毒技术规范》《医院空气净化管理规范》《医务人员手卫生规范》的要求，结合产房实际情况，制定细菌监测制度。

（1）监测目的

定期对空气、医务人员手、物体表面、无菌物品、器械等进行监测，并做好监测记录；对不符合要求的立即整改，保证消毒效果和灭菌质量，有效地预防医院感染，提高医疗质量，保证医疗安全。

（2）监测范围

空气、医务人员手、物体表面、无菌物品、器械等。

（3）监测要求

每月一次做好各类监测：①空气监测：每月一次对待产室、临产室、小手术室、隔离产房空气培养。②物品监测：每月一次对器械、无菌物品等做细菌培养。③人员监测：每月一次对工作人员的手进行细菌培养，④每月将细菌检测结果上交医院院感科，如发现细菌监测不合格，找出原因重新进行消毒处理，再次进行监测，直到合格为止。

（4）监测时间

每月5—15日。

二、母婴同室医院感染的预防与控制

（一）母婴同室的收护对象

第一，本院分娩的产妇及婴儿，阴道产、剖宫产均应送入母婴同室或家庭化病房；有严重并发症，心力衰竭者暂住高危病房，待平稳后进入母婴同室病房。第二，高危新生儿母亲不提前出院，允许进入NICU喂奶或挤奶。第三，新生儿病房也可实施母婴同室。第四，婴儿不属隔离情况者要就地治疗，不离开母婴同室。

（二）母、婴免疫力传递

胎儿在子宫内一般是处于无菌环境，除非发生感染，否则不与任何异物抗原接触，出生时已具有免疫功能，但由于缺乏抗原刺激，尚处不活跃状态，几乎不能大量生成抗体。因此，在子宫内及出生后婴儿均依赖来自母体的免疫力，出生后随着抗原刺激，婴儿的免疫系统迅速发育，新生儿期的抗原刺激是至关重要的。主要的刺激抗原来自肠道的正常菌群，因此，如何使新生儿建立起这一菌群是有重要意义的。

1. 母体的免疫力传给婴儿的4条途径

（1）IgG的跨胎盘传递。

（2）母乳的IgA和IgM。

（3）通过胎盘的T细胞受体。

（4）排至羊水中的IgA，IgM及巨噬细胞。

2. 母乳中IgA的作用

①与肠道中的细菌和病毒结合，阻止其与黏膜结合，由于IgA不激活补体，故无炎症反应。②中和毒素及毒性作用。③保护正常菌群不被免疫反应杀伤。可促进母亲菌群种植

到婴儿体内。④中和食物中的过敏原，防止过敏反应及自身免疫疾病。

因此，要转移母亲的免疫力到婴儿，一个基本内容是婴儿一开始进入子宫外生活就应该由母亲护养，婴儿应该与母亲密切接触，以便母亲菌丛转给婴儿。如某种原因母亲不能在产后立即与婴儿接触，则应由父亲代替母亲提供菌丛，因为在很大程度上父母均有，产科工作人员应切记婴儿对于母亲菌丛是有防护的，而相反对于工作人员的菌丛或医院菌丛则是防护能力极小。

（三）母婴同室的消毒与隔离措施

除认真执行卫生部门和本地区等有关消毒隔离的各项规定外，应注意做到下述各项：

1. 工作人员管理

①工作人员须身体健康，无传染性疾病，患传染病者及时调离，严格无菌操作制度。②每年对医务人员进行健康检查一次，每半年进行一次鼻咽拭子和粪便培养，如发现带菌状况出现应暂时调离母婴同室。健康档案在科室、体检科分别存档。③凡患有急性呼吸道感染，胃肠炎，皮肤渗出性病灶和多重耐药菌株携带者，暂不得在母婴同室工作。④工作人员进入母婴同室病房要求衣帽整齐、清洁，严格执行各项操作规程。

2. 环境管理

①母婴同室房间每组母婴床位占地面积不少于 $5.5 \sim 6.5m^2$，每个婴儿应有独立床位。②母婴同室环境清洁、空气清新、通风良好，室内温度保持在 $22 \sim 24℃$，湿度 $50\% \sim 60\%$。③地面每日用 500mg/l 有效氯溶液湿拖两次，湿扫二次。每日流动空气消毒机消毒一次，上下午各开窗通风一次，每次至少 20 min；注意产妇及新生儿的保暖，防止感冒。④床头柜等物每日用 500mg/l 有效氯溶液擦洗一次。扫床毛巾、擦床头柜抹布，做到一床一巾，一桌一布，用 500mg/l 有效氯溶液消毒，清洗晾干后备用。住院较久病人，除每日晨晚间护理外，每周进行常规床单位消毒。⑤物品、地面被血液、体液、排泄物污染时用 1000 ～ 2000mg/l 含氯消毒液擦拭消毒。⑥隔离病房收住传染性疾病的产妇（如 HBeAg 阳性孕产妇）。⑦每月做空气、手、物体表面的微生物监测。

3. 消毒隔离制度

①产妇哺乳前应洗手，清洁乳头、哺乳用具，一婴一用一消毒，隔离婴儿用具单独使用及消毒。②婴儿洗澡水应为流动水。母婴同室中婴儿用眼药水、扑粉、油膏、淋浴液、浴巾、治疗用品等，应一婴一用，避免交叉使用。③所有人在接触婴儿前后均须认真用流动水和肥皂洗手。④如产妇发生急性呼吸道感染、病毒性肝炎、活动性单纯疱疹病毒感染或病因不明的发烧等症状时，应根据情况决定终止哺乳及与新生儿同室，以免感染新生儿。⑤产妇及新生儿出院后，床单位、保温箱应进行终末消毒，并及时更换床上用品。⑥重复使用的婴儿尿布应经压力蒸汽消毒后使用。不得在暖气片、楼梯扶手上晾晒，以防交叉感染。

⑦各种直接接触婴儿的检查器械如听诊器等应用 500mg/l 有效氯溶液擦拭，注射器实行一人一针一管。⑧母婴一方有感染性疾病时，应予隔离，产妇在传染病急性期，应暂停哺乳。

（四）母婴同室的探视制度

第一，严格执行规定时间探视，每位产妇每次只允许一位家属探视，在传染性疾病流行期间，禁止探视。第二，探视者应遵守母婴同室各项规章制度，任何人接触婴儿前必须清洁洗手或用手消毒剂消毒。不得任意将新生儿抱出室外，以防交叉感染。第三，家属有感染性疾病不允许探视，有必要时在门口进行消毒。第四，每次探视结束后，母婴同室应开窗通风，并进行相应的清洁消毒。

（五）沐浴间的管理

对新生儿的皮肤护理应从出生后即开始，羊水中含有大量的 IgA 及 IgM，这与新生儿体表面一层油脂中的不饱和脂肪酸作用相结合，可以有效地防护皮肤感染及致病菌在皮肤上种植。国外一些专家主张新生儿出生后不马上洗澡，只用柔软温暖的纸巾擦掉血迹、粪迹就放在母亲或父亲处直接皮肤接触。根据我国的习惯，目前新生儿出生后仍进行洗浴，因此，母婴同室病房还应设立婴儿洗澡间，并应制定一整套的消毒隔离制度：第一，室温应保持在 24 ~ 28℃，相对湿度 50% ~ 60%，保持室内空气清新；每日沐浴前、沐浴后沐浴室应开窗通风，保持室内空气清新干燥，每日臭氧消毒机空气消毒一次，每次 2 h。第二，护理人员给婴儿洗澡前，应洗手，更换刷手衣，穿防水围裙或罩袍。第三，婴儿换下衣服、包被、尿布应分别放置于固定容器内。第四，婴儿洗澡水应为流动水，水温 38 ~ 40℃，淋浴用具每人一套，用后消毒。第五，每日沐浴结束后应清洗消毒沐浴用品，如沐浴池、沐浴喷头、沐浴垫、防水围裙等，用 500mg/l 含氯消毒液浸泡消毒 30min，然后用清水冲洗干净；更换拆褓台与打褓台上的各种物品，并清洁擦拭台面、体重秤等。第六，使用后的毛巾应清洗消毒，压力蒸汽灭菌；游泳池使用一次性泳池套，一人一用一换，游泳圈一人一用一消毒。第七，治疗、护理用品如眼药水、粉扑、油膏等应一人一用，有效期内使用。第八，沐浴液等沐浴用品使用时瓶口应避免接触新生儿和工作人员，使用中应避免污染。第九，沐浴室每日做小卫生，每周做大卫生。定期对沐浴室墙壁、天花板、空调等进行清洗消毒。第十，每月对沐浴室空气、物表、新生儿物品及工作人员手进行环境卫生学及消毒效果监测，达到《医院消毒卫生标准》要求。

第五章 医院感染预防管理

第一节 医院感染概述

一、医院感染概念

（一）医院感染的定义

医院感染是指住院患者在医院内获得的感染，包括在住院期间发生的感染和在医院内获得出院后发生的感染；但不包括入院前已开始或入院时已存在的感染。医院工作人员在医院内获得的感染也属医院感染。

医院感染的定义实质包含了以下几个层面的意思：

1.医院感染关注的主要人群是住院患者和医务人员

在医院内的不只这两类人群，还有门诊患者、探视者和患者家属等，但这些人群流动性大，获得感染的因素多而复杂，发生感染后也难发现，也不好确定感染是来自医院还是社区，因此，这些人群很难纳入医院感染预防控制范围。

2.明确感染发生的地点，必须是在医院内发生的，也就是说在医院内获得的

在社区获得病原体的感染而在医院内发病（入院时处于潜伏期，入院后出现症状体征）的患者，不属于医院感染，但包括了在医院内受到病原体的感染而在出院后发病的患者。

3.不同的病原体感染，潜伏期是不同的，有的数小时，有的可长达数周至数月，甚至更长

HBV 潜伏期一般为 1 ~ 6 个月，平均 70 天；HCV 潜伏期为 15 ~ 150 天，平均 50 天；HIV 平均潜伏期现在认为是 2 ~ 10 年。疾病的潜伏期是判断感染发生的时间和地点的主要依据，但是潜伏期的变动幅度比较大，因此，应该有病原学及流行病学资料。

（二）医院感染的判定原则

1.属于医院感染的几种情况

①无明确潜伏期的感染，规定入院 48 小时后发生的感染为医院感染；有明确潜伏期

的感染，自入院时起超过平均潜伏期后发生的感染为医院感染。②本次感染直接与上次住院有关。③在原有感染的基础上出现其他部位新的感染（脓毒血症迁徙灶除外），或在原感染已知病原体的基础上又分离出新的病原体（排除污染和原来的混合感染）的感染。④新生儿在分娩过程中和产后获得的感染。⑤由于诊疗措施激活的潜在性感染，如疱疹病毒、结核杆菌等的感染。⑥医务人员在医院工作期间获得的感染。

2. 不属于医院感染的几种情况

①皮肤黏膜开放性伤口只有细菌定植而无炎症表现。②由于创伤或非生物性因子刺激而产生的炎症表现。③新生儿经胎盘获得（出生后 48 小时内发病）的感染，如单纯疱疹、弓形体病、水痘等。④患者原有的慢性感染在医院内急性发作。

（三）医院感染的分类

医院感染可根据获得病原体来源的不同分为外源性感染和内源性感染。

1. 外源性感染

外源性感染也称交叉感染，病原体来自患者身体以外的个体、环境等，是日常诊疗活动中通过医务人员与患者之间，或患者与患者间的直接接触传播或者是通过污染的物品、诊疗器械、医务人员的手、污染的环境而引起的感染，也可通过吸入污染的空气或飞沫发生的呼吸道感染。通过污染的医疗器具、污染的血制品、医务人员的手、医务人员的职业暴露等医疗行为所致的医源性感染，统称为外源性感染。这类感染通过现代的消毒、灭菌、隔离和屏障防护、无菌技术等措施的应用，能够达到有效的预防和控制。

2. 内源性感染

内源性感染也称自身感染，病原体来自患者自身的正常菌群。平时定植于人体皮肤、口咽部、呼吸道、肠道、泌尿生殖道的正常菌群对宿主不致病，形成相互依存、相互制约的生态体系。但在一定条件下，这些细菌发生移位或菌群数量的变化而导致感染。有严重的基础疾病的患者，在诊疗过程中，基于各种原因导致机体抵抗力下降或免疫功能受损，以及抗菌药物的应用等因素，可导致菌群失调或使原有的生态平衡失调，菌群移位或者菌群数量发生改变而引发感染。如长期应用广谱抗菌药物后，体内正常菌群中的对抗菌药物敏感的细菌受到抑制，未被抑制者或外环境中的耐药菌乘机大量繁殖而致病。引起二重感染的细菌以金黄色葡萄球菌、革兰阴性杆菌和白色念珠菌等为多见。临床表现为消化道感染（鹅口疮、肠炎等）、肺炎、尿路感染或败血症等。

二、医院感染高危因素

（一）宿主方面的因素

1. 年龄

主要是老年人和婴幼儿。欧美国家把 ≥ 65 岁定为老年，亚洲国家把年龄 ≥ 60 岁定为老年。老年人随着年龄的增长，各种器官功能老化，机体免疫功能降低，抵抗力下降，各种慢性疾病不易彻底治愈，出现医院感染后临床表现不典型，而且易与原发病、慢性病互相混淆或被其表现所掩盖。婴幼儿免疫力低下，母体免疫消失，各种器官和免疫功能发育不完全，易发生医院感染。

2. 基础疾病

造成机体抵抗力下降的原发病和基础疾病包括恶性肿瘤、血液病、糖尿病、肝硬化、慢性阻塞性肺疾病等。肿瘤、血液病及一些代谢性疾病的患者自身免疫功能下降，接受化疗、放疗后，免疫防御功能都存在不同程度的进一步损害和缺陷而成为易感者。尤其晚期肿瘤的长期消耗，全身情况差，营养不良或长期卧床不起等因素均能造成医院感染的发生，其中还有反复感染者。

3. 意识状态

昏迷或半昏迷患者易发生误吸而引起吸入性肺炎，或长期卧床引起肺部感染，昏迷患者的鼻饲也是引起感染的原因。而且引起昏迷的原发病或基础疾病往往也是引起医院感染的危险因素。

4. 其他因素

肾上腺皮质激素在临床应用广泛，对治疗急危重症、结缔组织疾病及过敏性疾病起到了重要作用，但应用不当或时间过长则易引起副作用。肾上腺皮质激素本身就是一种免疫抑制剂，掩盖了潜在性感染，也抑制了免疫系统功能，易发生医院感染。大量抗生素的使用，使患者正常菌群生态平衡失调，致使内源性感染发生及二重感染。大量、长期使用抗菌药物可损伤正常菌群的定植抵抗力，削弱了抵御感染的生物屏障作用，促进了耐药菌株的产生、繁殖和致病，导致医院感染的发生。皮肤或者黏膜损伤破坏了自然屏障机理以及营养不良也是发生感染的危险因素，如手术部位感染。

（二）现代诊疗技术方面的因素

随着医学的发展，医疗活动中侵入性操作越来越多，各种诊断和治疗措施（如器官移植、血液净化、动静脉血管置管、气管切开和气管插管、泌尿道插管、内窥镜、微创手术、人工机械辅助通气等因素）损伤了机体的防御屏障，损害了宿主的防御系统，使病原体容易侵入机体而致病。

1. 器官移植

据报道，美国匹斯堡大学收集了 315 例肾脏、心脏、心肺联合和肝脏移植术后第一年患者感染的统计资料。患者都接受免疫抑制剂和多种抗生素治疗。所有移植患者中发生感染的比例很高，但感染类型、严重性和病死率差别很大。肾移植患者感染率最低（0.98%），无一例死于感染；接受心肺联合移植者感染发生率最高（3.19%），其感染相关的病死率也最高（45%）。肾移植患者最常见的感染部位是尿路感染，发生率为 35% ~ 79%。尿路感染和其他感染中分离的菌株依次为：大肠埃希菌、肠球菌属、铜绿假单胞菌。心肺移植患者感染的发生率更高，后果更严重，发生感染后病死率约 70%，肺移植患者感染的病死率为 50%。肝移植患者较肾或心脏移植者更易发生感染，患者死亡的原因大多与原发或继发感染有关。肝移植患者中大部分严重感染源自腹腔内细菌或真菌感染，发生率为 35% ~ 70%。

2. 血液净化

包括血液透析和腹膜透析，是治疗肾功能不全、尿毒症的重要手段。血液透析患者是医院感染的高危人群。不规范的操作，使血液透析患者易发生血源性疾病感染。

3. 血管置管

血管介入性导管在临床广泛应用引起的血液感染已成为导致原发性菌血症的主要原因之一。在美国，每年有超过 200 万院内感染的病例，其中有 10% ~ 15% 涉及血液感染，即大约有 25 万病例为院内血流感染，其平均死亡率为 15%。

4. 留置导尿

留置导尿是引起泌尿道感染的直接原因，其中约有 90% 与长期留置导尿管有关。

5. 气管切开或气管插管

这是另外一个医院感染的危险因素。应用呼吸机的患者，心、胸外科手术患者或全麻患者气管插管留置时间过长，会破坏呼吸道屏障和防御功能，使口腔及咽部的定植菌侵入下呼吸道，尤其不利于痰液排出，易发生医院内肺炎。

6. 人工机械辅助通气

人工机械辅助通气导致的肺炎已引起广泛关注，应用人工机械通气的患者本身的基础疾病就很严重，还必须进行气管插管或气管切开，尤其是人工机械通气持续较久的患者，不可避免地都会引起肺部感染。

三、医院感染发病机理

（一）内源性感染发病机理

微生态学观点认为感染是一个生理现象，是微生物对宿主的异常侵染所致的微生物与宿主之间相互作用的一种微生态学现象，是微生态学对宿主细胞、组织和血行的异常攻击和宿主对这种攻击的反应总和。微生态学把感染分为四个类型：自身感染、内源性感染、外源性感染和污染。医院感染学中所指的内源性感染是指引起感染的病原菌来自患者本身，而不是来自医院内周围环境、其他患者或医护人员。那么，我们可以认定感染控制学科中所提到的内源性感染相对应的应该是微生态学中所定义的自身感染（正常菌群横向或纵向易位）和内源性感染中的移位部分。微生态学认为内源性感染是机体受失血性休克、创伤、免疫功能低下、不合理使用抗生素、应激损伤等促使细菌移位的临床因素影响下，正常微生物群定位转移的结果。

消化道菌群移位是医院感染潜在的危险因素，是内源性感染的重要来源。内源性感染在医院感染中占有重要位置，尤其是对于某些特殊人群，如免疫力功能低下、器官移植、大量应用广谱高效抗菌药物等患者，但不同的患者医院感染发病机理可能不完全相同。余佩武、肖光夏等学者对烧伤患者发生肠源性医院感染的系列研究显示，肠道细菌在烧伤后1～3小时开始移位，30～60分钟到达肠系膜淋巴结，90分钟到达肝脾，12～24小时全身播散达高峰。这主要是因为大面积烧伤后肠黏膜发生应激性反应，通透性增加，产生出血、溃疡，IgA分泌减少，抗定植能力降低所致。同时，巨噬细胞摄取过度增殖菌而不能杀灭之，使之成为穿壁运载和播散细菌的工具。因此，烧伤患者发生早期败血症与肠黏膜损害屏障和门静脉内的内毒素迅速增加密切相关。还有学者对医院内肺炎的发病机理进行的研究显示，引起院内肺炎的病原体主要来源于患者体内，如患者鼻咽部的定植菌随各种操作进入下呼吸道，也可能是由于患者胃内pH值增高，使革兰阴性细菌定植，经胃液反流逆向定植于口咽部、气管，再经吸入而致肺炎。同时，一些外源性因素如各种插管、对呼吸道黏膜损伤、呼吸机螺纹管的污染、被污染的冷凝水回流及医务人员手的污染等，也是促使患者鼻咽部、气管定植菌移位而致肺炎的重要因素。

（二）外源性感染机理

外源性感染的病原体来自患者体外，通过各种被污染的器械、被污染的植入物、医务人员的手等途径进入患者体内，进而发生感染。细菌形成生物被膜，继而黏附、聚集、定植于患者的不同部位，在患者免疫力下降时发生感染。在自然界人和动物的体内、外，绝大多数细菌是附着在有生命或无生命物体的表面，以生物膜方式生长，而不是以浮游方式生长。细菌生物被膜广泛存在于自然环境中，临床上细菌生物被膜可形成于各种生物材料表面及体内黏膜表面，具有极强的耐药性及免疫逃避性，是造成临床慢性感染的主要原因之一。

细菌生物被膜是细菌为适应自然环境，在生长过程中附着于固体表面而形成的特殊存在形式，是由多细菌组成的膜状结构，而并非单一细菌的膜成分。随着大量聚合物制品的使用，聚合物相关感染受到重视。微生物通过聚合物产生感染，主要是由于吸引、黏附和定植，进而发生感染。通常情况下，微生物带负电，当遇到带有正电的聚合物时即产生吸引，通过产生黏液如表皮葡萄球菌而实现其黏附，微生物黏附于聚合物后，很快繁殖形成稳定的微菌落而定植，当条件适合时即导致感染。这对于人工瓣膜的置换和人工器官的植入尤为重要。

四、医院感染的特征

（一）病原学特征

引起医院感染的微生物中，90% 为条件致病菌，其中革兰阴性菌多见，并呈现出多重耐药性。条件致病菌是人体的正常菌群，对正常人体无致病性，当机体抵抗力减低时可能致病，引起医院感染，条件致病菌已成为医院感染的主要致病菌。内源性感染在免疫力低下的患者中最为常见。外源性感染的病原体来源于患者和医务人员中的带菌者或医院环境。

（二）流行病学特征

患者、病原携带者、医院无生命环境以及人体"贮菌库"的细菌均可成为医院感染的感染源。传播方式主要是接触传播和医源性传播。重症患者、免疫力低下的患者是医院感染的主要人群，医院感染以内源性感染为主。内源性感染是病原体在体内移位而引起的。而外源性感染则是以接触感染为主，其中医务人员的手是最为主要的传播媒介，其次为各种侵入性操作。接触传播是医院感染最常见也是最重要的传播方式之一。因各种诊疗活动所致的医院感染的传播是医院感染传播的特点之一。当医院消毒灭菌与隔离措施失误时可发生感染暴发；医院感染的传染性较小，一般可在病区针对其传播方式进行预防隔离措施。

（三）临床特征

医院感染症状不典型，易被患者的原发病和基础病所掩盖。患者免疫功能低下程度不同，导致临床表现不同，医院感染具有复杂性，病原菌往往需要多种培养才可以确定，医院感染应治疗与预防并重。

（四）医院感染与传染病的区别

传染病学是研究传染病在机体发生、发展及转归的原因和规律，并研究其诊断和治疗措施，促进患者恢复健康，并消除其传染性以防止疾病传播的科学。传染病是一种特殊的感染形式，但不是唯一的形式，在研究医院感染管理的过程中应该搞清传染病与感染性疾病，特别是医院感染的共性与特性，并有的放矢地进行防治。

医院感染的着重点是"感染"的个体，是预防个体感染的发生。医院感染不可能消灭，尽管现代化的医院具备先进的诊疗技术和良好的基础设施，但医院感染仍然会在患者中发生，也影响到医院工作人员的健康。导致发生医院感染的因素很多，在医院感染的病原体方面，引起各种传染病的病原体均可引起医院感染中的外源性感染，如：可致暴发的鼠伤寒、乙型肝炎病毒等血源性感染疾病、传染性非典型肺炎（SARS）等呼吸道传播疾病等。但传染病的病原体不是医院感染病原体的主流，医院感染的病原体90%为条件致病菌，可以引起外源性感染或内源性感染。

第二节 医院感染管理与患者安全

一、依法进行医院感染管理

医院感染管理是医院管理的重要部分，是保障医疗质量、保障患者安全的重要措施。近年相继出台了一系列有关医院感染预防与控制的法律法规和行业标准，如《中华人民共和国传染病防治法》《抗菌药物临床应用指导原则》《消毒管理办法》《内镜清洗消毒技术操作规范》《医疗机构口腔诊疗器械消毒技术操作规范》《医务人员艾滋病病毒职业暴露防护工作指导原则（试行）》《医院感染管理办法》《医院感染暴发报告及处置管理规范》《医院消毒供应中心管理规范》《医院消毒供应中心清洗消毒及灭菌技术操作规范》《医院消毒供应中心清洗消毒及灭菌效果监测标准》《医务人员手卫生规范》《医院隔离技术规范》《医院感染监测规范》《外科手术部位感染预防与控制技术指南（试行）》《导管相关性血流感染预防与控制指南（试行）》《导尿管相关尿路感染预防与控制指南（试行）》《多重耐药菌医院感染预防与控制技术指南（试行）》《抗菌药物管理办法》，新修订了《消毒技术规范》等，医院应依照法律法规和各项技术指南，进行医院感染的预防控制，全面落实防控措施，使医院感染发生的危险性降到最小，保障医疗安全和医务人员安全。

二、重点部门重点环节感染预防控制

医院感染监测措施、监测项目直接涉及对医院感染的主动监测，医院应用科学的态度和科学的方法，遵循循证医学的原则，设计感染控制方案，借鉴国外的、先进的医院感染防控措施，进行规范有效的医院感染预防与控制。在医院感染综合性监测的基础上开展医院感染目标性监测，开展有循证依据的感染控制，如预防手术部位感染措施，根据《外科手术部位感染预防与控制技术指南（试行）》，围手术期合理预防用抗菌药物、采用正确的方法准备手术区域皮肤（术前不建议刮除毛发，除非切口周围毛发影响手术操作）、手术期间的保温措施、控制血糖、缩短手术前住院时间、强制性地向公众报告手术切口感染率等减少手术部位感染。手术部位感染始终是制约外科手术治疗是否成功的一个主要因素。预防呼吸相关性肺部感染措施包括重危患者床头抬高 30°～ 45°、口腔护理等，及时评估患者病情，根据病情尽早撤机；预防导管相关血流感染措施包括无菌操作、最大的无菌屏障、手卫生，并对病情进行评估，及时拔出导管等，这些预防措施在不同的国家、不同的医院广泛开展，并取得了良好的医院感染预防效果。通过主动干预，降低医院感染危险和发病率。

美国医院感染控制效果研究（SENIC）结果表明，通过预防与控制措施的实施，1/3的医院感染是可以预防的。例如，在医院最为常见的泌尿道感染、手术部位感染、呼吸机相关性肺炎、血管内导管相关性感染等医院感染，都与侵入性医疗器械或者侵入性操作有关，通过规范地实施无菌操作技术、保证侵入性医疗器械的灭菌以及限制插管留置时间等措施，可以有效地降低发生感染的危险性，减少医院感染。

三、多学科合作进行医院感染预防控制

加强医院感染管理组织及队伍建设，医院感染管理是一门复杂的应用科学。医院感染涉及多学科多部门，医院感染的预防控制涉及流行病学、临床医学、传染病学、护理学、消毒学、微生物学、抗菌药物学等学科。因此，医院感染管理专业人员的知识应该是复合型的，不仅有纵向的专业知识，而且要有横向的背景知识。

医院感染的发生涉及患者从入院至出院这段时间内的每一个环节，如住院时间过长、滥用广谱抗菌药物、不遵循无菌技术原则及消毒隔离措施、不进行手部卫生、医院病区环境污染、医院消毒供应中心不达标、器械的清洗消毒或灭菌不合格等均可导致医院感染暴发。医院感染管理具有复杂性和艰巨性，因此，多部门协作、全员参与是控制医院感染发生的重要手段，是医院感染预防与控制的发展趋势。做好医院感染防控工作，需要领导重视、专职人员积极努力，全院医务人员热心参与；提高医务人员的认识，转变院内感染控制的管理观念，把感染控制变为感染预防。

四、新病原体与多重耐药菌感染的预防与控制

近年来，随着人口增长、国际贸易和旅游业的迅速发展，食物供应的全球化、生态环境的破坏、生物入侵、抗生素的广泛使用、微生物变异等因素促进了新病原微生物的出现，引起新的传染病。传染病可导致地区性的或国际性的公共卫生问题。医学的进步和现代生物学技术的发展和应用增强了人类发现和确定新病原微生物的能力。

WHO 提出："全球警惕，采取行动，防范新出现的传染病。"在我国发生流行的新传染病有 SARS、禽流感、肠出血性大肠杆菌 O157：H7、O139 霍乱、军团病、空肠弯曲菌肠炎、莱姆病、丙型肝炎、庚型肝炎、戊型肝炎、汉坦病毒、B 组轮状病毒腹泻、巴尔通体感染等，还有一类疾病或综合征早已被认识，但一直没有确定其病原体，近年发现了这些病原体并予以确认。如 T 细胞淋巴瘤白血病、幽门螺杆菌消化性溃疡病、突发性玫瑰疹等，属于早已存在但其传染性既往未被认识，这些病原体对医院感染的预防控制带来新的挑战。

从细菌耐药性的发展史可以看出，在新的抗菌药物出现后，很快就会有一批耐药菌株产生，细菌耐药性的产生速度远比抗菌药物的研究开发速度快得多，目前抗菌药物的滥用导致超级细菌的感染不断发生。世界卫生组织提出"抵御耐药性！——今天不采取行动，明天就无药可用"。

抗菌药物的广泛使用，导致今天的腐物寄生菌（寄生于人体的皮肤、黏膜、消化道及泌尿生殖道的正常菌群），就是明天的医院感染常见致病菌。我们应借鉴国际抗菌药物管理经验，加快我国抗菌药物合理应用管理支撑体系建立步伐，强化专业化管理如感染科的建设，指导抗菌药物合理应用，延缓和减少细菌耐药性的产生。

五、医院感染监测信息平台建设

随着计算机网络管理系统在医疗领域不断地延伸与拓展，医院感染监测信息系统已成为医院感染控制系统必要的软件，是医院感染控制系统的重要组成部分，可提高医院感染检测管理工作效率，完善医疗质量管理控制体系。

医院感染监控管理信息系统，可以实现医院感染预警报告、医院感染前瞻性与动态监测，强化了过程监控与管理。医院感染监测的信息化建设为有效控制医院感染奠定了坚实的基础，目前医院管理进入了信息化、数字化的时代，医院感染的信息化管理将成为各医院提高医疗质量管理水平的一个重要组成部分。而医院感染信息监测平台的建立，将优化管理流程，提高工作效率，将医院感染监测的关口前移，为预防控制医院感染暴发事件提供及时准确的综合信息。

第三节 医院感染监测

一、医院感染监测概念

(一)定义

1. 医院感染监测

是指长期、系统、连续地收集、分析医院感染在一定人群中的发生、分布及其影响因素，并将监测结果报送和反馈给有关部门和科室，及时采取防治对策和措施；为医院感染的预防、控制和管理提供科学依据。

2. 医院感染

美国 CDC 发布的《隔离预防指南：预防病原体在医疗机构的传播》指出，鉴于暴露源或获得感染的地点很难确定，建议用"医疗相关感染"（HALs）替代医院感染这一术语。对无明确潜伏期的感染，规定入院 48 小时后发生的感染为医院感染；有明确潜伏期的感染，自入院时起超过平均潜伏期后发生的感染为医院感染。

3. 医院感染流行

是指某医院、某科室医院感染发病率显著超过历年散发发病率。

4. 医院感染暴发

是指在医疗机构或其科室的患者中，短时间出现三例或以上的同种同原感染病例的现象。

5. 医院感染现患率

是指在一定时期内，处于一定危险人群中实际感染病例（包括以往发病至调查时尚未痊愈的旧病例）的百分率。

6. 患者日医院感染发病率

是一种累计暴露时间内的发病密度，指单位住院时间内住院患者新发医院感染的频率，单位住院时间通常用 1000 个患者住院日表示。

（二）医院感染监测类型

医院感染监测类型分为全面综合性监测和目标性监测。

1. 全面综合性监测

连续不断地对所有临床科室的全部住院患者和医务人员进行医院感染及其有关危险因素的监测。医院感染监测规范明确规定，关于全院综合性医院感染发病率监测，新建医院或未开展过医院感染监测的医院应先开展全面综合性医院感染监测，至少开展两年。建立可信的医院感染发病率基线和培养医务人员积极参与医院感染监测的意识。

2. 目标性监测

针对高危人群、高发感染部位等开展的医院感染及其危险因素的监测，如重症监护病房医院感染监测、新生儿病房医院感染监测、手术部位感染监测、抗菌药物临床应用与细菌耐药性监测等。同样是指针对住院患者、临床科室医院感染监测，不同的是缩小了监测范围，集中了有限的资源，针对高危人群、高发感染部位、重点部门和重点环节等开展的医院感染及其危险因素的监测。

（1）轮转监测（周期性监测）

将全院各科室进行统筹规划，有计划地、周期性地选定监测科室进行目标性监测。

（2）从优监测

按照医院感染需要解决的问题，结合医院感染成本效益等原则，优先选择监测目标。如手术部位感染，延长住院时间，额外需要的费用明显增高，因此，应优先选择监测，通过实施有效的干预措施可明显降低感染率，节省医疗费用。

（三）医院感染监测要点

医院感染监测不是短期的、非系统的、断续的，而是长期的、系统的、连续的，只有这样才能确保收集资料的完整性和系统性。

医院感染监测包括收集、分析、解释医院感染在人群中的发生、分布和影响因素，而不能停留在单纯地收集资料，也不能只停留在收集资料和汇总分析资料的阶段，还要为这些监测结果寻求合理的解释，说明医院感染在人群中的发生、发展、分布和哪些因素对其有影响，影响有多大。

不是为监测结果而监测，而是要充分利用监测结果，将监测结果总结后报送和反馈给有关部门，并利用监测结果制订控制方案，减少导致医院感染的危险因素，进一步预防医院感染，为医院感染的防控提供科学依据，再次通过监测评价已制定实施的预防和控制措施的效果，持续医院感染管理质量改进。

目标性监测理念的改变，由关注"结果"的监测转向"过程"的监测。如医院感染发病率监测逐渐转向医院感染的预防措施实施依从性监测（如三种导管使用过程中）；由医务人员手指带菌数量监测转向医务人员手卫生依从性监测；从手术部位感染的发病率监测转向预防 SSI 措施的实施情况的监测，如清洁手术术前 0.5 ~ 2 小时预防用抗菌药物、备皮方法等；常规的环境微生物学监测转向医院环境清洁的监测。

环境卫生学监测新理念，停止常规的环境卫生学监测。那么在什么情况下应该进行环境卫生学监测？那就是经流行病学调查，怀疑感染的病原体与环境有关时进行监测；进行科学研究时监测；当改变清洁措施进行质量控制时进行监测。

（四）医院感染监测的目的

医院感染监测是医院感染预防控制的眼睛，通过监测及时发现问题，以便有针对性地采取措施，提高医疗护理质量。其目的是：第一，降低医院感染率，减少获得医院感染的危险因素。第二，了解医院感染散发基线（本底感染率），可以根据此判断暴发流行，及时发现医院感染的暴发流行苗头。第三，利用调查资料说服医务人员遵守感染预防控制措施及规范等。第四，对医院感染预防控制措施进行效果评价，持续进行质量改进。第五，调整和修改感染预防与控制规范、措施等。第六，为医院收到医院感染方面的指控时提供辩护证据。第七，了解和比较感染率。进行不同医院间或者是医院内部医院感染率和感染控制效果的比较。

二、医院感染病例监测

（一）医院感染监测程序

1. 制订医院感染监测计划，明确监测目标

首先应制订和完善详细的、具有可操作性的医院感染监测计划，明确医院各主管部门和医务人员职责（很重要）。计划应包含监测项目、数据的收集、整理分析及原始记录、监测信息反馈等可行性的行动方案。计划是保证医院感染监测顺利实施的关键。

2. 发挥监测网络成员的作用

利用各种机会进行宣传、培养临床参与医院感染监测的意识，让他们掌握和理解医院感染的定义和监测技术。

3. 标准统一，监测系统规范

有效的评估必须基于标准化的定义和监测系统。通过标准化方法对数据进行采集、分析和说明，从而提供高质量、可比较的数据来增加监测的价值。诊疗操作流程的标准化也是很关键的环节，可使收集的数据准确。如手术部位感染监测，应有统一标准的切口分泌物采集送检流程。提高诊断的准确性，使监测效率、监测数据具有重要的信息和意义，而

不只是一个数据。

4. 确认监测的目标人群

目标性监测的选择，根据医院感染综合性监测情况，可重点选定重点区域（如ICU）；重点患者或特定的感染部位，如手术部位感染监测、导管相关血流感染监测；高危人群，如移植者；特殊治疗如透析患者等。

5. 人员的培训与沟通

每开展一项目标性监测，应对参与项目监测科室的医护人员进行培训，正确掌握感染的诊断标准，以及正确采集标本的方法及流程。将医院感染监测方案及标准操作流程等资料进行广泛宣传教育，以利于监测工作顺利进行，收集的信息准确真实，数据可靠。最重要的是，医院感染管理专职人员要做到脑勤、腿勤、手勤、口勤，经常深入临床一线帮助临床发现问题、分析问题、提供解决问题的方法，应牢牢记住：我们医院感染专职人员是临床的合作伙伴！

监测的目的绝对不是仅得出感染率！必须关注诊疗全过程，通过监测普及医院感染知识。真实可靠的医院感染率，会使全院医务人员都关注医院感染的预防与控制，规范执行医院感染的预防措施。

（二）医院感染监测方法

从广义角度讲，凡是涉及医院感染的环节和因素，都应用前瞻性监测方法进行监测。具体来说，从影响医院感染的主要方面，应进行医院感染发病率、医源性传播因素、抗菌药物的应用和病原微生物的变化等方面进行监测。前瞻性监测与回顾性调查一样，都是属于医院感染监测的具体方法。

1. 前瞻性调查

医院感染病例前瞻性监测，是通过实时收集感染发生的资料，研究其中的一种或多种危险因素与感染或患者死亡的关联，有动态观察特点，避免了回顾性调查容易遗忘、疏漏某些重要信息的缺点，保证收集信息的及时性、完整性和准确性，以便及时采取控制措施。前瞻性监测是主动的，患者入院后即处在医院感染专职（兼职）人员的监测下，这样调查的结果比较准确。可以随时了解其医院感染的危险因素、感染的发生及流行病学特征及实施干预措施。适用于对重点部门、重点部位、重点人群进行医院感染监测，如手术部位感染监测、ICU 监测等。

2. 回顾性调查

是指患者出院后对其住院病历进行查阅，了解其是否发生感染及感染的因素，对发生医院感染的病例进行登记并统计分析，调查全依赖住院病历记录，处于被动地位，信息滞后，且监测资料的准确性全依赖于医生的病历记录，不能及时发现医院感染的发生，不能及时发现医院感染的暴发流行，数据的准确性不够，给感染的预防控制带来困难。回顾性调查适用于对医院感染历史事件的调查，而不宜用于医院感染预防。因此，医院感染监测规范推荐采用前瞻性调查，不推荐回顾性调查方法。

（三）医院感染发病率监测

1. 监测人群

住院患者（监测手术部位感染发病率时可包括出院后一定时期内的患者）和医务人员，这是医院感染监测的重要内容。通过医院感染发病率的监测，可掌握医院整体发病水平，预测医院感染的流行趋势，防止医院感染暴发的出现。

2. 监测方法

采用主动监测（前瞻性监测），感染控制专职人员主动、持续地对被监测人群的医院感染发生情况进行跟踪观察与记录；医院各科室建立医院感染报告制度，临床医生及时报告医院感染病例；专职人员定期去微生物室和临床了解患者医院感染发生情况。医院感染资料包括患者的临床症状、体征和实验室检查结果等基础信息。

3. 资料来源

（1）微生物室的检验结果报告

这是很重要的资料，医院感染感控人员和微生物实验室建立良好的合作关系，实验室及时主动地报告检验结果。此外，医院感染专职人员应定期（最好每天或者隔天）去微生物室获取微生物检验报告。需要注意的是，单凭微生物检验结果不足以确定是否为医院感染，因为有时可能是标本污染所致，应根据临床表现结合细菌培养结果来综合判断。

（2）感控人员查房

主管医生主动报告感染病例及医院感染监测系统提示感染的患者，医院感染专职人员每天去各病区巡查，同医生、护士交流了解是否有新的医院感染病例发生，重点查看发热患者、使用抗菌药物患者、隔离患者、抵抗力低下者以及进行侵入性操作的患者。

4. 资料分析

医院感染发病率是指一定时间内处于同期危险人群中新发医院感染病例的频率。医院感染例次发病率是指一定时间内处于同期危险人群中新发医院感染部位的频率。

三、医院感染目标性监测

目标性监测应根据各自关注的对象、医院常见病种、不同资源优势选择目标。目标性监测采用前瞻性调查的方法，缩小了监测范围，集中有限的资源用于重点部门和重点环节的监测。既包括了医院感染的主要高危人群，又包括了医院感染的主要高危因素，也是目前大多数发达国家医院感染监测的主要内容和干预点，具有一定的代表性。目标性监测理念由关注"结果"的监测逐步转向"过程"的监测。

在开展两年以上全院综合性医院感染监测的基础上，开展目标性监测，根据全面综合性监测结果，选择并确定监测项目，将有限的人力财力资源用在最需要解决的问题上。强调过程监控，有利于及时采取干预措施，并对干预措施及时进行效果评价。

（一）目标性监测特征

注重过程监控，准确高效，针对性强，但不能发现其他患者的感染。

（二）监测目标的选择设定

目标要把握以下几点：容易发生医院感染的高危患者，容易发生医院感染的高危操作，容易发生医院感染的高危科室，已知具有可控的危险因素，有可行的干预措施。

四、医院感染现患率调查

现患率调查又称横断面调查，是利用普查或抽样调查的方法，收集一个特定时间内实际处于一定危险人群中医院感染实际病例的资料（包括以往发病至调查时尚未痊愈的旧病例）。现患率调查由于是短时间的前瞻性调查，不易漏掉病例，可以全面了解医院感染的情况，了解抗菌药物使用状况及细菌耐药情况，用于评价医院感染控制效果及控制措施。

医院感染现患率调查由医院感染专、兼职人员和经过培训的医务人员组成各调查小组，确定调查时间、调查范围、调查人群后，统一培训。高质量的现患率调查能够反映医院的感染情况、危险因素、主要存在的问题等情况；可作为实施目标性监测的重要手段来了解医院感染的全面情况，针对不同人群、不同就诊部门，分析医院感染高危因素，面对主要风险与问题，有助于采取针对性的预防控制措施。

通过全院医务人员的调查参与，提高全体医务人员的医院感染监控意识和感控知识技能。多次调查可以判断医院感染的长期趋势以及医院感染部位、多发因素、高危人群，并用于评价医院感染的控制效果。

（一）调查前的准备工作

第一，向医院领导汇报，并与相关职能科室医务处、护理部协调，争取全方位的支持。第二，在调查开始前一周，向相关临床科室发出调查通知，说明调查目的及有关注意事项，要求各科对本科住院患者完善各项检查；特别是本病区感染病例的各项检查和病历书写。第三，组建调查小组：按每50位患者配备1名专职调查人员，调查小组由医院感染控制专职人员、病区各组主管医师和病区医院感染兼职医生、监控护士组成。第四，培训：调查小组成员调查前应集中培训，包括调查方案、医院感染诊断标准、抗菌药物合理应用管理、调查内容及表格项目的填写说明等。

（二）调查程序与方法

第一，调查范围及对象：调查日 0:00—24:00 全院所有住院患者。包括调查当日出院、转科、死亡的患者，不包括入院时间 ≤ 24 小时的患者。第二，到患者床旁以询问和体检的方式进行调查，每一患者至少 3 分钟。第三，每一住院患者均应进行调查并由调查者填写医院感染现患率调查个案登记表。第四，感染判断与诊断标准：床旁调查结果应与病历调查结果相结合。按诊断标准确定是否为感染，再确定是医院感染还是社区感染。医院感染诊断标准按照卫生部《医院感染诊断标准（试行）》执行。第五，病原学检查：注意追踪病原学检查结果，包括调查当天还没有报告结果而日后有本次感染的检验结果应补上。第六，特别关注的项目：体温记录、抗菌药物使用、病原学报告、住院时间、病情严重、免疫功能和接受侵入性操作等，应注意询问方法与技巧。

（三）现患率调查资料的分析和应用

初步了解医院感染情况对于未建立监测系统的医院，现患率调查是了解该院医院感染情况的有用办法之一。

了解医院感染的长期趋势在一个医院反复进行现患率调查，可以看出医院感染的流行病学趋势，如医院感染的高发科室、感染部位、病原学送检率、抗菌药物合理应用及病原体的变化等。但应注意的是现患率调查资料的连续性相对较差。

医院感染监测效果评价现患率调查可以用来检查医院感染监测系统效果。现患率调查中医院感染诊断标准与医院感染发病率监测诊断标准一致。根据调查目的对原始调查资料进行整理分析，针对医院感染发生高危因素以及医院感染管理中存在的问题寻找发生原因，及时进行干预并对干预措施适时地修正。

五、外科手术部位感染（SSI）目标性监测

手术部位感染（SSI）是医院感染目标性监测的重点项目之一。手术部位感染的发生和治疗始终是制约外科手术治疗是否成功的一个因素。尽管对手术部位感染的预防控制措施持续改进，但手术部位感染率依然有较高的发生率，手术部位感染相关的发病与死亡所导致的经济损失巨大，其中感染患者的住院日延长是导致经济损失的主要原因。

（一）外科手术部位切口分类

根据外科手术切口部位微生物污染情况，将外科手术切口分为四类：清洁切口、清洁—

污染切口、污染切口、感染切口。

Ⅰ类清洁切口手术未进入感染炎症区，未进入呼吸道、消化道、泌尿生殖道及口咽部位。

Ⅱ类清洁—污染切口手术进入呼吸道、消化道、泌尿生殖道及口咽部位，但不伴有明显的污染。

Ⅲ类污染切口手术进入急性炎症但未化脓区域，开放性创伤手术，胃肠道、尿路、胆道内容物及体液有大量溢出污染，术中有明显污染（如开胸心脏按压）。

Ⅳ类感染切口有失活组织的陈旧性创伤手术，已有临床感染或脏器穿孔的手术。

（二）外科手术部位感染的判断标准

外科手术部位感染分为切口浅部组织感染、切口深部组织感染和器官/腔隙感染。

1. 切口浅部组织感染

手术后 30 天以内发生的仅累及切口皮肤或者皮下组织的感染，并符合下列条件之一：①切口浅部组织有化脓性液体。②从切口浅部组织的液体或者组织中培养出病原体。③具有感染的症状或者体征，包括局部发红、肿胀、发热、疼痛和触痛，外科医师开放的切口浅层组织。

下列情形不属于切口浅部组织感染：①针眼处脓点（仅限于缝线通过处的轻微炎症和少许分泌物）。②外阴切开术或包皮环切术部位或肛门周围手术部位感染。③感染的烧伤创面，以及溶痂的Ⅱ、Ⅲ度烧伤创面。

2. 切口深部组织感染

无植入物者手术后 30 天以内、有植入物者手术后一年以内发生的累及深部软组织（如筋膜和肌层）的感染，并符合下列条件之一：①从切口深部引流或穿刺出脓液，但脓液不是来自器官/腔隙部分。②切口深部组织自行裂开或者由外科医师开放的切口。同时，患者具有感染的症状或者体征，包括局部发热、肿胀及疼痛。③经直接检查、再次手术探查、病理学或者影像学检查，发现切口深部组织脓肿或者其他感染证据。

同时累及切口浅部组织和深部组织的感染归为切口深部组织感染；经切口引流所致器官/腔隙感染，无须再次手术归为深部组织感染。

3. 器官/腔隙感染

无植入物者手术后 30 天以内、有植入物者手术后一年以内发生的累及术中解剖部位（如器官或者腔隙）的感染，并符合下列条件之一：①器官或者腔隙穿刺引流或穿刺出脓液。②从器官或者腔隙的分泌物或组织中培养分离出致病菌。③经直接检查、再次手术、病理学或者影像学检查，发现器官或者腔隙脓肿，或者其他器官或者腔隙感染的证据。

说明：①创口包括外科手术切口和意外伤害所致伤口，为避免混乱，不用"创口感染"

一词，与伤口有关的感染参见皮肤软组织感染的诊断标准。②临床和（或）有关检查显示典型的手术部位感染，即使细菌培养阴性，亦可以诊断。③手术切口浅部和深部均有感染时，仅须报告深部感染。④经切口引流所致器官（或腔隙）感染，无须再次手术者，应视为深部切口感染。⑤切口缝合针眼处有轻微炎症和少许分泌物，不属于切口感染。⑥切口脂肪液化，液体清亮，不属于切口感染。⑦局限性的刺伤切口感染不算外科切口感染，应根据其深度纳入皮肤软组织感染。⑧外阴切开术切口感染应计在皮肤软组织感染中。

（三）外科手术部位感染（SSI）监测程序

1. 监测方法

SSI 监测方法很重要，它可以保证数据的准确可靠，能够用于评估。主动性和预防性的监测方法（前瞻性监测）是基于患者监测，对所有可能发生 SSI 的患者的数据都需要收集，并且进行跟踪监测，从而发现其中哪些患者会发生 SSI。准备监测前对相关医务人员进行教育和培训，明确职责和任务，正确掌握外科手术部位感染的判定标准及正确采集手术部位感染标本的方法。

2. 监测对象

监测主要针对经常性的手术和（或）感染可能性大的手术，这些手术也最能从监测中获益。对手术进行分类，选出准备监测的手术。如胆囊切除术，胆囊、胆管手术，结肠、直肠切除术，阑尾切除术，子宫切除术剖宫产术，乳房切除术，全髋关节置换术，疝修补手术，等等。

第六章 医院隔离预防技术与感染控制

第一节 隔离预防的基本原则

感染在医疗机构的传播过程必须具备三个条件：感染源、传播途径和易感宿主。隔离预防是针对感染传播的上述环节而制定的。医疗机构应设立合适数量和类型的隔离病区或隔离室，其隔离原则为：隔离预防技术是利用各种措施阻止感染链的形成，达到感染控制的目的。

一、严格管理感染源

第一，传染病人、特殊感染病人如多重耐药性细菌感染病人等与普通病人应分开安置。第二，可疑传染病人必须单间隔离；同种病原体感染病人可住一室。第三，根据疾病种类、病人病情、传染病病期分别安置病人。第四，感染病人与高度易感病人应分别安置。第五，成人与婴、幼儿感染病人应分别安置。

二、切断传播途径

第一，不同种类的病原体传染性不同，传播方式各异，微生物可通过多种途径（空气、飞沫、接触、媒介物等）传播疾病，采用适宜和特定的隔离措施，切断传播途径，以预防疾病的传播。第二，在标准预防的基础上，根据不同的传染性疾病，采取不同的切断传播途径的措施。第三，接触病人的血液、体液、分泌物、排泄物等物质及被传染性物质污染的物品时应采取屏障隔离。第四，医务人员应严格执行《医务人员手卫生规范》。第五，传染病房和隔离区病人所有废物均视为感染性废物，严格按照国家颁布的《医疗废物管理条例》及其有关法规进行处置与管理。

三、保护易感宿主

第一，危重病人与感染病人分开安置；必要时实行分组护理。第二，对易感宿主实施特殊保护性隔离措施，必要时实施预防性免疫注射。

第二节 隔离预防技术

一、标准预防

（一）标准预防的概念

标准预防是针对医院所有病人和医务人员使用的一种预防感染措施，包括手卫生和根据预期可能的暴露选用手套、隔离衣、口罩、护目镜或防护面罩，以及安全注射，也包括穿戴合适的防护用品处理病人环境中污染的物品与医疗器械。

标准预防是基于将病人的血液、体液、分泌物、排泄物（不包括汗液）、非完整皮肤和黏膜均视为可能含有感染性因子，在接触上述物质、黏膜与非完整皮肤时必须采取相应的隔离措施。其包括既要防止血源性疾病传播，又要防止非血源性疾病传播；既要防止病人将疾病传染给医务人员，又要防止医务人员将疾病传染给病人，强调双向防护。

（二）标准预防的具体方法与措施

标准预防适用于所有病人的诊断、治疗、护理等操作的全过程，当医务人员每一次进行可能导致污染物的接触时，必须戴手套，有可能污染其他部位时采取相应的防护措施。标准预防的措施主要包括：第一，手卫生：洗手和手消毒。第二，戴手套，戴口罩。第三，在可能发生泼溅时使用面罩、防护镜，穿防护衣，防止医务人员皮肤、黏膜和衣服的污染。注意防护用品的穿脱流程，穿脱过程中，肩以上的操作视为干净操作，从污染操作转到干净操作时，及时进行手卫生。第四，污染的医疗仪器设备或物品的处理：可复用的医疗用品和医疗设备，在用于下一病人前，根据规定进行消毒或灭菌处理；处理被血液、体液、分泌物、排泄物污染的仪器设备时，要防止工作人员皮肤和黏膜暴露、工作服的污染，以防止将病原微生物传播给病人和播散至污染环境中。第五，物体表面、环境、衣物与餐饮具的消毒：医院普通病区的环境以及经常接触的物体表面如床栏、床边、床头桌、椅、门把手等应定期清洁，遇污染时随时消毒；在处理和运输被血液、体液、分泌物、排泄物污染的被服、衣物时，应防止医务人员皮肤暴露、污染工作服和环境；可重复使用的餐饮具应清洗、消毒后再使用，对隔离病人尽可能使用一次性餐饮具；复用的衣服置于专用袋中，运输至指定地点进行清洗、消毒，并防止运输过程中的污染。第六，急救场所需要对病人实施复苏时，用简易呼吸囊（复苏袋）或其他通气装置代替口对口人工呼吸方法。第七，医疗废物应按照国务院颁布的《医疗废物管理条例》及其相关法律、法规进行处理与管理。第八，职业安全及健康管理：处理所有的锐器时应当特别注意，防止被刺伤。须重复使用的利器，应放在防刺的容器内，以便运输、处理和防止刺伤。一次性使用的利器，如针头等放置在防刺、防渗漏的容器内进行无害化处理。严禁锐器因未及时分类处理而用手直接分拣。

二、基于传播方式的隔离预防

（一）隔离的原理

隔离技术是针对疾病传播的"三个环节"，即感染源、传播途径和易感人群而制定的。

1. 感染源

根据病原体的来源分为两种。外源性感染（交叉感染）：指病原体来自感源对象以外的地方，如其他病人、医务人员或环境等。内源性感染（自身感染）：指病原体来自感染者自身，如病人自身的正常菌群。

2. 传播途径

病原微生物从感染源传播到新宿主的方式。微生物可经多种途径传播，不同微生物传播方式不同，须制定不同的隔离预防措施。微生物的传播途径有以下五种，以前三种最为常见。

（1）接触传播

是医院感染最常见和主要的传播方式，接触传播又可分为两类：①直接接触传播：是指在没有外界因素参与下，易感宿主与感染源或带菌者直接接触的一种传播途径。②间接接触传播：易感者通过接触病人的血液、排泄物或分泌物等体内物质污染的物品而造成的传播。被污染的手在此种传播中起着重要作用。

（2）飞沫传播

是一种近距离（1m以内）传播。通过说话、打喷嚏、咳嗽以及进行支气管镜检查等操作时，病人产生带有微生物的飞沫核（$\geqslant 5\mu m$）在空气中移行短距离（小于1m）喷溅到易感者的鼻、口等部位而传播疾病。

（3）空气传播

是由长期停留在空气中的含有病原微生物的飞沫颗粒（$\leqslant 5\mu m$）或含有传染因子的尘埃引起。这种方式携带的病原微生物在空气当中播散可以被同病房的宿主吸入或播散到更远的距离。

（4）媒介物传播

微生物通过污染物品如水、食物、血液、体液、药品、仪器设备等传播。

（5）昆虫媒介传播

通过蚊、蝇、蟑螂等传播疾病。

3. 易感人群

个体间对病原微生物的抵抗能力有显著差异，一些人对感染有免疫力或抵抗感染因子的能力强，另一些人在同样环境下，可能和病原微生物共存，成为病原携带者，有人则发展成疾病，当人体免疫功能低下时成为易感者。

易感因素包括年龄、慢性疾病、使用大量激素、抗菌药物、免疫抑制剂等，这些因素使人体的抵抗力下降，易于感染。

（二）隔离方式

1. 接触传播的隔离预防

对确诊或疑似感染了接触传播病原微生物如肠道感染、多重耐药性细菌感染、皮肤感染等的病人，在标准预防的基础上，还应采用接触传播的隔离预防，病室或床尾使用蓝色标志提示接触隔离。

（1）病人的隔离

①有条件的医院将病人安置在单人隔离间，无条件时可将同种病原体感染的病人安置于一室。②限制病人的活动范围。③减少转运，如必须转运时，应尽量减少对其他病人和环境表面的污染。

（2）防护隔离

①接触病人血液、体液、分泌物、排泄物等物质时，应戴手套。②离开隔离病室前、接触污染物品后、摘除手套后，洗手和（或）手消毒。③进入病室，从事可能污染工作服的操作时，应穿隔离衣；离开病室前，脱下隔离衣，按要求悬挂，或使用一次性隔离衣，用后按医疗废物管理要求进行处置。

2. 空气传播的隔离预防

如果病人确诊或疑似感染了经空气传播的疾病，如肺结核、流行性脑膜炎、腮腺炎、水痘、麻疹、肺鼠疫、肺出血热等，在标准预防的基础上还应采用空气传播的隔离预防，病室外挂黄色空气隔离标志，主要采用以下隔离措施：

（1）病人的隔离

①无条件收治时，应尽快转送至有条件收治呼吸道传染病的医疗机构进行收治，转运过程中做好医务人员的防护。②有条件时进负压病房或安置在单人间；无条件时，相同病

原微生物感染病人可同住一室；不同病原体感染的病人应分开安置。③当病人病情允许时，应戴医用防护口罩。④限制病人的活动范围。⑤严格空气消毒。

（2）防护隔离

①应严格按照区域流程，在不同的区域，穿戴不同的防护用品，离开时按要求摘脱，并正确处理使用后物品。②进入确诊或可疑传染病患者房间时，应戴帽子、医用防护口罩；进行可能产生喷溅的诊疗操作时，应戴护目镜或防护面罩、穿防护服，当接触病人及其血液、体液、分泌物、排泄物等物质时应戴手套。

3.飞沫传播的隔离预防

如果病人确诊或疑似感染了经飞沫传播的疾病，如百日咳、白喉、流行性感冒、病毒性腮腺炎、脑膜炎等疾病，在标准预防的基础上还应采用飞沫传播的隔离预防，病室或床尾挂粉色飞沫隔离标志。

（1）病人的隔离

①确诊或可疑传染病人安置在单人隔离间；无条件时相同病原体感染的病人可同室安置；不同病原体感染的病人应分开安置。②减少病人的活动范围，减少转运，需要转运时，医务人员应注意防护，病人病情允许时应佩戴外科口罩。③病人之间、病人与探视者之间相隔空间在1m以上，加强通风。

（2）防护隔离

①与病人近距离（1m以内）接触，须佩戴帽子与医用防护口罩。②进行可能产生喷溅的诊疗操作时，应戴护目镜或防护面罩，穿防护服。③当接触病人及其血液、体液、分泌物、排泄物等物质时应戴手套。

三、常见耐药性细菌感染病人的隔离措施

医院感染病原体对常用抗菌药物呈现耐药性甚至多重耐药性，给临床治疗带来困难，因此对发现的耐药性细菌感染病人，应及时采取有效的隔离措施。常见耐药性细菌感染病人的隔离措施如下：第一，按照特殊感染进行床边隔离（有条件进单独病室），该患者的所有治疗护理放在最后执行或单独执行，主要用具单独使用。第二，做好交班和宣教，加强洗手和手消毒，包括医生、护士、护工、工勤人员、家属。处理患者伤口，导管，被血液、体液严重污染的物品时必须戴手套，必要时戴口罩、防护镜、穿隔离衣。第三，对使用过的器械、物品及可能被污染的物体表面做好消毒处理；患者解除隔离、转床或出院后对环境、设备仪器等物体表面做终末消毒；必要时采样。第四，污物直接送污物室，不得暂存治疗室或其他场所。第五，重视会诊及防止床边检查操作时的交叉感染，转科时做好耐药菌的交接班，以防科室间耐药菌传播。第六，检出耐药菌部位连续二次培养无耐药菌

出现或临床感染症状消除一周以上时，解除耐药菌隔离措施。第七，同一病区不同病人短时间内出现三例同种同源耐药菌时，在加强消毒隔离同时立即报本部门负责人，由本部门负责人核实后报医院感染控制办公室。

四、特殊急性呼吸道传染病的防护隔离

特殊呼吸道传染病指急性传染性非典型肺炎（SARS）、人感染高致病性禽流感等的防护隔离。

（一）病人的隔离

第一，将病人安置于有效通风的隔离病房或隔离区域内，必要时置于负压病房隔离。第二，严格限制探视者，如须探视，探视者应正确穿戴个人防护用品，并遵守手卫生规定。第三，限制病人活动范围，离开隔离病房或隔离区域时，应戴外科口罩。第四，应减少转运，当需要转运时，医务人员应注意防护。

（二）医务人员防护

第一，医务人员未经培训不得进入传染病区工作。第二，正确掌握洗手与手消毒方法。第三，正确掌握穿脱隔离衣，戴口罩、帽子等防护用品的技术。第四，严格按隔离防护规定着装。不同区域应穿不同服装，且服装颜色应有区别或有明显标志。

（三）医务人员防护用品穿戴程序

进入传染病区应穿防护服（内层）、隔离衣（外层），戴帽子、医用防护口罩、防护镜、手套穿鞋套。严格执行"三区"着装要求。

1. 穿戴防护用品程序

清洁区进入潜在污染区：洗手—戴帽子—戴医用防护口罩—穿工作衣裤或刷手服—换工作鞋袜—进入潜在污染区。手部皮肤破损的戴乳胶手套。

半污染区进入污染区：穿隔离衣或防护服—戴护目镜/防护面罩—戴手套—穿鞋套—进入污染区。

当为病人进行吸痰、气管切开、气管插管等可能被病人的分泌物及体内物质喷溅或飞溅的诊疗护理工作前，应戴防护面罩或全面型呼吸防护器。

2. 脱防护用品程序

医务人员离开污染区（从污染区进入潜在污染区前）：摘手套、消毒双手—摘护目镜/防护面罩—脱隔离衣或防护服—脱鞋套—洗手和（或）手消毒—进入潜在污染区，洗手和

（或）手消毒。用后物品分别放置于专用污物容器内。

从潜在污染区进入清洁区前：洗手和（或）手消毒—脱工作衣裤或刷手服—摘医用防护口罩—摘帽子—清洗和消毒双手后，进入清洁区。

沐浴、更衣—离开清洁区。

3. 医务人员穿脱防护用品的注意事项

①医用防护口罩可持续应用6～8小时，遇污染或潮湿及时更换。②戴眼镜的医务人员在离开隔离区前应进行眼镜的消毒。③医务人员接触多个同类传染病人时，防护服可连续应用，接触疑似病人必须一人一用一更换，当被血液、体液等污物污染时及时更换。④戴医用防护口罩或全面型呼吸防护器应进行面部密合性试验。

（四）预防要求

第一，医务人员应正确掌握消毒、隔离的要求、方法和技能。第二，在隔离区工作的医务人员应每日测体温两次，体温超过37.5℃及时就诊。第三，医务人员应严格执行区域划分的流程，按程序做好个人防护方可进入病区，下班前应沐浴更衣后方能离开隔离区。

五、无菌操作原则

（一）环境清洁

环境清洁无积灰。进行无菌技术操作前半小时，须停止清扫地面、铺床等工作，减少人员走动，以降低室内空气中的尘埃。需要时，紫外线消毒30分钟后操作。

（二）操作前准备

衣帽穿戴要整洁。帽子要把全部头发遮盖，口罩须遮住口鼻，并修剪指甲，洗手。无菌操作用物准备齐全，胶布、敷贴等用物根据需要事先准备。必要时穿好无菌衣，戴好无菌手套。

（三）无菌物品管理

放置无菌包或无菌容器的橱柜须清洁无积灰，无菌物品与非无菌物品应分别放置。无菌物品一经使用或过期、潮湿应视为不能使用。落在地上的无菌物品、无菌包视为污染，不得使用。无菌物品不可长期暴露在空气中，必须存放于无菌包或无菌容器内，复用的无菌器械一经使用后，必须再经无菌处理后方可再次使用。无菌容器中取出的物品，虽未使用，也不可放回无菌容器内。疑有污染，不得使用。

（四）无菌盘

无菌盘是指将无菌巾铺在洁净、干燥的治疗盘内。形成一片无菌区域，放置无菌物品，供治疗时使用。传统的无菌盘有效期为 4 小时，用后及时处置。常在集体注射时，为避免无菌注射器的污染而铺设。无菌注射器必须一人一药一弃，严禁随意放于非无菌盘内。

（五）取无菌物

操作者距无菌区 20cm，取无菌物品时须用无菌持物钳（镊）或戴无菌手套。非无菌部位或未经消毒的物品，不可触及无菌物品或跨越无菌区域，手臂应保持在腰部以上。

（六）无菌操作

第一，严格区分无菌区域与非无菌区域，无菌物品与非无菌物品。第二，根据操作需要，铺设适宜的无菌范围，必要时穿无菌衣、戴无菌手套。第三，避免面对无菌区谈笑、咳嗽、打喷嚏。第四，如器械、用物疑有污染或已被污染，即不可使用，应更换或重新灭菌。一套无菌物品供一位患者使用。第五，换药、口腔护理等无菌操作时须区分置污物容器与置无菌物品容器，接触病人器械与取用无菌物品器械；严格专用，不得混用。污物容器靠近病人，无菌容器置于污物容器之后。传递无菌物品时，无菌器械在上，接触病人器械在下。第六，置管时，病人体内段严格无菌，不得污染器械或被手所污染。第七，注意操作顺序与流程，由洁至污，由内至外，由上至下。

第三节 医务人员防护用品的正确使用

医务人员防护用品包括口罩、护目镜、防护面罩、手套、隔离衣、防护服、鞋套、防水围裙、帽子等。防护用品应符合国家相关标准，在有效期内使用。

一、口罩

（一）口罩的作用

口罩可预防经空气、飞沫传播的疾病，戴口罩还可以减少病人的血液、体液等传染性物质溅入医护人员的口及鼻腔；同时防止医务人员将病原体传染给病人。

（二）常用口罩分类

常用口罩可分为医用外科口罩和医用防护口罩等。

（三）口罩的选择要求

选择口罩应符合 GB19083-2010《医用防护口罩技术要求》中的标准。其中《医用防护口罩技术要求》规定口罩滤料的颗粒过滤效率应不小于 95%。

（四）常用口罩的特点

医用外科口罩：是指能阻止血液、体液和飞溅物传播的，医务人员在有创操作过程中佩戴的口罩，能覆盖住使用者的口、鼻及下颌，为防止病原微生物、体液、颗粒物等直接透过提供物理屏障。外科口罩的外观、结构尺寸、过滤效率、防止血液穿透的能力等都有明确的要求，至少应符合我国医药行业标准医用外科口罩的要求。标准的医用外科口罩分3 层，外层有阻水作用，可防止飞沫进入口罩里面，中层有过滤作用，可阻隔空气中大于90% 的 5μm 颗粒，近口鼻的内层有吸湿作用，能阻止血液、体液和飞溅物传播。

医用防护口罩：是指能阻止经空气传播的直径感染因子或近距离（< 1m）接触经飞沫传播的疾病而发生感染的口罩。医用防护口罩的使用包括密合性测试、培训、型号的选择、医学处理和维护。根据 GB19083—2010《医用防护口罩的技术要求》，医用防护口罩的过滤效率分 1、2、3 三级，分别是在气体流量为 85L/min 的情况下，口罩对非油性颗粒过滤效率≥ 95%、≥ 99% 和≥ 99.97%。在佩戴时，口罩应覆盖佩戴者的口鼻部，每次佩戴医用防护口罩进入工作区域之前均应进行密合性检验。

（五）口罩的应用指征

应根据不同的操作要求选用不同的口罩。一般医疗活动可佩戴纱布口罩或一次性使用外科口罩。在手术室工作或护理免疫功能低下的病人、进行体腔穿刺时应戴外科口罩。接触经空气、飞沫传播的呼吸道感染病人时，应戴外科口罩或医用防护口罩。

（六）口罩的佩戴方法

1. 外科口罩佩戴方法

①佩戴口罩前必须清洁双手。②口罩有颜色的一面向外，或口罩包装上有佩戴方法说明，应依照指示佩戴。③口罩藏有铁丝的一面向上，将口罩下方带系于颈后，上方带系于头顶上方。④将双手指尖放在鼻夹上，从中间位置开始，用手指向内按压，并逐步向两侧

移动，根据鼻梁形状塑造鼻夹。⑤口罩应完全覆盖口鼻和下巴。

2. 医用防护口罩佩戴方法

①一手托住防护口罩，有鼻夹的一面向外。②将防护口罩罩住鼻、口及下巴，鼻夹部位向上紧贴面部。③用另一只手将下方系带拉过头顶，放在颈后双耳下。④再将上方系带拉至头顶。⑤将双手指尖放在金属鼻夹上，从中间位置开始，用手指向内按鼻夹，并分别向两侧移动和按压，根据鼻梁的形状塑造鼻夹。

（七）注意事项

第一，使用医用防护口罩或外科口罩时不要用一只手捏鼻夹，防止口罩鼻夹处形成死角漏气，降低防护效果，同时使口罩与面部有良好的密合。第二，外科口罩应一次性使用。第三，口罩潮湿后应立即更换。第四，口罩受到病人血液、体液污染后应及时更换。第五，每次佩戴防护口罩进入工作区域前，应进行密合性检查。检查方法为：将双手完全盖住防护口罩，快速地呼气，若鼻夹附近有漏气应按佩戴方法"步骤5"调整鼻夹，若漏气位于四周，应调整到不漏气为止。第六，纱布口罩应保持清洁，定期更换、清洗与消毒。

二、护目镜、防护面罩

（一）护目镜、防护面罩的作用

医务人员为病人进行诊疗护理过程中，佩戴护目镜或防护面罩可有效防止病人的血液、体液等物质溅入医务人员眼睛、面部皮肤及黏膜。

（二）分类

根据其形状和作用可分为护目镜、防护面罩。

（三）护目镜的选择要求

选择护目镜应符合（DB11/188—2003）《医用防护镜技术要求》中的标准，如顶焦度、棱镜度偏差、色泽、可见光透射比、抗冲击性能、耐腐蚀和消毒性能等应符合规定。护目镜及防护面罩应有弹性佩戴装置。

（四）护目镜、防护面罩的应用指征

第一，在进行诊疗、护理操作，可能发生病人血液、体液、分泌物等喷溅时。第二，近距离接触经飞沫传播的传染病人时。第三，为呼吸道传染病人进行气管切开、气管插管

等近距离操作，可能发生病人血液、体液、分泌物喷溅时，应使用全面型防护面罩。

（五）注意事项

第一，在佩戴护目镜或防护面罩前应检查有无破损，佩戴装置是否松懈。第二，护目镜或防护面罩用后应清洁与消毒。

三、手套

（一）手套的作用

第一，预防医务人员手上的病原微生物传给病人。第二，预防病人身体的病原微生物传给医务人员。第三，预防医务人员手上的病原微生物污染环境。

（二）手套的分类

根据操作目的不同可将手套分为清洁手套和无菌手套两类。

（三）手套的选择要求

选择手套应符合 GB10213—2006《一次性使用橡胶检查手套》和 GB7543—2006《橡胶医用手套》的标准。

（四）手套的应用指征

1. 清洁手套的应用指征
①接触病人的血液、体液、分泌物、排泄物、呕吐物时。②接触污染物品时。

2. 无菌手套的应用指征
①医务人员进行手术等无菌操作时。②接触病人破损皮肤、黏膜时。③接触机体免疫力极度低下的病人时。

（五）无菌手套戴脱方法

1. 戴手套的方法
①打开手套包，一手掀起口袋的开口处。②另一手捏住手套翻折部分（手套内面）取出手套，对准五指戴上。③掀起另一只袋口，以戴着无菌手套的手指插入另一只手套的翻边内面，将手套戴好，然后将手套的翻转处套在工作衣袖外面。

2.脱手套的方法

①用戴着手套的手捏住另一只手套污染面的边缘将手套脱下。②戴着手套的手握住脱下的手套，用脱下手套的手捏住另一只手套清洁面（内面）的边缘，将手套脱下。③用手捏住手套的里面丢至医疗废物容器内。

（六）注意事项

第一，诊疗护理不同的病人之间必须更换手套。第二，操作完成后脱去手套，必须按规定程序与方法洗手；戴手套不能替代洗手，必要时进行手消毒。第三，戴手套操作中，如发现手套有破损时应立即更换。第四，戴无菌手套时应防止手套污染。

四、隔离衣和防护服

应根据诊疗工作的需要，选用隔离衣或防护服。隔离衣应后开口，能遮盖住全部衣服和外露的皮肤，清洗消毒后可重复使用。防护服应符合GB19082-2009《医用一次性防护服装技术要求》的规定。

（一）隔离衣应用指征

第一，接触经接触传播的感染性疾病患者如传染病患者、多重耐药菌感染等患者时。第二，对患者实行保护性隔离时，如大面积烧伤患者、骨髓移植患者等的诊疗、护理时。第三，可能受到患者血液、体液、分泌物、排泄物喷溅时。

（二）防护服的选择要求

选择一次性防护服应符合GB 19082—2009《医用一次性防护服技术要求》的规定，防护服应具有良好的防水性、抗静电性、过滤效率和无皮肤刺激性，穿脱方便，接合部严密，袖口、脚踝口应为弹性收口。

（三）防护服应用指征

第一，临床医务人员在接触甲类或按甲类传染病管理的传染病患者时。第二，接触经空气传播的传染病患者，可能受到患者血液、体液、分泌物、排泄物喷溅时。

（四）防护服穿脱方法

一次性防护服穿脱方法如下：

1. 穿一次性防护服

无论是联体还是分体防护服，先穿下衣，再穿上衣，然后戴好帽子，最后拉上拉链。

2. 脱一次性防护服

①脱分体防护服时应先将拉链拉开。②向上提拉帽子，使头部脱离帽子。③脱袖子、脱下上衣时将污染面向里放入医疗废物袋。④脱下衣，由上向下边脱边卷，污染面向里，脱下后放入医疗废物袋。⑤脱连体防护服时，先将拉链拉到底。⑥向上提拉帽子，使头部脱离帽子，脱袖子。⑦从上向下边脱边卷。⑧脱下衣，将污染面向里脱下后放入医疗废物袋内。

（五）注意事项

第一，穿防护服前要检查防护服有无破损。第二，穿防护服后只限在规定区域内进行操作活动。第三，穿防护服时勿使衣袖触及面部及衣领。第四，防护服有渗漏或破损应立即更换。第五，脱防护服时要注意避免污染。

五、鞋套

（一）鞋套的选择要求

鞋套应具有良好的防水性能，并一次性应用。

（二）鞋套的应用指征

第一，从潜在污染区进入污染区时和从缓冲间进入负压病室时应穿鞋套。第二，进入重点保护区如 ICU、血液病房、烧伤病房、器官移植病房等时。

（三）注意事项

第一，鞋套只在规定区域内穿，离开该区域时应将鞋套脱掉。第二，鞋套如有破损时应及时更换。

六、防水围裙

（一）防水围裙的作用

防止病人的血液、体液、分泌物及其他污染物质浸湿、污染工作服。

（二）防水围裙的分类

根据材质，围裙分为可复用的塑胶围裙及一次性防水围裙两类。

（三）防水围裙的应用指征

第一，清洗复用医疗器械等时。第二，当可能有病人的血液、体液、分泌物及其他污染物质喷溅时。

（四）注意事项

第一，一次性防水围裙应一次性使用，受到明显污染时应及时更换。第二，重复使用的塑胶围裙用后应及时清洗与消毒。第三，围裙如有破损或渗透应及时更换。

七、帽子

（一）帽子的作用

第一，预防医务人员受到感染性物质污染。第二，预防微生物通过头发上的灰尘、头皮屑等途径污染环境和物体表面。

（二）帽子的分类

根据制作材质的不同，帽子可分为一次性帽子及布制帽子两类。

（三）帽子的应用指征

第一，进入污染区和洁净环境前。第二，进行诊疗等无菌操作时。

（四）注意事项

第一，布制帽子应保持清洁，定期更换与清洁。第二，如被病人血液、体液污染时应立即更换。第三，一次性帽子不得重复使用。

第四节 手卫生与感染医院

医院工作的医务人员及与感染患者或传染病病人接触的人员，他们手上细菌的数量和种类与其接触的密切程度呈正相关。有研究表明，病区内护理员手上的病菌数量多于护士，而护士手上细菌的数量和种类又多于医生。

一、医务人员手的微生物污染

手上所带的细菌可分为两大类：常居菌和暂居菌。常居菌：也称固有性细菌，能从大部分人的皮肤上分离出来的微生物。这种微生物是皮肤毛囊和皮脂腺开口处持久的固有的寄居者，并随气候、年龄、健康状况、个人卫生习惯、身体的部位不同而异，不易被机械的摩擦清除。如凝固酶阴性葡萄球菌、棒状杆菌类、丙酸菌属、不动杆菌属等。暂居菌：也称污染菌或过客菌丛，寄居在皮肤表层，常规洗手很容易被清除。接触病人或被污染的物体表面时可获得，而附着在手的皮肤上，其数量差异很大，主要取决于宿主与周围环境的接触范围。其可随时通过手传播。

医院工作人员手上革兰氏阴性杆菌携带率为 20% ～ 30%，而烧伤病房或监护病房工作人员可高达 80% 或更多。25% 普通医院护士手上分离到金黄色葡萄球菌，也有报道高达 68% 者。一般手上不存在大量致病菌，除非在从事比较脏的工作后。

二、洗手的定义及目的

（一）定义

手卫生：为医务人员洗手、卫生手消毒和外科手消毒的总称。

洗手：医务人员用肥皂（皂液）和流动水洗手，去除手部皮肤污垢、碎屑和部分致病菌的过程。

卫生手消毒：医务人员用速干手消毒剂揉搓双手，以减少手部暂居菌的过程。

外科手消毒：外科手术前医务人员用肥皂（皂液）和流动水洗手，再用手消毒剂清除或者杀灭手部暂居菌和减少常居菌的过程。使用的手消毒剂可具有持续抗菌活性。

手消毒剂：用于手部皮肤消毒以减少手部皮肤细菌的消毒剂，如乙醇、异丙醇、氯己定、碘伏（聚维酮碘）等。

（二）洗手的目的

是为了消除或杀灭手上的微生物，切断通过手的传播感染途径。据卫生部抽查结果报道，医护人员操作前能做到洗手的仅有54%；洗手及擦手用毛巾合格率仅为32%。大部分医护人员洗手后均在白大衣上擦干。因此，洗手是一个既简单又难以很好执行的一项基本措施，务必引起医护人员的高度重视。

许多流行病学调查证实，手是传播医院感染的重要途径，可手又无法进行灭菌处理，因为有效的灭菌方法不能用于皮肤，有效的消毒剂也往往因为毒性太大而不能应用于皮肤，因此，经常性的洗手是防止手上的细菌传播、预防医院感染的重要手段。

特别应该强调指出的是常住菌可以通过皮肤脱屑及出汗等途径转化为暂住菌，暂住菌也可以通过摩擦或不及时清洗而转化为常住菌，因此我们应强化洗手的意识。

三、洗手的指征

在医院内非紧急情况下，医务人员在下列情况下均应认真洗手：第一，进入和离开病房前，在病室中由污染区进入清洁区之前。第二，进行深部侵入性操作前，如脑室引流，胸腔穿刺等。第三，护理每例特殊高危病人前，如严重免疫缺陷病人和新生儿。第四，接触伤口，无论是切口、创口或深部切口前后。第五，处理污染的物品后，如接触被血液、体液、分泌物或渗出物污染的物品。第六，在护理感染病人或可能携带具特殊临床或流行病学意义的微生物（如多重耐药菌）的病人之后。第七，与任何病人长时间和密切接触后。第八，在高危病房中接触不同病人前后。第九，戴脱手套前后；戴脱口罩前后；穿脱隔离衣前后。第十，准备及分发病人食品或发药送水等；无菌操作前后。

四、手消毒

（一）卫生手消毒

单纯用水冲洗手虽简单但效果差。用液体肥皂洗15秒钟，可使手上的金黄色葡萄球菌减少77%，洗2分钟可减少85%；对铜绿假单胞菌效果更好，洗12秒钟可去除92.4%，洗2分钟可去除97.8%。肥皂洗手也可有效地去除手上的巨细胞病毒。近年来，使用消毒纸巾或皮肤消毒剂直接擦拭代替肥皂洗手取得了较好的效果。

手的消毒是指使用消毒剂杀灭手上沉积的致病微生物，主要是暂住菌，常住菌也可被部分杀死。医护人员通过手消毒能去除暂住菌，以达到控制医院感染的目的。用于此方法的消毒剂要求在短时间内（一般不超过1分钟，最好在15～30秒）能将污染的微生物数量降到安全水平。

（二）外科手消毒

外科手消毒常规方法是，先用肥皂刷洗双手，再用消毒剂消毒。其目的是彻底消除手术者手上的细菌，防止细菌从他们手上污染至手术部位。为此，采取此项措施，不仅能消除手上的暂住菌，还能杀灭常住菌，达到近于无菌状态并维持较长时间的抑菌作用，应使用具有后效作用的消毒剂来消毒手。近年来出现一些药刷，用于外科手消毒，效果甚佳。

五、正确的洗手方法

（一）洗手的条件与设备

1. 水质的选择

洗手用水必须是优质的自来水或消毒过的水，不应使用预先用热水器加热到37℃的水，因为这种水通常易被铜绿假单胞菌或其他革兰氏阴性菌污染，这类细菌有人称它们为"嗜水杆菌"，容易在水中大量繁殖。温水、流动水有助于肥皂更好地发挥作用，可多冲掉些附着不牢固的污物。如果用温水洗手，则应加热后立即使用，或使用前现用热水和凉水调和。更不能应用脸盆内的存水，因为不流动的水是细菌的良好"培养基"，使用不流动水洗手的结果不但不能减少手上的细菌量，还可能会适得其反，成为手的污染环节，而使感染传播。

2. 洗手池的设置

洗手池必须数量充足，位置合理，每个病房内应有一个洗手池。居住数个病人的大病房，特别是重症监护病房内，最好设置多个洗手池。洗手池的位置应便于使用，而且不妨碍有效利用室内空间，如紧靠门处，进行侵入性操作的邻近处。

3. 水龙头的开关

水龙头最好是采用肘式、脚踏式、红外线传感自动调节开关，这种水龙头开关比较安全、卫生、方便，而且节约用水。医院的手术室、产房、重症监护室等重点部门应当采用非手触式水龙头开关。

应特别强调指出，绝对不可为了防止溅水或使水流柔和，而将纱布缠绕或用其他材料"套管"。因为湿纱布有利于铜绿假单胞菌生长和繁衍，"套管"也常会成为细菌滋生之处。

4. 肥皂和皂液的卫生

洗手的肥皂必须质量好、刺激性小，并应保持干燥。潮湿肥皂为细菌提供良好的生存条件，有的学者对洗手肥皂进行检测发现，盛放在肥皂盒中的肥皂带菌率为100%，其中致病菌为42.9%，当改用线绳悬挂肥皂其带菌率随之降至为16.7%，其中致病菌仅为8.3%。

由此可见，保持肥皂干燥至关重要。

如果采用液体肥皂，于封闭挤压容器中使用，每次用完后容器必须更换，经清洗、消毒后再装入新的皂液，切不可未用完就加新液，以防止细菌在溶液中生长。

5. 擦手巾及手的烘干装置

反复使用的潮湿棉织毛巾可集聚大量细菌，洗净的双手若用这样的毛巾擦手，很容易使洗过或消毒过的手再污染。因此，擦手的毛巾必须是清洁干燥的，最好是使用后丢弃或一次性使用的擦手纸巾。

近年来采用烘干器，可利用热风将洗后的手吹干。这一方法可明显减轻洗手后的污染。但是对烘干器也有不同的看法，有些人认为气流中同样可携带致病菌；但多数人则认为，气流中的细菌很少，干燥过程中手被污染的可能性较小。但主要问题是干燥速度较慢，医务人员往往在手还未完全吹干就离开了。在有条件的情况下可装备烘干器，但手术室不推荐使用。

（二）洗手方法

第一，取下手上的饰物及手表，打开水龙头，弄湿双手。第二，擦上肥皂或接取无菌皂液。第三，充分搓洗 10 ~ 15 秒，注意指甲、指缝、拇指、指关节等处，范围为双手的手腕及腕上 10cm。第四，流动水冲洗。第五，用擦手纸巾或安全帽包住水龙头将其关闭，或用肘、脚关闭水龙头。第六，六部洗手法。第七，必要时增加对手腕的清洗。

用以上正确的洗手方法，可清除和降低暂住菌的密度，一般认为能使手表面的暂住菌减少 1000 倍，以减少经手的交叉感染。

（三）医务人员手无可见污染物时

可以使用速干手消毒剂（其是指含有乙醇和护肤成分，并应用于手部，以减少手部细菌的消毒剂）消毒双手代替洗手。

（四）手消毒剂的选择应遵循的原则

第一，选用的手消毒剂应当符合国家有关规定。第二，手消毒剂对医务人员皮肤刺激性小、无伤害，有较好的护肤性能。第三，手消毒剂的包装应当能够避免导致二次污染造成致病微生物的传播。

六、外科洗手

（一）外科手卫生设施应当遵循以下原则

第一，外科洗手池应设置在手术间附近，大小适度，易于清洁。第二，外科洗手池水龙头的数量应根据手术台的数量设置，不应当少于手术间的数量。第三，外科洗手可以使用肥皂、皂液，有条件的医疗机构应使用抗菌肥皂或者皂液。第四，盛装肥皂或者皂液的容器应当每周进行清洁消毒，对容器进行清洁消毒时，容器内剩余的皂液应弃去，使用固体肥皂应当保持干燥。第五，用于刷手的海绵、毛刷及指甲刀等用具应当一用一灭菌或者一次性使用，洗手池应当每日清洁。第六，外科手消毒剂应当符合国家有关规定，手消毒剂的出液器应当采用非接触式，手消毒剂放置的位置应当方便医务人员使用。第七，外科洗手后使用无菌巾擦手，盛装无菌巾的容器应当干燥、灭菌。第八，洗手区域应当安装钟表。

（二）外科手消毒剂的选择应当遵循以下原则

第一，能够显著减少完整皮肤上的菌落数量。第二，含有不刺激皮肤的广谱抗菌成分，能够在手术期间内连续发挥杀菌作用。第三，作用快速。第四，与其他物品不产生拮抗性。

（三）外科手消毒应当达到以下目的

外科洗手和手的消毒目的是完全清除术者手上的细菌，从而达到在手套破裂未被及时发现时，防止细菌从术者手上转移至手术部位。因此，采取这一措施，不仅应能清除手上的暂住菌，还要尽可能杀灭常住菌，达到接近无菌状态，并维持较长时间的杀菌和抑菌状态。第一，清除指甲、手、前臂的污物和暂居菌。第二，将常居菌减少到最低程度。第三，抑制微生物的快速再生。

（四）医务人员外科手消毒应当遵循以下方法

1. 清洗双手、前臂及上臂下 1/3

具体步骤是：①洗手之前应当先摘除手部饰物，并按要求修剪指甲；禁止佩戴假指甲、戒指。②取适量的肥皂或者皂液刷洗双手、前臂和上臂下 1/3；清洁双手时应清洁指甲下的污垢。③流动水冲洗双手、前臂和上臂下 1/3。④使用清洁毛巾彻底擦干双手、前臂和上臂下 1/3。

2. 进行外科手消毒时

应将适量的手消毒剂认真揉搓至双手的每个部位、前臂和上臂下 1/3，充分揉搓 2 ~ 6 分钟，用洁净流动水冲净双手、前臂和上臂下 1/3，用无菌巾彻底擦干；使用免洗手消毒剂是指取适量消毒液于手心，双手相互揉搓直至干燥，无须外用水的一种消毒剂则充分揉搓至消毒剂干燥，即完成外科手消毒。

七、不同病区医务人员手部的清洁与消毒

自从人们发现手是医院内病菌的主要传播媒介后，对于手部皮肤的清洁与消毒日益重视。任何一项医疗方案的实施，都需要医务人员的参与；而治疗目的能否达到，则与他们的双手是否符合卫生学的要求有密切关系。目前，对于如何进行手的清洁、消毒，怎样选用具体的消毒方法等问题，尚缺乏统一的认识；操作中掌握的标准也不尽相同。

（一）普通病区的洗手规则

在综合性医院，普通门诊和普通病房是重要组成部分，这里把它们列为普通病区。普通门诊系指除传染病科和急诊室外的各科门诊；普通病房主要指内、外、妇、儿、眼、耳鼻喉等科室的病房（不包括重症监护病房、烧伤病房和器官移植病房等）。在普通病区就诊和接受治疗的病人，病种繁多，情况复杂，并有相当数量的危重和疑难病例。据统计，医院医疗工作的 90% 以上是在普通病区内完成的。在这支庞大的病人队伍中往往混有某些感染性和传染性病人，并可能就诊于普通门诊或被安置在普通病房。另外还有许多老年病人、慢性病病人和未成年人，这些人中有一部分体质衰弱、免疫力及对细菌的抵抗力均较低下，无疑会增加他们医院感染的危险性。对这些不利因素，医务人员应有充分的认识和警惕，尤其应看到，在这类感染中，医务人员可能成为疾病的传播者。所以，除应做好普通病区的分诊、检诊外，还应重视有关的消毒或隔离制度，严格遵守各项医院感染的管理规章，做好自身双手的清洁和消毒，以减少或杜绝通过手传播疾病的发生。

（二）重点感染区的洗手规则

综合医院中重点感染区主要包括各种重症监护病房、烧伤病房、器官移植病房等。在这些病区接受治疗的病人，机体免疫力和对病菌的抵抗力均处于极端低下的状态，是医院感染的高发人群，且有较高的死亡率。有人报道，接受重症监护和治疗的患儿，其医院感染的发生率与住院时间的长短有明显关系，即住院时间越长，医院感染的发生率越高。烧伤病人的高度易感性几乎是所有病人生存的一大难关。烧伤面积超过 40% 的病人，尽管使用了大量昂贵的抗生素，感染的发生几乎仍接近 100%，组织与器官移植乃是现代医学

领域中的一个较新课题，它挽救了不少过去被认为是不治之症病人的生命，但是由于这类病人接受免疫抑制剂的治疗，加之自身疾病的严重程度使抗病能力明显下降，现代化的防护设备和抗生素的使用虽可帮助病人获得新生，但病人易感染性仍是医师们感到棘手的问题。据报道，140 例肾移植病人，1/4 发生菌血症，其中有 1/3 菌血症患者死亡。尽管原因是多方面的，但由于医务人员手部清洁和消毒不当所致的感染占有相当的比重。在重点感染病区，特殊护理及治疗频繁，有较多的介入性操作，医务人员与病人的直接接触明显高于普通病区。所以，在这个区域内，严格实施手部皮肤的清洁与消毒显得尤为重要。

第七章 卫生检验、微生物检验技术

第一节 卫生检验与检疫技术

一、环境污染与人体健康的关系分析

当前，全球环境污染形势严峻，其中又以发展中国家最为典型。世界卫生组织（WHO）表示，中国每年由环境及其相关因素引发的疾病负担为 21%，而人类 80% ~ 90% 的癌症与环境因素有关。因此，研究环境污染，特别是各种环境污染因子对人体的影响具有重要意义。

（一）大气与人体健康的关系

1. 大气颗粒物与人体健康

（1）PM2.5

PM2.5 主要损害呼吸系统和心血管系统，其可沉积在整个呼吸道，特别是小气道和肺泡，导致咳嗽、哮喘、呼吸困难、降低肺功能、患慢性支气管炎等，对老人和小孩等的作用尤为明显。PM2.5 浓度与健康损害作用呈线性相关，PM2.5 每升高 $10\,\mu g/m^3$，心血管疾病死亡率、肺癌死亡率和总死亡率分别升高 6.00%、8.00% 和 4.00%。

（2）PM10

PM10 浓度的增加也与疾病的发病率、死亡率密切相关。与 PM2.5 不同，PM10 主要沉积在上呼吸道，其浓度每增加 $10\,\mu g/m^3$，全死因、心血管疾病和肺癌死亡率风险分别增加 14%、26% 和 37%。

总体而言，PM2.5 对人体危害主要表现在易引发呼吸道疾病，而 PM10 主要引起炎症和降低免疫力等。

2. 大气化合物与人体健康

NOx、SO_2 和 O_3 等大气化合物也能对人体健康产生巨大的危害。NOx 中 NO_2 能影响肺泡内的巨噬细胞，从而破坏肺泡。SO_2 可增加室性心律失常的发生率。O_3 可促进呼吸系统死亡，浓度每增加 10 ppm，死亡率增加 1.040%，但是较其他空气污染因子，对心脏性

死亡影响作用小。

（二）水与人体健康的关系

水是人体发生化学反应的介质，人类 80% 的疾病和 50% 的儿童死亡率都与饮水水质不良有关。

恶性肿瘤、脑血管病和心脏病中 90% 的癌症由化学致癌物引起，而饮水是重要的途径之一，水体质量每下降 1%，消化道癌症发生率提高 9.7%。国内外很多研究也证实了供水水体中的有机污染物具有遗传毒性。

（三）土壤与人体健康的关系

土壤污染包括重金属、持久性有机化合物、农药和化肥施用等方面，主要通过污染农产品由食物链进入人体产生危害。

重金属移动性差、滞留时间长，不能被微生物降解，主要可通过消化道、呼吸道等途径进入人体，随着累积量增加，人体毒性逐渐显现。超剂量土壤重金属则对人体造成严重伤害，如汞过量引起的水俣病。

持久性有机污染已成为全球八大环境问题之一。食用有机污染食品可能导致如过敏、免疫系统和生殖器官受损等症状，更严重的如生物难降解有机质，会通过食物链进入人体，具有"三致"作用和不可逆性。

双对氯苯基三氯乙烷（DDT）等大部分农药不容易被降解，土壤残留率非常高，而农药和化肥中的有机磷农药（OPs）具有生殖毒性。长期接触低剂量的 OPs 也可改变精液染色质结构，且约 75% 精液样品为低受精能力，DNA 破碎指数 > 30%，较对照平均水平高20.1%。

（四）物理性污染与人体健康的关系

物理性污染是由光污染、噪声、电磁辐射等物理因素引起的环境污染。光污染主要引起视力下降、诱发疾病、影响心理健康等方面，长时间在白色光亮污染环境下学习和工作，其白内障发病率高达 45%。噪声能通过引起心率改变和血压增高导致心脏病发病率增加，还能使儿童智力发育缓慢、使胎儿畸形。电磁辐射是必须控制的主要污染物，电磁辐射能显著增高白血病患病率；长期使用手机将增加患脑瘤的概率。

二、公共场所卫生监督管理策略

随着我国文明化社会进程的加快，人们对公共场所的卫生问题也格外关注，从人们的必需品到生活环境都有了更高的要求。但是，我国的公共场所卫生监督管理工作中还有很多问题存在，这些不仅与监督工作和人们认识不到保护卫生环境的重要性有关，还与相关卫生场所的监管不力有关。因此，只有把这些问题解决好，才能保证我国公共场所的管理工作更好地开展，促进卫生管理工作的长远发展。

公共场所是指人们社会活动的各种场所，它包含工作、学习、文化、娱乐、休息等方面，同时公共场所是反映一个国家、民族经济发展状况和精神文明的窗口。并且，公共场所平时会聚集大量的流动人口，为人们的生产、生活发挥了重要的作用，代表着一个城市的精神文明。公共场所的种类有很多，如人们休闲娱乐的广场，买东西的购物场所，住宿的酒店场所等，对人们生活的方方面面都发挥着作用。所以，公共场所卫生管理工作，是保障人们健康生活的基础。公共场所是人们休闲娱乐的地方，平时会有大量人群聚集，而且人口流动性很大。如果卫生情况不好，就为疾病的产生和传染创造了条件，特别是会造成传染性极强的疾病大规模暴发。因此，提高对公共场所的卫生监督管理工作就显得十分重要，它不仅可以保障人们的健康生活，还代表着城市与外界交流的面子，代表着一个城市的形象。

（一）完善相关的法律制度

生活中的卫生管理工作，为相关法律制度的完善提供了建议。一项完善的法律法规，是更好地进行卫生管理的依据。将在公共场所中可能出现的问题都加入法规中，可以保证管理工作更好地开展，使公共场所的监督管理做到有法可依、执法必严、违法必究，起到震慑人心的作用，从而使人们能够自觉地维护公共场所的卫生安全，促进公共场所卫生管理工作的长远发展。

（二）加大宣传力度，提高经营管理者的安全意识

公共场所的管理人员要加大对卫生安全的宣传力度，使人们能够了解到卫生安全的重要性。尤其是公共场所的服务性行业，如果没有较强的卫生安全意识，会影响人们的健康生活。卫生管理人员应开展不定期的宣传活动，通过媒体的形式，提高经营单位对卫生安全的认识和了解，并更好地参与到卫生安全管理工作中，从而提高公共场所卫生管理工作的效率。

（三）提高公共场所卫生管理人员的素质

在对公共场所的卫生管理人员进行选聘时，不能一味地追求工作效率，要注重工作质量。因此，在招聘时，要选择高素质的管理人员，使卫生管理工作能够被大家认可。此外，政府要加大对卫生管理部门的人力、物力、资金的投入，保证卫生管理工作能够有质量、有效地开展。

综上所述，公共场所在人们的生活、生产中发挥着重要的作用，做好公共场所的卫生监督管理工作，可以使人们更加健康、便利地生活。因此，我国政府要保证公共场所的卫生管理工作很好地开展，并通过相关的法律措施，强化人们对于卫生安全重要性的意识，促进我国文明社会的发展。

第二节 细菌感染及其检验技术

一、细菌的形态结构与生理特征

在一定条件下，细菌具有相对恒定的形态和结构，了解细菌的形态与结构，对鉴别细菌、防治细菌感染及研究细菌的生物学特性、致病机制、免疫特征等具有重要意义。

（一）细菌的基本形态

通常用微米（μm）作为测量细菌大小的计量单位。不同种细菌大小不一，同种细菌也可因菌龄和环境因素的影响，大小有所差异。

细菌基本形态有球菌、杆菌和螺形菌。球菌大体上为球形细胞。按其分裂繁殖时细胞分裂的平面不同，菌体的分离是否完全以及分裂后菌体之间相互黏附的松紧程度不同，可形成不同的排列方式，此特点可用于细菌鉴定。杆菌多数为直杆状，亦可呈棒状；多数分散排列，亦可呈链状、栅栏状等。螺形菌菌体弯曲，分为弧菌、螺菌、螺杆菌和弯曲菌。

（二）细菌的基本结构

细菌的基本结构包括细胞壁、细胞膜、细胞质及核质等。

1. 细胞壁

是细菌最外层结构，与细胞膜紧密相连。主要功能是维持菌体固有的形态，抵抗低渗环境。革兰阳性细菌细胞壁较厚，其主要成分为肽聚糖、磷壁酸和少量蛋白质；革兰阴性细菌细胞壁较薄，肽聚糖含量少，肽聚糖外层还含有由脂蛋白、磷脂和脂多糖组成的多层结构。两者结构的不同导致在染色性、抗原性、致病性及对药物的敏感性等方面有很大差异。

细菌L型是细菌细胞壁的肽聚糖结构受到理化或生物因素的直接破坏或合成被抑制，在高渗环境下仍可存活者。细菌L型在体内、外人工诱导或自然情况下均可形成，呈高度多形性，染色不均，多被染成革兰阴性菌。在高渗低琼脂含血清的培养基中培养后形成荷包蛋样、颗粒状或丝状菌落。去除诱发因素后，有些L型细菌仍可恢复为原菌。

2. 细胞膜

位于细胞壁内侧，基本结构是脂质双层。细胞膜含有多种酶类，参与细胞结构的合成。其中与肽聚糖合成有关的酶类，也是青霉素作用的主要靶位，称其为青霉素结合蛋白，与细菌的耐药性形成有关。

3. 细胞质

为细胞膜包裹的溶胶状物质，由水、蛋白质、脂类、核酸及少数糖和无机盐组成，其中含有许多重要结构如核糖体、质粒、胞质颗粒等。

4. 核质

是细菌的遗传物质，集中于胞质的某一区域，多在菌体中央，也称为细菌的染色体。

（三）细菌的特殊结构

主要包括荚膜、鞭毛、菌毛、芽孢等。

细菌的荚膜是某些细菌在细胞壁外包绕的一层黏液性物质，结合牢固，成分主要为多糖或多肽，去除后并不影响菌细胞的生命活动，为细菌血清学分型的基础。荚膜具有抗吞噬、黏附、抗有害物质损伤等作用，是细菌重要的毒力因子。

鞭毛是细菌的运动器官。根据鞭毛的数量和部位，可分成四类：单鞭毛菌、双毛菌、丛毛菌和周毛菌。鞭毛具有高度抗原性，称鞭毛抗原。有些细菌的鞭毛与致病性有关，如霍乱弧菌。根据细菌能否运动，鞭毛的数量、部位和特异的抗原性，可用于鉴定细菌和进行细菌分类。

菌毛是细菌菌体表面存在的一种丝状物，比鞭毛细、短。分为普通菌毛和性菌毛两大类。与细菌的致病性、毒力和耐药性质粒的传递相关。

芽孢是革兰阳性细菌，在特定环境下，胞质脱水浓缩，菌体内部形成一个圆形或卵圆形小体，是细菌的休眠形式。芽孢对热、干燥、辐射、化学消毒剂等理化因素具有很强的抵抗力，杀灭芽孢最可靠的方法是高压蒸汽灭菌。

（四）细菌的生理特征

1. 细菌的化学组成

包括水、无机盐、蛋白质、糖类、脂质和核酸等。水分是菌细胞主要的组成部分，占细胞总重量的75% ~ 90%。菌细胞去除水分后，主要成分为有机物，还有少数的无机离子。细菌尚含有一些原核细胞型微生物所特有的化学组成，如肽聚糖、胞壁酸等。

2. 细菌的物理性状

包括光学性质、表面积、带电现象、半透性和渗透性等。

（1）光学性质

细菌为半透明体，当光线照射至细菌时，部分光线被吸收，而另一部分光线被折射，因此，多数细菌悬液呈混浊状态，菌数越多则浊度越大，可通过比浊法粗略地估计菌量。同时，由于细菌具有多种光学性质，可使用相差显微镜观察形态和结构。

（2）表面积

细菌体积微小，相对表面积大，有利于同外界进行物质交换。

（3）带电现象

细菌的带电现象与细菌的染色反应、凝集反应，抑菌和杀菌作用等都有密切关系。

（4）半透性和渗透性

细菌的细胞壁和细胞膜都具有半透性，允许水和部分小分子物质通过，有利于吸收营养和排出代谢产物。细菌所处环境相对低渗，若处于比菌体内渗透压更高的环境中，则菌体内水分溢出，胞质浓缩，细菌不能继续生长繁殖。

3. 细菌的营养与生长繁殖

细菌分为自养菌和异养菌两大营养类型。自养菌以简单的无机物为原料，异养菌以多种有机物为原料。营养物质包括水、碳源、氮源、无机盐和生长因子等。细菌摄取营养物质的机制：水和水溶性物质通过半透膜性质的细胞壁和细胞膜进入细胞内，蛋白质、多糖等大分子营养物，经细菌分泌的胞外酶作用，分解成为小分子物质才能被吸收。营养物质进入菌体内的方式有被动扩散和主动转运。

（1）被动扩散

细菌依靠菌体表面细胞壁和细胞膜的半透性调节各种营养物质的摄取。

（2）主动吸收

细菌将许多营养物质以高于细胞外浓度积累在细胞内的过程称为主动吸收。

（3）基因移位

是一种耗能的运输营养方式，它是靠胞外酶将糖类等物质与一种耐热蛋白（HPr）和磷酸结合，使糖类等发生磷酸化而被运送到菌体内并与HPr解离。

4. 影响细菌生长的环境因素

主要包括营养物质、氢离子浓度、温度、气体等。只有处于合适的环境条件下，细菌才能进行正常的代谢繁殖。

5. 细菌的生长繁殖

单个细菌一般以简单的二分裂方式进行无性繁殖。细菌分裂数量倍增所需要的时间称为代时，多数细菌为 20 ~ 30min。个别细菌繁殖速度较慢，如结核分枝杆菌的代时长达 18 ~ 20h。

细菌群体的生长繁殖：一般细菌约 20min 分裂 1 次。群体生长繁殖可分为以下 4 期：

（1）迟缓期

是细菌进入新环境后的适应阶段。

（2）对数期

此期细菌以几何级数增长，形态、染色性、生理活性较典型，对外界环境因素的作用较为敏感。

（3）稳定期

随着环境中营养物质的消耗，毒性产物积聚，pH 值下降使繁殖速度渐趋下降，死菌数逐渐上升，此期细菌繁殖数与死亡数大致平衡。

（4）衰亡期

细菌繁殖逐渐减慢，死亡逐渐增多，死菌数超过活菌数。

6.细菌的新陈代谢和能量转换

细菌能量代谢活动主要涉及 ATP 形式的化学能。细菌有机物分解或无机物氧化过程中释放的能量通过底物磷酸化或氧化磷酸化合成 ATP。

病原菌合成细胞组分和获得能量的基质（生物氧化的底物）主要为糖类，通过糖的氧化或酵解释放能量，并以高能磷酸键的形式（ADP、ATP）储存能量。

各种细菌所具有的酶不完全相同，对营养物质的分解能力亦不一致，因而，细菌的代谢产物各不相同，此特点可用于鉴别细菌。

二、细菌的感染与免疫

细菌感染是指当细菌侵入宿主体内后，在生长繁殖的过程中释放毒性产物，与宿主细胞之间发生相互作用，导致宿主出现病理变化的过程。导致人体感染的细菌称为致病菌。当致病菌入侵后，机体免疫系统必然会产生抗感染的免疫应答，以抑制或清除其破坏作用。致病菌的毒力、侵入的门户和侵入数量的多少以及宿主抗感染免疫应答能力的强弱，决定了感染的发展和转归。细菌感染类型主要包括隐性感染、显性感染和带菌状态。

正常菌群是存在于体表和同外界相通的腔道黏膜上不同种类和数量的微生物。通常这些正常菌群和宿主以及周围环境共同处于一个微生态平衡中，对人体无害，有些属于互利共生关系。但是当这种生态平衡在某些特定情况下被打破时（如寄居部位改变、宿主免疫功能低下、菌群失调等），这些正常菌群也有可能成为机会致病菌导致感染。

细菌的致病性主要取决于三方面：细菌的毒力、侵入的数量及侵入的途径。毒力是表示细菌致病性的强弱程度，构成病原菌毒力的物质基础，主要有侵袭力和毒素两方面。影响侵袭力的因素主要为黏附素、荚膜、侵袭素、侵袭性酶类和细菌生物被膜等；毒素包括外毒素和内毒素两类。细菌致病除必须具有一定的毒力物质外，还需要有足够的感染菌量。引起感染所需的菌量多少，主要与毒力强弱和宿主免疫力的强弱有关。具有毒力及足够数量的致病菌，还必须通过合适的途径才能引起感染。

致病菌入侵机体，首先激起机体的非特异性免疫，这种免疫方式是人类在长期的种系发育和进化过程中，逐渐建立起来的。参与非特异性免疫的主要有皮肤黏膜上皮细胞、吞噬细胞、NK细胞以及正常体液和组织的免疫成分等。其特点是作用范围广泛，应答迅速。随着感染时间的延长，机体产生特异性免疫应答；特异性免疫在发挥效应的同时，又可显著增强非特异性免疫功能。特异性免疫主要包括体液免疫和细胞免疫两大类，分别由B淋巴细胞和T淋巴细胞介导。

细菌感染可分为胞外菌感染和胞内菌感染两类。抗胞外菌免疫主要以中性粒细胞的调理吞噬以及抗体和补体的溶菌作用为主，如抗金黄色葡萄球菌感染；抗胞内菌免疫主要依靠细胞免疫，如抗结核分枝杆菌感染；此外某些特殊细菌感染，如破伤风、气性坏疽等以外毒素致病为主，尚存在抗毒素免疫（以抗体为主的免疫反应）。

三、细菌的基本检验技术

细菌的基本检验技术包括传统检验技术和现代检验技术。传统检验技术包括形态学检查、分离培养与鉴定、血清学检查等。而近年来发展起来的技术包括现代免疫学检测技术、分子生物学技术等。

（一）形态学检查

形态学检查是细菌检验的重要方法之一，它是细菌分类和鉴定的基础，根据其形态、结构和染色反应性等，为进一步鉴定提供参考。

1. 不染色标本检查

不染色标本通常用于观察细菌形态、动力及运动状况。未染色细菌呈无色透明，主要靠折光率与周围环境区别。有鞭毛的细菌运动活泼，无鞭毛的细菌则呈不规则布朗运动。弧菌、螺旋体、弯曲杆菌等细菌形态和运动方式特征鲜明，具有诊断意义。常用的检查方法有压滴法、悬滴法和毛细管法等。

2. 染色标本检查

在普通光学显微镜下，可清楚地观察染色标本中细菌的形态和特殊结构，并可根据染色反应性对细菌加以分类鉴定，可根据检测目的选择染色方法，如观察普通细菌选用革兰染色，观察分枝杆菌选用抗酸染色或金胺"O"染色法，观察隐球菌通过墨汁染色法。其他还有观察细菌特殊结构的鞭毛染色、荚膜染色等。

细菌的显微镜检查是一种很有意义的基本检查方法，通过标本的直接镜检，不但可以初步判断细菌的感染类型，还能判断标本的合格与否，炎症反应程度。为了保证镜检结果的准确可靠，严格的质量控制是必不可少的，显微镜应每日维护，进行保养，并定期请厂家专业技术人员进行校正。各种染色液也应选用标准菌株定期质量控制，革兰染色可每周进行一次，其他染色方法如不是经常使用，也可在进行标本操作同时随标本质控。

（二）细菌分离培养与鉴定

1. 分离培养

传统细菌检验的前提条件是获得纯培养菌落，因此，采取合适的培养方法是很重要的，大多数细菌可以通过人工方法培养。根据待检标本的性质、培养目的和所用培养基的种类采用不同的接种方法。常用的接种方法有平板画线分离培养法、琼脂斜面接种法、穿刺接种法、液体培养基接种法、倾注平板法、涂布接种法等。通常把细菌的培养方法分为需氧培养、二氧化碳培养、微需氧培养和厌氧培养四种，根据不同的标本及不同的培养目的，选择培养方法。

获得细菌的纯培养菌落后，根据菌落的大小、形状、气味，在血平板上的溶血特征做出初步判断，完整的鉴定尚须通过生化试验，特殊细菌还须依赖血清学试验才能正确鉴定到种。

2. 生化反应

病原体鉴定过程中，常常根据病原体对营养物质的分解能力及其代谢产物的差异进行区分和鉴定。常用的生物化学试验包括糖代谢试验、蛋白质和氨基酸代谢试验、碳源和氮源利用试验、酶类试验，其他生化试验如胆汁溶菌试验。

目前已有多种微量、快速的细菌生化反应试剂盒以及半自动或全自动检测仪器应用于临床，不但快速准确，简化了工作步骤，减轻了人力，而且缩短了检验流程。无论半自动、全自动仪器或手工微量反应管，还是生化反应试剂，都必须进行严格的质量控制，才能保证结果的准确。各实验室根据经济状况及规模，采用不同的鉴定方式，无论如何，从培养基的配制到细菌接种，培养仪器的选择和生化方法的进行，都应该有一套行之有效的质量控制措施，并保证其完善、可执行及持续改进。

3. 抗生素敏感性试验

常用于细菌鉴定，如新生霉素、杆菌肽、optochin 敏感性试验，等等。应用时需要注意纸片药物含量，例如杆菌肽有 $10\mu g$ 和 $0.04\mu g$ 两种规格，用于化脓性链球菌鉴定的是后一种规格；纸片有效期，保存条件也应注意，定期用质控菌株进行质量控制。

（三）细菌的免疫学检测方法

免疫学检测是通过检测抗原或抗体确定患者是否被感染或对感染与免疫接种的免疫应答。采用免疫学方法诊断感染性疾病的实质是检测微生物具有抗原性质的组分或检测非自身蛋白相应的特异性抗体。

免疫学检测技术包括免疫学鉴定和免疫学诊断两方面。免疫学鉴定即抗原检测，可用于直接鉴定标本中的微生物或经培养后的特定微生物，以确定病原微生物的种或型。免疫学诊断即抗体测定，用于检测任何类别抗体的免疫应答、鉴定特异性抗体及检测其效价的动态变化。优点是可为患者抗感染治疗提供信息，即使当培养和革兰染色为阴性时。目前应用于细菌检测的免疫学技术有以下四种：

1. 凝集反应

用于细菌鉴定的凝集反应包括玻片法凝集试验、反向间接血凝试验、胶乳凝集试验和协同凝集试验。玻片法凝集试验简单易行，特异性强，主要用于鉴定菌种及分型。如伤寒沙门菌属、痢疾志贺菌属、霍乱弧菌等细菌的鉴定及分型。反向间接血凝试验敏感性较高，反应快速，结果易于观察，常用于脑膜炎奈瑟菌、布鲁菌、鼠疫耶尔森菌、炭疽芽孢杆菌等细菌的快速鉴定，还可用于金黄色葡萄球菌肠毒素、肉毒素等细菌毒素的检测。乳胶凝集试验敏感度虽然不及反向间接血凝试验，但由于操作简单，反应快速，而被临床广泛应用。协同凝集试验快速、简便、敏感性高，结果易于观察，已广泛用于细菌的快速鉴定和分群（型），如链球菌、脑膜炎奈瑟菌、伤寒沙门菌、痢疾志贺菌。亦用于直接检测传染病早期血液、脑脊液和其他分泌物中可能存在的微量抗原，如取流脑患者的脑脊液，直接检测脑膜炎奈瑟菌。

2. 免疫荧光技术

是用荧光素标记的抗体检测抗原或抗体的免疫学标记技术，也称荧光抗体技术，常用的方法有直接法、间接法和免疫荧光菌球法，该技术既保持了血清学的高特异性，又大大提高了检测的敏感性。直接法简便、快速、特异性强，已广泛用于临床细菌标本的快速鉴定，如检测链球菌、脑膜炎奈瑟菌、致病性大肠埃希菌、霍乱弧菌、痢疾志贺菌等。间接法的敏感性高于直接法，常用于检测链球菌、脑膜炎奈瑟菌、致病性大肠埃希菌、伤寒沙门菌等。免疫荧光菌球法常用于检测肠道中的致病菌。

免疫荧光技术已用来检测沙眼衣原体、梅毒螺旋体、嗜肺军团菌等多种微生物的抗原或抗体，亦广泛用于疟疾、利什曼病、肺囊虫病、弓形虫病和血吸虫病等寄生虫病的血清学诊断。该技术在实际应用中存在的主要问题是非特异性荧光干扰及定量困难，因此，荧光显微镜滤光系统的正确设置以及严格执行操作规程十分重要。此外，特异性荧光强度的判断无客观标准，实验时必须设置阴、阳性对照。

3. 酶联免疫吸附试验

是临床细菌检验中应用最为广泛的免疫学技术，具有高度的特异性和敏感性，无须特殊设备，结果观察简便，其方法主要有双抗体夹心法和竞争法。双抗体夹心法常用于检测某种细菌抗原或鉴定菌型。竞争法用于测定细菌抗原及血清中的抗体。

4. 免疫印迹技术

由十二烷基硫酸钠聚丙烯酰胺凝胶电泳、转印与标记技术相结合完成对标本中细菌蛋白的检测。该技术综合了凝胶电泳的高分辨率和酶联免疫吸附试验的高敏感性和特异性，是有效的分析手段，既可用于分析抗原组分，也可用于疾病诊断。

除上述方法外，对流免疫电泳、发光免疫技术等亦用于临床标本中细菌的鉴定。

（四）细菌的分子生物学技术检测和鉴定

分子生物学技术的不断发展与完善，为微生物的鉴定提供了新的实验手段，使诊断更加快速、简便和准确。然而随着广泛应用，其局限性亦显现出来，如假阳性结果出现，原因包括阴性标本的污染、竞争和交叉反应等；假阴性结果，由于扩增体系中可能存在酶的抑制剂。此外，分子诊断试剂盒往往病原谱较窄、费用高。目前在分子生物学领域建立的细菌快速检测技术主要包括以下三种：

1. 核酸杂交技术

是应用放射性核素或生物素、地高辛、辣根过氧化物酶等非放射性物质标记的已知序列核酸单链作为探针，在一定条件下，按照碱基互补原则与待测标本的核酸单链退火形成双链杂交体。然后，通过杂交信号的检测，鉴定血清、尿、粪或活检组织等中有无相应的病原体基因及其分子大小。常用的 DNA 探针杂交方法包括液相、固相和原位杂交。核酸探针已在很多实验室常规用以分枝杆菌属的菌种鉴定，大多数实验室采用放射性或荧光标记的探针结合核酸扩增的检测方法，这一技术提供了快速、准确的诊断。DMA 探针用于检测无可靠培养方法的临床标本时具有突出的优点，如针对荚膜组织胞浆菌、皮炎芽生菌、粗球孢子菌和新生隐球菌标本或培养物的检测探针，与传统方法相比具有独特的优点。

2. 靶核酸扩增技术

是一种选择性 DNA 或 RNA 片段在体外的扩增技术，体外数小时即可扩增同一基因序列上百万倍。具有快速、灵敏和特异性强的特点，包括任意引物 PCR、广范围 PCR、多重 PCR 等。目前主要用于特殊耐药基因，如耐甲氧西林、金黄色葡萄球菌等的检测。缺点是假阳性率高，检测成本高，需要检测人员具有较高的素质，对实验室的硬件设施也有较高要求。为保证检测质量，必须进行质量控制，运行成本较高，基层医院尚难推广。

3. 生物芯片技术

是近年来生命科学领域中迅速发展起来的一项高新技术。通过微加工技术和微电子技术，在固体芯片表面构建微型生物化学分析系统，以实现对细胞、蛋白质、DNA 以及其他生物组分的准确、快速、大信息量的检测。常用的生物芯片分为两大类：基因芯片和蛋白芯片。基因芯片是建立在基因探针和杂交测序技术上的一种高效、快速的核酸序列分析手段。病原性细菌诊断芯片可以在一张基因芯片上同时对多个标本进行多种病原菌的检测，仅用极少量的生物分子，并能快速、准确地获取样品中的生物信息，效率提高百倍至千倍。基因芯片技术克服了传统核酸杂交等技术的复杂、自动化程度低、检测目的分子数量少、低通量等不足，被认为是继基因克隆技术、基因测序技术和 PCR 技术后的又一次革命性的突破。蛋白芯片是按特定排列方式，在经过特殊处理的图相材料表面固定许多抗原、抗体、配体等蛋白质分子，检测相应的抗体、抗原及蛋白质。

（五）其他检测技术

1. 动物试验

首先主要用于病原菌的分离和鉴定，其次用于测定某些细菌的毒力，制备免疫血清，建立致病菌的动物模型，生物制品或药品的安全、毒性、疗效试验。如结核分枝杆菌的致病性只有动物试验才能确定，白喉棒状杆菌毒力试验、大肠埃希菌肠毒素检测，亦须通过动物试验进行。然而，由于成本高，需要特定场所以及检测周期长或已有更好的分子生物学方法替代等，除一些研究机构外，实验室很少应用此技术。

2. 显色培养基

是利用微生物自身代谢产生的酶与相应底物反应显色的原理，检测微生物的培养基。利用显色培养基进行微生物的筛选分离，即是一种分离培养基，也可以用于细菌的快速鉴定。目前在实验室应用较为广泛，如 MRSA 筛选培养基等。

3. 毒素检测

细菌内毒素的测定主要用于诊断患者是否发生革兰阴性细菌感染以及检测注射液和生物制品有无内毒素污染。外毒素的检测主要用于鉴定待检菌，区分产毒株与非产毒株。

第三节 真菌感染及其检验技术

一、真菌的形态结构与生理特征

与其他微生物相比，真菌的形态、结构较为复杂。目前对于大多数真菌特别是丝状真菌的鉴定，形态学（包括真菌形态、菌落形态）检查仍具有重要意义，因而须熟练掌握真菌的基本特性。

（一）形态结构

真菌按形态可分为单细胞和多细胞两大类。单细胞真菌呈圆形或卵圆形，如酵母菌和类酵母菌，以出芽方式繁殖，对人类致病的主要有新生隐球菌和白假丝酵母菌。多细胞真菌有菌丝和孢子，菌丝伸长分枝，交织成团，称为丝状菌，又称霉菌。对人致病的有皮肤癣菌、毛霉菌等。有些真菌可因环境条件（如营养、温度、氧气等）改变，由一种形态转变为另一种形态，此真菌称为二相性真菌，如孢子丝菌、组织胞浆菌等。这些真菌在体内或在37℃，含动物蛋白的培养基上，呈酵母型；而在25℃，普通培养基上培养时呈真菌型。组成真菌基本结构的是菌丝和孢子。

1. 菌丝

是由孢子出芽形成的。孢子在环境适宜的条件下长出芽孢，逐渐延长呈丝状即菌丝。菌丝长出许多分枝，交织成团，称为菌丝体。菌丝体按其生物学功能分为营养菌丝体、气中菌丝体和生殖菌丝体。菌丝按有无横膈又分为有隔菌丝和无隔菌丝。菌丝有螺旋状、球拍状、结节状、鹿角状和梳状等多种形态，它们具有鉴定真菌的价值。

2. 孢子

是真菌的繁殖器官，亦是鉴定真菌的重要依据之一。真菌分类主要根据孢子或产生孢子器官的主要特征。真菌孢子分为无性孢子和有性孢子两大类。大多数病原性真菌通过无性孢子繁殖。无性孢子又分为叶状孢子、分生孢子、孢子囊孢子。其中叶状孢子分为芽生孢子、关节孢子和厚膜孢子三种。分生孢子有大、小之分。大分生孢子为多细胞性，常呈梭状、棍棒状、梨形等；小分生孢子为单细胞性，孢子形状不一，有球形、椭圆形、卵形、星形等。

（二）生理特征

1. 营养

真菌属于异养型，须从外部摄取有机含碳化合物作为碳源和能量，存在腐生性和寄生性两种形式，寄生性真菌又有专性寄生和兼性寄生之分。真菌进行营养增殖的菌体称为营养体，分为原生质团、单细胞、假菌丝、双型菌丝和菌丝体。营养物质包括以下内容：

（1）碳源

真菌不能利用糖而以利用脂肪酸作为碳的来源。

（2）氮源

大部分真菌可以利用氨和硝酸盐类的氮，有些只能利用氨基酸类有机氮。

（3）矿物质

硫、磷等是真菌发育的必需元素，一般以硫酸盐或磷酸盐等无机盐形式供给，亦可以含硫氨基酸作为硫的来源。其他金属离子，如铁是呼吸酶的组成成分，镁可赋予酶类活性。钾、钠、钙、锰、锌、铜、钴等亦是必需的矿物质。

（4）辅助因子

布氏须霉等真菌能自主合成，某些真菌自身不能合成硫胺素、维生素 B_2 等生长辅助因子，须从外界获得。

2. 代谢

包括有氧呼吸、无氧呼吸与发酵等产能代谢。代谢产物主要有乙醇、柠檬酸、草酸、各种酶类、维生素、脂肪、多糖、抗生素及毒素等。

3. 繁殖

真菌依靠其孢子及菌丝进行繁殖，存在无性繁殖和有性生殖两种方式。无性繁殖的主要形式为芽生、裂殖、萌管、隔殖、芽殖。有性生殖包括质配、核配和减数分裂三个时期。

4. 影响真菌生长和繁殖的因素

温度、湿度、渗透压、酸碱度、氧和二氧化碳等影响真菌生长和繁殖。

（1）温度

真菌可在 0 ~ 42℃生长繁殖，最适生长温度通常为 22 ~ 28℃，某些深部真菌为 37℃。抵抗高温能力远比低温弱。

（2）湿度

真菌一般在中等湿度环境中生长活跃，优于潮湿环境。干燥不利于其生长繁殖。因此，真菌培养多用固体及半固体培养基，保湿，而不用液体培养基。

（3）渗透压

多数真菌对渗透压抵抗力强。不少真菌可在较高浓度的盐类和糖类环境中生长发育。

（4）酸碱度

酸性环境有利于真菌繁殖，因而真菌培养基常呈弱酸性。真菌生长发育过程可使培养基酸碱度发生变化，一般致病性真菌常使培养基向碱性转化，而环境污染真菌向酸性转化。因此，在培养基内加入适当的指示剂，观察 pH 值的改变，可初步预测真菌的致病性。条件致病真菌不受此限。

（5）氧和二氧化碳

绝大多数真菌生长需要氧，但需氧量不同。一般真菌繁殖需氧量较大，如曲霉菌、青霉菌及皮肤癣菌在氧气充足的情况下可产生分生孢子，而在组织内由于氧气不足只能形成菌丝。通常，二氧化碳对真菌生长繁殖不利，但有时可促进孢子形成，如刺激白假丝酵母菌产生厚膜孢子。

（6）光

日光和紫外线对真菌的影响表现为诱导反应、抑制作用及向光感应。大多数真菌在白天或黑夜均能生长，但担子菌亚门的担子需光的诱导。

5. 抵抗力

真菌对热抵抗力不强，一般 60 ~ 70℃在短时间内即死亡。抗干燥能力较强。对 2.5% 碘酊、0.01% 升汞及 10% 甲醛敏感。龙胆紫、孔雀石绿等色素抑制某些真菌生长，如白假丝酵母菌。

6.培养特性

真菌营养要求不高，能在普通培养基上生长，常用沙氏培养基，适宜温度为22 ~ 28℃（深部真菌为37℃）。真菌培养后可形成3种菌落。

（1）酵母型菌落

菌落柔软、光滑、湿润，显微镜下可见单细胞性芽生孢子，无菌丝。隐球菌菌落属此型。

（2）类酵母型菌落

与酵母型菌落相似，但显微镜下可见假菌丝。

（3）丝状型菌落

菌落见不同类型的菌丝体，如绒毛状、粉末状等；显微镜下可见有隔或无隔、分枝或不分枝的各种菌丝。

二相性真菌在室温（22℃）培养呈丝状型菌落，而在37℃或培养环境中 CO_2 增多时则呈现酵母型或酵母样菌落。

二、真菌的感染与免疫

真菌感染，特别是深部真菌感染的危险因素包括影响机体免疫力的基础疾病，如白血病、癌症、结核等；广谱抗菌药物、免疫抑制药的使用；脏器移植、放疗；等等。

（一）真菌感染流行病学特征

1.易感人群

除致病性真菌外，真菌感染与宿主的易感性密切相关。易感宿主有：①免疫功能低下人群，如婴幼儿、老年人。②严重基础病患者，如糖尿病、白血病、营养不良等。③接受免疫抑制药或放疗、化疗等诊疗措施的患者。④局部抵抗力低下患者。⑤异物置入患者，如缝线和修补手术埋入的材料。

2.感染来源

感染病原体来自患者自身或机体以外的其他人或环境。

（1）内源性感染

由寄居在机体口腔、肠道、阴道等部位的假丝酵母菌、丝状真菌的大小分生孢子等真菌引起的感染。感染诱因包括手术中真菌孢子由切口边缘被直接带入或者感染远离切口，由真菌孢子周期性侵入血流或淋巴系统，切口处抵抗力下降而发病。

（2）外源性感染

真菌感染患者、携带者或存在于自然界的真菌，通过空气、接触、器械等途径侵入人体引起感染，如孢子丝菌、组织胞浆菌等。

条件致病真菌感染可以是内源性的或外源性的。机体免疫能力下降，菌群失调，激素、免疫抑制药和广谱抗菌药物的频繁使用及滥用，均可引起条件致病真菌感染。曲霉菌、毛霉菌、假丝酵母菌为此种类型感染的代表菌种。

3. 感染途径

因病原性真菌的种类及其分布，患者的年龄、性别、职业、生活环境而异，常见的感染途径有：①接触感染，如女性外阴部或阴道假丝酵母菌病，经性传播导致男性龟头包皮炎。②吸入感染，如隐球菌性脑膜炎。③食入感染，如毛霉菌肠道感染。④局部侵入，如伤口感染。

4. 感染类型

按感染部位可分为浅部真菌感染和深部真菌感染；按感染侵犯的器官组织范围分为局限性真菌感染和全身性真菌感染。

（二）抗真菌免疫

1. 天然免疫

完整的皮肤、黏膜是有效的抗真菌屏障，皮肤分泌的脂肪酸有杀菌作用。真菌组分是补体替代途径的强激活剂，但真菌能抵抗攻膜复合物（MAC）的杀伤。补体活化过程中产生的 C5a、C3a，将炎性细胞引导至感染区。中性粒细胞是吞杀真菌最有效的吞噬细胞。在中性粒细胞缺乏的患者，常见播散性假丝酵母菌病和侵袭性烟曲霉病。巨噬细胞在抗真菌防御中的作用不如中性粒细胞。NK 细胞有抑制新生隐球菌和巴西副球孢子菌生长的作用，对感染小鼠的隐球菌有杀伤效应，但对荚膜组织胞浆菌感染的小鼠无效。

2. 获得性免疫

抗真菌感染主要是细胞免疫。荚膜组织胞浆菌是一种兼性胞内病原菌，寄居在巨噬细胞内。清除该菌的免疫机制与消灭胞内菌基本相同。新生隐球菌常定植于免疫低下宿主的肺与脑，须 CD4 与 CD8T 细胞协作杀灭。白假丝酵母菌常始于黏膜表面，细胞介导的免疫可阻止其扩散至组织内。在真菌感染中，一般是 Th1 应答对宿主有保护作用，Th2 应答可造成损害。真菌感染常有特异性的抗体产生，对血清学诊断有一定帮助，但抗真菌作用不强。

三、真菌的基本检验技术

真菌的检验技术包括培养、非培养方法。真菌鉴定主要依靠菌落、菌丝和孢子的形态特点，菌丝体的特殊结构。但菌种鉴定是一个复杂过程，尚须生化反应、分子生物学鉴定。非培养方法包括显微镜检查，抗原和特异性代谢物检测，细胞壁成分检测，核酸检测等。

值得注意的是，由于灵敏度或特异性存在缺陷，非培养技术不能代替培养鉴定技术。

（一）显微镜检查技术

血液或骨髓中荚膜组织胞浆菌，卡氏肺孢菌孢囊等真菌具有特殊的形态特点，可以通过显微镜检查诊断。显微镜检查的优点是无须特殊设备和试剂，易于开展，而且，真菌特殊的形态特点为适当的培养基或培养时间的选择提供线索，有助于提高试验诊断敏感性。缺点是存在假阳性结果，阴性结果亦不能排除真菌感染。

临床实验室常用的显微镜检查技术有湿片法、KOH涂片、革兰染色、钙荧光白染色、瑞氏染色、吉姆萨染色、检测卡氏肺泡菌的荧光单克隆抗体方法等。巴氏染色通常用于细胞病理实验室，过碘酸锡夫染色和六胺银染色通常用于病理实验室。

（二）分离培养技术

培养基的选择是分离培养成功的重要因素之一，取决于标本类型及真菌种类。

1. 培养方法分为大培养和小培养。

（1）大培养

是将标本接种到培养皿或试管斜面培养基上，以肉眼观察菌落形态特征。常用形式为①试管法：是真菌分离培养、传代和保存菌种最常用的方法。每个标本接种2支琼脂斜面，分别置37℃、22～28℃，须氧培养。优点是可节约培养基及防止污染，缺点是试管斜面小，生长菌落小，有时不能显示菌落形态特征。②平皿法：标本接种于固体培养基，室温或22～28℃培养2～6周。优点是生长菌落大，可观察菌落形态、色素产生，供鉴定参考。缺点是水分易蒸发，只能培养生长繁殖较快的真菌，不适用于传染性强的球孢子菌、组织胞浆菌等真菌。

大培养主要观察菌落生长，是鉴别真菌的方法之一。观察菌落应注意：①形态，判断是酵母菌还是真菌菌落形态。②生长速度，一般浅部真菌生长较快，深部真菌生长慢。③大小，致病性真菌常菌落小，条件致病性真菌菌落大。④颜色，致病性真菌菌落常颜色淡，污染真菌颜色深。⑤致病性真菌菌落下沉，污染性真菌则否；致病性真菌有时使培养基开裂，而污染真菌很少引起此现象。

（2）小培养

用于观察真菌的自然形态结构特征及生长发育过程，以鉴定菌种。方法为挑取少许菌落接种在玻片培养基上，使菌体沿玻片（盖玻片）生长，再将玻片放在显微镜下观察菌体形态、结构。小培养的优点是随时观察真菌自然生长形态及生长发育过程，如大分生孢子、小分生孢子及孢子柄等自然位置和结构。常用小培养方法有：①点滴法：葡萄糖蛋白胨琼脂培养基加热融化后，用吸管吸取，滴一滴于消毒载玻片上，将菌种接种于培养基上，盖上盖玻片，放在有 U 形玻棒的平皿，平皿中放一浸水棉球，以保持湿度，置培养箱中培养。待菌体生长后，在不同的时间取玻片在显微镜下观察菌丝和孢子的结构。②方块法：无菌操作切取平皿中的葡萄糖蛋白胨琼脂培养基 1cm²，置消毒载玻片中央，将菌种接种在方块培养基四周，盖上消毒盖玻片，放在平皿中，在培养箱中培养，按时取出载玻片在显微镜下观察。③空洞法：用直径 1cm 的小试管，在平皿中培养基上压出圆形空洞，将菌种接种在空洞培养基边缘，盖上消毒盖玻片，轻轻压迫，使空洞边缘黏着封闭，平皿倒置在培养箱中培养，菌体即向盖玻片上生长。适当的时候取下盖玻片放在载玻片上，置显微镜下观察菌体结构。④试管内小培养法：用直径 3cm 的大试管制作葡萄糖蛋白胨琼脂斜面，将菌种接种在斜面上，盖上消毒的盖玻片，放在培养箱中培养，菌种即向盖玻片上生长。一定时间后取出盖玻片，放在载玻片上，置显微镜下观察菌体结构。这种方法不易污染。

2. 培养基

常用真菌培养基有两类：一类为支持大多数真菌生长的普通培养基，如沙保弱葡萄糖琼脂、脑心浸液琼脂；另一类为添加了选择性成分，如氯霉素、庆大霉素、放线菌酮等。抑制细菌或腐生性真菌生长的培养基，用作非无菌部位标本的初次分离、传代培养和真菌鉴定。须注意的是放线菌酮亦可抑制新生隐球菌等有临床意义的真菌生长。

产色培养基用于假丝酵母菌属的分离和初步鉴定。培养基中添加氟康唑有利于检测氟康唑的耐药性。

其他分离鉴定培养基包括左旋多巴—枸橼酸铁和咖啡酸培养基等。无菌标本，如血液、脑脊液、关节液等，可采用自动化血培养系统，孵育时间至少为四周。

（三）抗体检测技术

采用对流免疫电泳、双向免疫扩散、间接免疫荧光检测、ELISA、补体结合试验、放射免疫测定（RIA）等免疫学技术，检测深部真菌感染患者体内特异性抗体，有助于判断预后和流行病学调查，如隐球菌感染、卡氏肺泡菌感染。此类技术对大多数深部真菌感染确诊意义不大，仅对某些真菌感染具有诊断价值，如胶乳凝集试验检测组织胞浆菌抗体，效价为 1∶16 有诊断意义，1∶32 以上可确诊。

（四）动物试验

应用于真菌实验室诊断的目的是分离病原性真菌、确定真菌菌种的致病性、研究药物对真菌的作用等；常用试验动物有家兔、豚鼠、小白鼠、大白鼠等。常见接种途径为皮肤、皮下、腹腔、静脉、睾丸、颅内接种等，根据试验目的、标本、菌种等选择适宜的试验动物和接种途径，如假丝酵母菌接种家兔或小白鼠，皮肤癣菌接种豚鼠，假丝酵母菌接种家兔耳静脉，隐球菌接种小白鼠颅内或腹腔。

试验方法：通常接种物用无菌盐水混匀后注入试验动物的适宜部位，依据试验动物的大小及接种途径，接种剂量为 0.2 ~ 1.0ml。接种后的试验动物登记编号，分别隔离饲养，逐日观察食欲、体温、脉搏、呼吸、眼结膜、粪便、局部病变等，最后进行试验动物解剖。解剖前先消毒皮肤，再用无菌蒸馏水洗净。解剖时观察试验动物组织、器官的病理变化，并做直接涂片、分离培养、病理组织切片检查等。

（五）组织病理学检测

真菌的组织病理学检测技术包括传统的 HE 染色、特殊染色（如巴氏染色、嗜银染色、黏蛋白 - 卡红染色等），免疫组织化学技术和现代分子生物学技术等。应用 HE 染色和各种特殊染色方法，根据真菌的形态学特征及组织反应，提示真菌感染，有时还可确定真菌类别，缺点为不能鉴定其属种。

当怀疑真菌感染，但形态不典型或组织中真菌量少难以诊断时，免疫组织化学技术有助于正确诊断，其优点为快速、敏感、特异，已应用于二相性真菌、丝状真菌、酵母菌、卡氏肺泡菌的检测。其中，荧光抗体技术可检测组织、渗出物、支气管灌洗液、骨髓、血液、脑脊液及痰液等标本涂片中的真菌。免疫过氧化物酶染色技术，根据真菌抗原性制备种属特异性抗体检测组织标本中的致病菌。假丝酵母菌抗体、曲霉菌抗体、隐球菌抗体、毛霉菌抗体等已商业化生产。

当发现化脓性结核结节、假上皮瘤样增生及上皮内微脓肿，疑为孢子丝菌病、着色芽生菌病等时，组织病理学诊断可提示真菌感染，以便进一步查找真菌。

第四节 病毒感染及其检验技术

一、病毒的结构与增殖

（一）病毒的结构

病毒主要由核心和衣壳构成，核心和衣壳共同组成核衣壳，有些病毒的核衣壳外部还有包膜包裹。

1. 病毒核心

病毒体核心成分主要为核酸，构成病毒基因组。病毒体核心除由一种核酸 DNA 或 RNA 组成外，还有少量的非结构、功能性蛋白质参与，如病毒自己编码的酶类。

2.病毒衣壳

包围在核酸外面的蛋白外壳称衣壳，其主要功能是保护核心内的核酸免受破坏，并能介导病毒核酸进入宿主细胞。衣壳具有抗原性，是病毒体的主要抗原成分。

3.病毒包膜

无包膜病毒体称裸露病毒。有些病毒在核衣壳外有包膜围绕，带有包膜的病毒体称为包膜病毒。包膜是病毒在成熟过程中，核衣壳穿过宿主细胞膜以出芽方式向细胞外释放时获得的。包膜含有宿主细胞的膜成分（脂类、蛋白质和多糖），包膜蛋白多由病毒基因组编码。包膜的性质和功能：①具有保护病毒的表面抗原，具有抗原性，可诱发机体免疫应答。②与病毒入侵细胞和感染性有关。③具有保护核衣壳的作用。④对干燥、热、酸和脂溶剂敏感。

此外，某些包膜病毒在核衣壳外层和包膜内层之间存在基质蛋白。

（二）病毒的增殖

病毒必须依赖宿主细胞，以特殊的自我复制方式进行增殖。病毒的增殖不是二分裂方式，而是以其基因组为模板，在 DNA 多聚酶或 RNA 多聚酶以及其他因素作用下，经过复杂的生化合成过程，复制病毒的基因组。在此过程中宿主细胞的生化合成受到抑制，病毒基因组则经过转录、翻译过程，产生大量病毒蛋白质，再经过装配，最终释放子代病毒。病毒这种以核酸分子为模板进行繁殖的方式称为自我复制。

复制周期：从病毒进入细胞开始，经基因组复制到子代病毒释出的全过程，称为一个复制周期。复制周期是个连续过程，可以人为划分为三个阶段：病毒感染进入宿主细胞、细胞内病毒大分子的生物合成与病毒衣壳的装配、病毒的成熟和从细胞中的释放。这三个阶段共经历吸附、穿入、脱壳、生物大分子合成、组装、成熟和释放等步骤。

二、病毒的基本检测技术

病毒学实验室诊断技术有三方面：第一，直接检测和分离鉴定；第二，检测病毒蛋白抗原成分和核酸；第三，检测抗体。随着免疫学和分子生物学技术的迅速发展，快速、简便、敏感、特异的实验室诊断方法不断出现。

（一）病毒的分离培养与鉴定

病毒具有严格的细胞内寄生性，必须与宿主细胞表面特异的受体结合才能吸附和穿入细胞。如果活细胞表面没有特异性表位，则病毒不能感染细胞，除非采用人工方法将该病毒的核酸注入细胞内。故应根据病毒种类选择敏感细胞，包括敏感的动物和一定胚龄的受精卵进行病毒的分离与鉴定。

1. 标本的采集、运送及处理

正确采集、运送及处理标本是检测结果准确的前提。

（1）标本采集

根据病毒感染采取不同部位的标本，如鼻咽分泌物、脑脊液、血液、粪便等，应在急性期或发病初期采样。

（2）标本的运送及保存

大多数病毒在室温中不易存活，标本应快速运送，立即处理和接种。4℃可保存4h，长时间保存须置-70℃。冻存过程中易失去感染性的标本，冻存时应加入适当的保护剂如甘油或二甲基亚砜等。

（3）标本处理

根据标本种类，采用不同的处理方法。凝固的血液须先离心，所获得的血清可用于病毒分离。肝素抗凝全血、脑脊液、胸腔积液、水痘液以及尿液均可直接用于病毒培养。有些标本如粪便等，常须经粗提、提纯和浓缩等复杂处理过程。

2. 病毒的分离培养

病毒培养方法包括组织培养、鸡胚培养、动物接种。

（1）组织培养

包括器官培养、组织块培养和细胞培养。目前最常用的病毒分离培养方法是细胞培养。关键是根据病毒的细胞嗜性，选择适当的细胞。常用的细胞有原代培养细胞、二倍体细胞株、传代细胞系或株。

（2）鸡胚培养

鸡胚常用于黏液病毒、疱疹病毒、痘类病毒等的原代分离。根据病毒种类，接种鸡胚的不同部位。

（3）动物接种

是最原始的分离病毒的方法，目前已很少应用。须根据病毒种类，选择敏感动物，并接种合适的部位（鼻内、皮内、皮下、脑内、腹腔内、静脉等）。

3. 病毒的鉴定

包括形态学鉴定、病毒在培养细胞中增殖的鉴定以及病毒感染性测定及病毒数量测定。

（1）病毒的形态学鉴定

主要采用光学显微镜、电子显微镜和免疫电镜检查。

光学显微镜检查：病理标本或含有脱落细胞及针吸细胞的标本可在有病毒增殖的部位（胞核、胞质）出现嗜碱性或嗜酸性包涵体。包涵体对病毒的诊断有一定价值，如取可疑病犬的大脑海马回制成染色标本，显微镜下可见胞质内嗜酸性"内基"小体，可作为狂犬病病毒的诊断依据。根据病理特征、组化染色技术，病理标本也可进行诊断。

电镜和免疫电镜检查：含有高浓度病毒颗粒（≥ 107 粒 /mL）的样品，可直接应用电镜技术观察病毒颗粒；含低浓度病毒颗粒的样本，可用免疫电镜技术使病毒颗粒凝聚后再观察或经超速离心，取标本沉淀物进行电镜观察，以提高检出率。电镜下不仅能观察病毒的形态学特征，还可测量病毒的大小。

（2）病毒在培养细胞中增殖的鉴定

常用方法为观察细胞病变、红细胞吸附、病毒干扰作用。

细胞病变：大多数病毒感染属溶细胞型感染，在敏感细胞的增殖细胞内颗粒增多、圆缩、聚集、融合，有的可形成包涵体，最后出现细胞溶解、脱落、死亡等。不同病毒的溶细胞特征不同，根据选择的细胞类型、细胞病变种类，观察病毒所致溶细胞的特点，可对标本中感染的病毒进行判定。

红细胞吸附：包膜上带有血凝素的病毒感染敏感细胞后，血凝素出现于细胞膜表面，使感染细胞能与加入的红细胞结合，称为红细胞吸附现象，这是检测正黏病毒和副黏病毒的间接指标。

病毒干扰作用：某些病毒感染细胞后可干扰其后感染同一细胞的另一种病毒的增殖，从而阻抑后者所特有的溶细胞特征。

（3）病毒感染性测定及病毒数量测定

常用方法包括红细胞凝集试验、中和试验、空斑形成试验以及 50% 组织细胞感染量测定、感染复数测定。

红细胞凝集试验：又称血凝试验，含有血凝素的病毒接种鸡胚或感染细胞，如病毒增殖并释放至细胞外，收集鸡胚羊膜腔液、尿囊液或收集细胞培养液，加入动物红细胞后出现红细胞凝集，可作为病毒增殖的指标。将病毒悬液进行不同稀释，以血凝反应的最高稀释度作为血凝效价，可对病毒含量进行半定量检测。

中和试验：用已知抗病毒血清与待测病毒悬液混合，在适当温度下作用后接种敏感细胞，经培养，观察溶细胞特征或红细胞吸附现象，即特异性抗体能否中和相应病毒的感染性，这是比较可靠的病毒诊断方法。如用不同浓度的抗血清进行中和试验，还可根据抗体效价对待测病毒进行半定量检测。

空斑形成试验：是检测标本中病毒数量的一种方法，将一定量适当稀释浓度的待检病毒接种于敏感的单层细胞，经一定时间培养后，在细胞上方覆盖一层融化尚未凝固的琼脂后继续培养，可见单个病毒的增殖使感染的单层细胞溶解脱落，形成肉眼可见的空斑，一个空斑由一个病毒增殖所致，计数培养皿中空斑数推算样品中病毒数量。通常以每毫升病毒的空斑形成单位（PFU），即 pfu/mL 表示。

50% 组织细胞感染量（TCID50）测定：将待测病毒液进行 10 倍系列稀释，分别接种单层细胞，经培养后观察细胞病变效应（CPE）等指标，以能感染 50% 细胞的最高稀释度的病毒量为终点，经统计学处理计算 TCID50。该法以 CPE 为指标判断病毒的感染性和毒力。

感染复数（MOD）测定：原指在特异性试验中感染单一细菌细胞的噬菌体的平均数，现作为病毒感染性的定量检测。

病毒的分离培养与鉴定是病毒诊断的金标准，但其方法繁杂，对技术、设施要求高，需时较长，目前临床实验室广泛开展存在困难，必要时，将标本送有条件的实验室检测。以下情况应选择病毒的分离与鉴定技术：①病程长、诊断困难，疑似病毒感染，但针对病毒的检测结果均呈阴性，病毒分离对诊治有指导意义；②怀疑为新现病毒感染或已被消灭的病毒病"死灰复燃"；③鉴别不同病毒所致具有相同症状的疾病，以明确病原学诊断；④监测减毒活疫苗回复毒力突变株的出现；⑤研究病毒生物学性状或流行病学调查等。

（二）病毒感染的免疫学测定

病毒的免疫学测定是通过检测特异的病毒抗原或病毒抗原的特异性抗体确定感染。

1. 病毒感染的免疫学测定方法及原理

免疫测定可分为液相免疫测定（LPIA）与固相免疫测定（SPIA）。目前，LPIA 主要应用于化学领域，微生物领域应用较少。固相免疫测定有不同的指示系统，如放射免疫检测法（RIA）使用放射性标记，酶免疫测定（EIA）使用可与底物反应的酶，免疫荧光测定（IFA）使用荧光染料。酶作用底物可以是荧光性的、放射性的、化学发光性的或其他可显色的物质。

所有固相免疫测定方法都由固相、耦联、底物三部分组成，每一组成部分直接影响检测系统的敏感性和特异性。近年来，固相材料的选择和处理、抗生物素蛋白与生物素的强反应性作为放大作用的利用以及化学发光底物的使用等，显著提高了免疫学检测方法的敏感性和特异性。

2. 病毒感染的免疫学测定指标

病毒感染的主要免疫学测定指标为病毒蛋白抗原、病毒抗体。

病毒蛋白抗原检测主要采用固相免疫测定技术，常用竞争法、直接法（双抗夹心法）或间接法（双抗夹心抗抗体法）。竞争法是将标记抗原与待测样品混合，标记抗原与样品中的抗原竞争性地与包被在固相上的有限抗体结合。一般设仅含标记抗原的阴性对照，测量待测样品与对照在指示活性上的差异。指示抗体可以用酶、1251 或生物素标记，固相可用珠、板或管。

检测抗原的直接 SPIA 法是将临床样品加入包被有捕捉抗体的固相。在加标记的指示抗体前洗除未结合的抗原。测定指示抗体，标记底物越多，表明样品中待检抗原越多。用多克隆抗体做捕捉抗体，单克隆抗体做指示抗体，通常能获得最好的结果。许多病毒可用直接法检测，如轮状病毒、流感病毒、呼吸道合胞病毒等，其中部分已有商品试剂盒出售。

间接法类似于直接法，用免疫其他动物制备的抗免疫球蛋白抗体做标记二抗，放大了抗原抗体结合反应，其他步骤与直接法相同。由于容易从商业公司购买标记的抗免疫球蛋白抗体，间接法的应用最为广泛。然而，由于间接法灵敏度高以及抗体的某些非特异性交叉反应，检测结果也存在一些问题。

抗原测定的免疫学方法还有免疫斑点法（IDA）、免疫荧光法、免疫电镜法（IEM）以及免疫组化染色法等。这些方法的基本原理类似于直接法和间接法，只是固相载体或指示剂不同，在不同来源样本及不同病毒检测中发挥作用。在免疫荧光法中，使用荧光黄与罗丹明等荧光染料标记特异的抗体，荧光灯下发出不同的颜色，可在一个样品中检测多个抗原，如检测鼻咽样品中的多种呼吸道病毒。

病毒抗体检测是利用特异性抗原检测病毒感染者血清中 IgM 和 IgG 抗体。IgM 抗体出现在病毒感染的早期，所以，标本采集时间对检测结果的影响很大。常用的间接 SPIA 法 IgM 抗体的检测易受内源性物质干扰，需要从样品中分离 IgM 或使用 RF 吸附剂及沉淀 IgG 抗体。IgM 捕捉法可消除内源性干扰，即首先以抗 IgM 多克隆抗体包被酶标板，再加入患者样品温浴，样品中所有 IgM 均被结合到酶标板上，然后加入特异抗原与板上相应的特异 IgM 抗体结合，再加入酶标记的指示抗体。因为 RF 因子只与 IgG 分子 Fc 段结合，采用 F（ab）2 标记抗体作为指示抗体可进一步避免假阳性结果。

IgG 抗体检测须采集感染急性期与恢复期双份血清，恢复期 IgG 效价比急性期增高 4 倍或 4 倍以上时才有诊断意义。以酶联免疫吸附竞争法为例说明 IgG 抗体检测的原理：将样品与已知量的抗同一病毒抗原的标记抗体混合，再与抗原包被的固相温育。如果样品中存在特异抗体，将与标记抗体竞争性地结合固相上的结合位点，导致信号衰减。因此，产生的信号强度与样品中的抗体量呈负相关。

第八章 医院公共卫生管理

第一节 医院公共卫生工作概述

一、医院开展公共卫生工作的重要性

（一）医院是公共卫生服务体系的重要组成部分

我国公共卫生服务是在国家卫生健康委员会领导下，由专业公共卫生服务机构、各级医院、基层医疗卫生机构及其他机构共同提供的，其中政府以及国有卫生事业单位是公共卫生服务体系中的基础性组成部分。医院作为公共卫生服务体系中不可或缺的重要组成部分，在公共卫生建设中起着重要的支撑作用，医院的发展必然会推动公共卫生建设质量和效益的提高。

在我国公共卫生服务体系建设中，医院的主要职能是以医疗救治为中心，向社会提供医疗、预防、保健和康复、医学研究和教育，维护公共卫生服务的公平性和可及性，提高公共卫生体系的整体效率和效益。首先，医院作为公共卫生问题的"应急终结者"，为公共卫生体系的建设提供医疗救治保障，具体表现在对突发传染病患者进行隔离救治、对突发公共卫生事件发挥现场救治和收容救治伤员的职能。其次，医院还是以公共卫生建设为目标的医学科研活动的重要基地，具有医疗技术的辐射和引领作用。最后，医院是健康教育的窗口，是开展计划生育、妇幼保健、精神卫生等的重要场所，有利于提升人民群众的健康意识。

此外，医院在开展各类公共卫生服务时，除了接受卫生行政主管部门的领导外，还需要接受不同专业公共卫生服务机构的任务指派、业务指导和监督等。在我国，医院是公共卫生服务体系的重要组成部分，在提供公共卫生服务上具有得天独厚的优势。

（二）医院公共卫生是构建健康社会的必然要求

随着社会进步与经济的发展，人们对健康的需求不断提高，医院在公共卫生中的作用越发凸显出来。医院往往是公共卫生事件发生的前哨阵地，对公共卫生事件的反应最敏感。因此，医院对公共卫生事件的发现、控制起着至关重要的作用。

医院公共卫生是医院整体工作中的重要内容。加强医院公共卫生工作，预防和控制疾病的流行，促进人群和个人健康，维护公民健康人权，加强医院公共卫生工作可以有效保障人民群众的身心健康，减少突发公共卫生事件对社会的危害，促进医疗卫生事业的健康长远发展。加强医院公共卫生工作，不仅是深化医药卫生体制改革的重要内容，也是坚持医疗机构公益性的具体体现。各科室通过协调配合，认真组织实施，确保圆满完成各项工作任务，从而提高应对突发公共卫生事件的能力，构建高效、有力、健全的应对突发公共卫生事件的应急机制和公共卫生体系，为人民群众提供牢固的健康屏障，确保人民群众生命安全和社会的协调健康发展。

（三）医院公共卫生是医疗和公共卫生融合的重要切入点之一

长期以来，临床工作与公共卫生一直是两条平行线的工作，医疗救治体系与疾病控制体系各自独立发展，两个体系之间虽然有交集，但仍然存在严重的脱节，缺乏有效的联系与协作，很少能真正地融合，给卫生保障带来了不少困难：一方面，医疗机构对传染病及各类公共卫生事件的发现、报告和院内感染管理还缺乏足够的重视，在预防控制措施和力度上与现实要求还存在较大的差距；另一方面，疾病控制机构对医疗机构的公共卫生工作也缺乏有效的业务指导。虽然新修订的《中华人民共和国传染病防治法》中已明确规定了疾病控制机构在这方面的职责和任务，但目前的情况是许多疾病控制机构还没有有效地开展这项工作。实践证明，只有临床医学和公共卫生有机结合，建立起两者的相互理解与沟通，形成有效的协调与合作机制，才能提高我国公共卫生的整体水平。

为了实现从"疾病治疗为中心"转向"健康保障为中心"，积极推动医院开展公共卫生工作是实现融合的关键切入点。开展医疗与预防之间交叉学科的理论研究，对医院环境中的公共卫生工作的机制、制度等进行深入研究，这样才能有效地将现有的临床医学与公共卫生融合，"弥合裂痕"，从观念、工作机制包括教育体制上进行改革，使临床医护人员具有公共卫生意识和具备必需的预防医学的知识和技能，使公共卫生医师掌握一定的临床医学知识，实现疾病预防与诊治的有机结合。

二、开展公共卫生工作的基本要求

（一）组织结构

整合现有公共卫生服务资源，在医院行政管理部门中单独设立公共卫生科。履行辖区公共卫生服务和管理职能。公共卫生科隶属医院管理，接受卫健委领导和上级公共卫生机构业务指导，属地管理。

（二）公共卫生科岗位设置

按照公共卫生的服务类别和服务对象，市二级以上公立医院建议可以设置公共卫生科办公室、居民健康档案室、预防接种门诊、慢性病管理办公室、儿童及孕产妇保健办公室、老年人保健室、重性精神疾病管理办公室、健康宣教室、体检室等对口部门。

（三）人员配置及分工

公共卫生科人员配备必须保证正常工作需要，专职人员不少于6人。其中，居民健康档案管理4人，预防接种、传染病报告管理2人，儿童及孕产妇保健管理3人，慢性病管理、健康教育2人，老年人保健、重性精神疾病管理1人。在此基础上，根据区域工作任务量、交通状况等因素可适当增减，但最低不得少于12人。具备执业资格的执业医师、执业助理医师、执业护士等卫生专业技术人员占公共卫生科人员总数的80%以上。公共卫生科人员应保持相对稳定，不得随意更换和调整。

（四）办公场所和设施设备要求

独立设置医院公共卫生科（处），具有独立工作区域，标志清晰，科（处）室办公设施配备齐全，管理制度健全，职责分工明确，工作流程清晰。

（五）公共卫生专项经费支持

医疗机构应根据每年工作计划，设置院内公共卫生工作资金预算计划并具体落实；国家下拨公共卫生专项资金应专款专用。自有资金和国家下拨资金必须用于医疗机构公共卫生管理和学科发展的建设。

三、医院公共卫生科主要工作职责

公共卫生科是具有医院综合管理性的职能部门，其工作职能主要有三方面，即管理职能、行政职能和服务职能。

（一）管理职能

第一，在分管院长的领导下，积极开展调查研究，向领导提供可行性方案和建议，制定本科规章制度和发展规划。第二，严格遵守各项法律法规及院部各项规章制度。第三，贯彻执行《县级以上医疗机构公共卫生工作计划任务书》《传染病防治法》及《突发公共卫生事件与传染病疫情监测信息报告管理办法》，做好传染病、突发公共卫生事件报告等管理工作，防保科监督检查传染病疫情报告。第四，发现甲类、乙类中按甲类管理的传染病及重大传染病疫情，协助科室做好患者消毒隔离等工作，配合疾病预防控制中心（简称疾控中心）做好流行病学调查。第五，认真完成社区慢性病综合防治示范点建设相关指令性任务。第六，以健康教育、健康促进为手段，开展社区人群慢性病综合防治。第七，开展流行病学调查，讲究效率和效益，努力做到实效和高效。第八，承担心脑血管病防治办公室日常工作。第九，参与国家卫生健康委员会及省心脑防治中心开展心脑血管病等慢性病防治研究。第十，根据要求不断完善主要慢性病（脑卒中、冠心病、糖尿病、肿瘤等）发病报病工作，督促责任医师及时并完整填写报告卡，认真审核并及时上报疾控中心。严格执行电脑程序管理，专人专管，责任到人，禁止外来人员使用，禁止使用外来软件；确保信息安全，不得随意将患者有关资料外泄。

（二）行政职能

第一，根据分管院长指示，组织拟定本科规章制度，起草本科的行政工作计划、报告、总结等文件。第二，工作有计划和总结，每季度统计传染病及慢性病报告情况并反馈临床科室。第三，支持协助各社区服务点有关工作。第四，完成院部交办的其他任务。

（三）服务职能

第一，积极完成社区慢性病综合防治示范点建设相关指令性任务。第二，积极开展社区居民及患者健康教育活动，努力做好社区慢性病综合防治。第三，做好主要慢性病（如脑卒中、冠心病、糖尿病、肿瘤等）发病报病工作。第四，做好出院患者特别是慢性病患者随访工作，提高服务品质。第五，积极开展心脑血管病等慢性病防治研究。第六，防保科负责本院传染病疑似病例标本的送检和结果反馈工作。第七，协助产科、儿科做好孕产妇、围产儿和 5 岁以下儿童死亡的监测、上报，围产儿的季报，计划生育技术服务数量和质量情况，母婴健康工程项目相关统计等报表的统计、上报工作。第八，由防保科负责领取、发放产科新生儿免费注射用乙肝疫苗。第九，做好高血压门诊日常工作。第十，由防保科负责本院职工职业暴露的登记、随访和统计、分析、上报工作。第十一，做好哨点医院监测，包括发热呼吸道病例、流感样病例监测周报、食源性疾病监测报告工作。第十二，及时上报农药中毒病例、肠道门诊月报、艾滋病月报等 CDC 要求的各类报表。第十三，做好资料整理、妥善保管。第十四，支持协助各社区服务点有关工作。

四、医院公共卫生工作主要的考核指标

为进一步强化医院公共卫生职能，提高管理效能，规范疾病预防控制工作，保障市民身体健康，全市二级以上医院公共卫生科（处）应该坚持属地管理原则、公益性原则、时

效性原则，确保医院公共卫生工作机构健全、职责明确、人员落实、机制稳固、管理统一，通过开展质量管理考核，进一步深入医院公共卫生科建设各项工作，提升医院公共卫生管理与实施质量，促进医院公共卫生工作全面发展。

（一）市级质量督导与考核

市卫生健康委员会（简称市卫健委）从市属医疗、疾控和其他公共卫生机构抽调专家组成考核专班，按标准对各二级以上医疗机构医院公共卫生工作质量情况进行年度督导与考核。

1. 组织管理

成立医院公共卫生工作领导小组，院领导担任领导小组组长；院办公会定期调度院内公共卫生工作；将公共卫生工作纳入医院绩效考核体系，且所占比例不少于10%。

2. 机构设置

独立设置医院公共卫生科（处），公共卫生科（处）有独立工作区域、标志清晰，人均办公面积不低于$8m^2$，科（处）室办公设施配备齐全，工作经费到位，管理制度健全，职责分工明确，工作流程清晰。

3. 人员设置

合理设置科室，合理安排人员，调动人员工作积极性。医院公共卫生科（处）设有科（处）长职位，按医院病床规模配备人员，500张以下配置3人，500～1500张配置4～5人，以上每增加1000张病床增加1人。

4. 业务管理

有全院公共卫生管理制度、流程、规范及公共卫生服务质量考核标准，每月考核一次；有院内公共卫生工作计划、方案和总结，定期开展培训，每季度有一期医院公共卫生简讯/专刊；相关业务科室设公共卫生管理员，在医院公共卫生科（处）指导下开展相应的公共卫生工作。

5. 服务绩效指标

①传染病防治。开展疫情管理、传染病监测、感染性疾病门诊管理、艾滋病管理、免疫规划管理等。②慢性非传染性疾病管理。开展死亡登记报告、肿瘤网络直报、心脑血管事件报告工作。③健康教育与促进。医院有健康教育组织网络体系，有健康教育工作计划、记录、总结，档案资料完整规范。创造健康环境，开展健康活动。④食源性疾病管理。医院有食源性疾病工作组织，明确联系人和工作职责，有计划、有记录、有总结，档案资料保存完整，管理规范。开展异常病例监测。⑤卫生应急。按照省、市相关规范开展。

（二）区级质量督导

各区（县）卫生健康部门负责辖区二级以上医疗机构医院公共卫生工作部署、督导、质量考核、信息上报等工作。从辖区医疗、疾控和其他公共卫生机构抽调专家组成立考核专班，按照《全市二级以上医院公共卫生工作考核标准（试行）》，对辖区医院进行季度考核后向市卫健委提交督导、考核报告。

（三）医院质量督导

各二级以上医院组织院内相关职能部门和业务科室对医院公共卫生工作进行月度质量管理督导及考核，并将年度自评结果和工作报告上报到区卫健委。

第二节 医院卫生应急

一、机构设立与职责

建立和完善由医院主要领导为组长的卫生应急工作领导小组、可独立设置的卫生应急办公室或由院办党办牵头的常设办公室以及由医务处（科）、公共卫生科、护理部、门诊办公室、医院感染办公室、宣传部（科）、财务处（科）、后勤保障部门、信息科、卫生应急专家组、卫生应急队伍等配合的卫生应急体系。

（一）卫生应急工作领导小组（以下简称"应急领导小组"）

组长由医院院长担任，副组长由分管医疗工作的副院长担任，组员由医院相关职能部门负责人组成。其主要职责如下：第一，在上级卫生健康行政主管部门的领导下，全面负责组织指挥、协调本单位卫生应急工作。在突发事件发生后，负责明确本单位受领任务，确保政令畅通。第二，负责建立健全本单位卫生应急组织体系，组织制订适用于本单位实际医疗救治水平的卫生应急预案和各项工作方案，对本单位卫生应急工作实施监督、检查及考核。第三，研究决定本单位卫生应急工作的重大决策和重要事项，决定启动、变更及终止本单位应急响应。第四，指挥调度本单位医学救援力量和资源参与卫生应急处置工作，按规定和时限上报本单位医学救援信息，并在任务完成后组织总结评估等。

（二）卫生应急办公室（以下简称"应急办"）

有条件的医院可独立设立卫生应急办公室，或指派院办或党办（党政办）承担本单位卫生应急办公室的职责，并负责日常卫生应急工作。其主要职责如下：第一，在本单位应急领导小组的直接指挥下，负责日常卫生应急工作，贯彻落实领导小组做出的各项决策和指令。在卫生应急响应期间，可直接指挥和调用其他职能部门及医疗救治资源。第二，负责编制和定期修订本单位各类突发事件卫生应急预案，制定各类卫生应急工作制度。第三，根据本单位医疗救治能力确定卫生应急队伍类别，制定院内卫生应急队员选拔标准，组织开展队员选拔工作，定期更新队员信息，组织队员定期轮换。对本单位卫生应急队伍实行动态管理。第四，协调本单位后勤保障部门，落实卫生应急所需的药品、耗材、器械、设备等物资的储备及管理工作。协调本单位信息主管部门落实卫生应急信息报送、通信沟通等系统设立和储备工作。协调本单位新闻宣传主管部门落实新闻稿件编写、新闻发言人设定、应急处置内容发布等工作。第五，负责编制和确定本单位各类突发事件卫生应急培训和演练方案。定期组织本单位相关部门和卫生应急队伍开展各类卫生应急培训和演练，并对培训和演练效果进行考核评估和总结反馈。第六，负责卫生应急响应启动后本单位开展的现场处置指挥工作、与相关部门的协调联络工作、相关信息的收集汇总和上报工作以及卫生应急响应结束后的总结评估工作。承担本单位应急领导小组和上级卫生行政主管部门交办的其他工作。

（三）医疗救治管理部门

组长由本单位分管医疗工作的副院长兼任，副组长由医务处（科）处（科）长兼任，组员由门诊办公室、公共卫生科、护理部等相关职能部门负责人和相关临床医技科室科主任组成。其主要职责如下：第一，负责卫生应急队员日常医疗、护理专科技术和公共技术（如心肺复苏等）水平能力测试和管理，参与卫生应急队员遴选和医疗救治技术培训工作。第二，在卫生应急响应期间，承担门诊、住院医疗护理等医护人员调度和集结、医疗资源调度和使用、治疗方案制订、床位紧急腾空、绿色通道管理、患者管理、医疗信息汇总等工作。第三，完成本单位应急领导小组和应急办交办的其他工作。

（四）医院感染防控部门

组长由本单位分管院感控制的副院长兼任，副组长由医院感染防控管理部门负责人担任，组员由医院感染管理及相关专业人员组成。其主要职责如下：第一，负责突发事件应急处置时对医院感染及其相关危险因素进行监测、分析并及时反馈。指导应急办和后勤保障部门做好个人防护及应急物资准备。第二，在参与和开展突发事件卫生应急现场处置工作时，负责和督促消毒隔离制度和消毒技术规范执行，提供消毒方法和个人防护技术方案。

负责和落实分级防护原则和职业暴露的处置。监测、控制和督导本单位常规防护消毒及相关临床科室的感染控制。第三，完成本单位应急办交办的其他工作。

（五）新闻宣传部门

组长由本单位分管党建宣传的副书记兼任，组员由宣传部门负责人或指派的专人、应急办工作人员、医疗救治主管部门人员、参与卫生应急现场救治的医务人员等组成。其主要职责如下：第一，负责本单位突发事件应急处置工作影像视频采集、新闻稿件撰写以及新闻发布等工作。新闻发布应按照国家有关突发事件信息发布的规定和要求，任何个人和部门未经授权不得擅自发布新闻消息。设立新闻发言人。第二，负责协助新闻媒体做好新闻报道工作。第三，有针对性地开展卫生应急宣传教育工作，激发全体人员对卫生应急工作的热情。第四，完成本单位应急办交办的其他工作。

（六）财务、后勤和信息保障部门

组长由本单位分管后勤的副院长兼任，组员由财务处（科）、药剂科、设备处（科）、总务处（科）、保卫处（科）、信息科等部门指派专人组成。其主要职责如下：①财务处（科）：负责建立本单位突发事件卫生应急保障和预付机制，确保各项经费足额按时到位，确保参与卫生应急现场处置人员使用经费齐全。②药剂科：负责突发事件卫生应急处置所需药品采购、储存、调用等物资储备和管理工作。药品储备可采用实物储备、合同储备等多种形式。③设备处（科）：负责突发事件卫生应急处置所需器械、设备、耗材等需求计划和分配计划。负责器械、设备等日常维护、应急调用等管理。④总务处（后勤科）：负责本单位应急使用车辆的日常维护保养，确保卫生应急工作及时开展。负责卫生应急现场处置人员救援期间除医疗外的所需物资和生活保障物资等。确保通信联络畅通。⑤保卫处（科）：负责本单位卫生应急院内处置现场的保障工作，维护正常医疗秩序。主要负责社会安全类突发事件现场处置工作。⑥信息科：负责本单位突发事件信息报送的网络通畅和日常维护工作。⑦完成本单位应急办交办的其他工作。

（七）卫生应急专家组

组长由本单位分管医疗工作的副院长（医疗与护理分管领导不同时，由医疗副院长担任）兼任，组员由卫生应急管理、临床、医技、药学、护理等多学科专家组成。其主要职责如下：第一，负责对本单位和上级卫生行政主管部门提供突发事件卫生应急咨询、建议和支持，制订切实可行的诊治方案。必要时，直接参与卫生应急现场处置，并提供技术指导。第二，接受上级卫生行政主管部门和本单位应急办的调配，必要时，对其他医疗机构进行相关医学救援技术指导。第三，指导并参与卫生应急日常培训和演练工作。参与卫生应急演练脚本编撰工作。参与卫生应急工作总结评估。第四,承担本单位应急办交办的其他工作。

(八) 卫生应急队伍

根据各类突发事件特点,从本单位相关科室抽调人员组成。队员应相对固定,并形成动态轮换机制。其主要职责如下:第一,根据卫生应急响应级别和本单位应急办的统一要求,按规定时限集结整队和出发。严格按照医疗救治常规与诊疗技术操作指南对伤病员进行卫生应急现场医学救援。第二,按要求参加卫生应急日常培训与演练,熟练掌握各类突发事件医学救援技术及救治流程。遵守队伍管理的各项要求。第三,承担本单位应急办交办的其他工作。

二、卫生应急准备

应急准备是有效防范和应对突发事件而事先采取的各种措施的总称。医院应建立健全卫生应急工作体系,重点做好本单位应急管理制度建设、应急预案建设、应急专家队伍管理、装备物资管理、培训演练建设等各项准备工作。定期对卫生应急工作进行系统分析,及时发现本单位在应对各类突发事件中存在的不足和有针对性地加强自身能力建设。有条件的医院可开展灾害脆弱性分析。

(一) 卫生应急管理制度

1. 应急预案管理制度

明确本单位卫生应急预案编写要求,建立预案评价和修订机制。

2. 应急值守和报告制度

明确本单位参与卫生应急值守人员职责、工作内容等。明确卫生应急信息报送范围、时限、内容、方式、频次等,并详细记录。

3. 应急专家队伍管理制度

明确本单位卫生应急专家和队员选拔标准、工作职责、激励措施、补充或淘汰机制、奖惩制度等。

4. 应急物资管理制度

明确本单位各类应急装备、物资、药品等的采购、储备、日常维护、使用、补充等各项管理机制。

5. 应急培训演练制度

明确本单位开展卫生应急培训和演练的计划、内容、方法、质量,并对培训演练效果进行评价与改进。

（二）卫生应急预案建设

1. 应急预案种类

按照上级卫生行政主管部门卫生应急预案体系建设要求，结合本单位实际制订预案。应急预案种类主要包括自然灾害、事故灾难、突发公共卫生事件、社会安全事件四类。

应急预案种类和内容应能符合本单位实际工作需要，尤其需要明确突发事件卫生应急处置各阶段的工作流程，应包括目的、编制依据、适用范围、组织体系及职责、信息监测和报告、应急响应、保障措施、附则等要素。

2. 应急预案形式

预案以本单位文件形式正式发布，应定期通过桌面推演、专题培训、综合演练等途径使相关人员全面掌握。预案可采用文字式、图片式、流程式等，旨在指导和告知相关人员在指挥和参与现场救援时应采取的方式和注意事项。

3. 应急预案时效

应定期分析评价预案内容的实用性、可行性，及时更新、增补各类卫生应急预案。每2～3年修订1次，做好修订记录，实现预案的动态优化和科学规范管理。

（三）应急专家、队伍管理

1. 工作内容

工作内容主要包括卫生应急管理人员、公共卫生管理人员、医疗卫生专业人员、技术保障人员等的选拔、培训、训练、调整等。着重加强服从指挥、团队协作、专业配合等方面的工作。

2. 工作要求

①根据上级卫生行政主管部门统一部署要求，基于辖区内重点关注和防范的突发事件类型和发生频率，结合本单位人力资源情况，系统分析评估本单位卫生应急专家队伍建设需求。②按照"平战结合、因地制宜，分级负责、协调运转"的原则，组建人员数量和专业配比适当的卫生应急专家和队伍。队员应熟悉和具备现场应急指挥与决策、应急管理和协调、监测预警与风险评估、现场检伤分类和应急处置、伤员分流转送、院感控制和处理、后勤保障等技能。③严格依据政治素养、职称学历、业务能力、身体素质、心理素质等进行专家和队员遴选，接受过卫生应急培训或参加过突发事件卫生应急现场处置工作者优先考虑。④制定本单位卫生应急专家和队伍管理细则，明确卫生应急专家和队员的权利和义务、奖惩和激励措施等。⑤应将卫生应急一线人员纳入高危职业人群管理，购买人身意外伤害保险；对在重大突发事件紧急医学救援中致病、致残、死亡的人员，参照机关事业单

位工伤抚恤或工伤保险等有关规定给予抚恤保障。

（四）应急装备物资管理

1. 装备物资类别

通常装备物资包括医疗药品类、医疗耗材类、医疗设备类、防护消杀类、医疗文书类、后勤物资类、通信器材类、卫生技术车辆类、宣传保障类等。医疗机构可根据卫生应急任务分工增配各类装备物资。

医疗机构须进行装备物资筹措、采购及管理，各类标志、服装、队旗、通信等要求统一。所有装备物资纳入本单位固定资产管理。

2. 装备物资储备形式

根据卫生应急装备物资的生产、市场供应、存放条件和应急需求实际，决定实物、资金、计划和信息四种储备形式的比例。

3. 装备物资储备要求

建立本单位卫生应急装备库房，成立库房管理小组，明确人员职责，做到专库专人专管。定期对库房进行卫生清整，保持良好温度和湿度，保持通风。各类装备物资充足、整洁，达到"三定"（定分管领导、定管理科室、定使用保管人）和"六防"（防火、防潮、防盗、防冻、防霉烂变质、防鼠咬虫蛀）标准。利用信息化手段对装备物资进行出入库管理，并做好装备物资的更新和轮储。

（五）应急培训演练建设

1. 卫生应急培训

分人员培训。对卫生应急管理人员，重点培训卫生应急协同、现场指挥、情况研判、法律法规、媒体联络等。对医疗卫生专业技术人员，重点培训搜索营救技术、现场急救技术、紧急手术、基础生命维持技术、野外生存技巧等。对技术保障人员，重点培训各类卫生技术车辆驾驶与维修、警卫勤务实施、饮水饮食后勤保障等。

分专业培训。通用知识和技能包括人文、地理、民俗、体能、心理、外语等，要求所有应急专家和队员必须掌握。基本技能包括通气、止血、包扎、固定、搬运、基础生命支持等，要求医疗卫生专业技术人员必须掌握。专科技能包括截肢术，冻伤、烧伤、溺水、热射病、中毒等治疗，要求专科救治队伍队员熟练掌握。

培训方式根据实际需要，采取理论授课、实践操作、案例分析、想定作业、桌面推演、学术讲座、经验交流、专题研讨会等形式，充分利用视频、广播电视、远程教育等先进手段开展培训。可对培训前后相关知识的掌握情况、培训满意度等进行效果评价。

2. 卫生应急演练

参照《突发事件应急演练指南》〔应急办函 C2OO9362 号〕，结合本单位卫生应急水平现状以及卫生应急培训工作开展情况，每年至少牵头组织或积极参与其他部门组织的卫生应急演练工作一次，制订或协助制订演练实施方案。规范演练准备、演练评估和演练后改进等环节的工作。

三、信息报告

信息报告及时、准确、完整，是突发事件紧急医学救援和突发公共卫生事件处置工作全面、科学、有序、有效开展的充分、必要条件，也是卫生应急响应的决策依据。

（一）报告范围

报告范围包括医疗机构参与处置的各类突发事件紧急医学救援和突发公共卫生事件现场处置工作的信息。

（二）报告内容

报告内容包括事件名称、事件类别、发生时间、地点、涉及的地域范围、伤亡人数、受伤类型及严重程度、已经采取的措施、事件的发展趋势、下一步工作计划等。信息报告应做到要素齐全、内容规范、简明扼要。可根据工作需要采用多种报告形式，涉及敏感内容的，应通过机要途径报告。事件发生、发展、控制过程信息分为初次报告、进程报告、结案报告。

1. 初次报告

初次报告要求"接报即报"。报告内容包括报告单位、报告人信息、信息来源、事件名称、初步判定的事件类别和性质、发生地点、发生时间、伤亡人数、受伤类型及严重程度、已采取的措施等。

2. 进程报告

进程报告要求"及时续报"。报告事件的发展与变化、处置进程、势态评估、控制措施等内容，包括本单位救援力量投入情况、伤病员（轻、中、重）人数、死亡人数、救治人数、转运情况、防护情况、进一步的救治措施和救治建议以及患者转归情况等。同时，对初次报告的有关信息进行补充和修正。

重大、特大事件和有明显扩大趋势的较大事件应及时报告变化情况。较大和一般事件按卫生行政主管部门和（或）卫生应急救援现场指挥部门的要求时限报告。

3. 结案报告

事件处置结束后，应在三日内进行结案信息报告。

4. 报告方式

应尽快以电话、传真、报送文件等形式，或其他有效途径向属地卫生行政主管部门报告。

四、应急响应

医疗机构根据自身职责和功能定位，结合在卫生应急工作中担当的任务和自身条件，制订切实可行的工作方案，根据上级卫生行政主管部门要求和指令，迅速启动或终止卫生应急响应。

（一）应急响应

1. 成立应急响应期间管理组织

应急响应期间管理组织应包含应急指挥、应急管理、专业技术和现场队伍四个部分。①应急指挥由本单位卫生应急领导小组负责，负责应急响应期间的决策、总体协调等工作。②应急管理由应急办公室总体协调和实施，其他相关部门负责具体实施和配合。负责应急响应期间的协调、管理、保障等工作。③专业技术按事件类型可设立一支或多支专业技术组。负责应急响应期间的专业技术指导工作。④现场队伍按上级卫生行政主管部门和本单位卫生应急领导小组要求派遣现场队伍。现场队伍可由应急管理人员和相关专业人员组成，参与和指导突发事件的现场处置、信息上报等工作。

2. 建立应急响应期间工作制度

①应急响应启动与终止制度。设定本单位启动和（或）终止应急响应的基本条件和相关工作流程。②现场队伍工作制度。应当根据实际工作情况，明确现场工作责任和分工。③评估制度。评估制度包括突发事件发展态势评估、应急响应启动后工作预判评估、应急响应终止后总结评估等。④信息通报制度。要求应急响应期间应急组织架构中的各职能部门按要求向应急领导小组和应急办提交工作情况报告。应急领导小组和应急办根据各部门提交的报告和其他有关信息汇总情况，以合适的方式及时通报给参与应急处置的部门和个人。⑤工作例会制度。可根据需要不定期召开各部门共同参加的工作例会，通报事件进展情况和各项处置措施落实情况，研究和部署后续应急处置工作。建立现场每日碰头会议制度，交流每日工作进展，研讨突发事件趋势和控制措施落实，协调安排后续工作。

3. 应急保障制度

建立应急财务制度，在应对突发事件时保证高效、快速、及时落实各项财政保障和个人保障。建立派遣人员安全保障制度，为赴现场工作人员提供必要的安全保障装备及条件。

（二）现场工作

现场工作包括现场工作启动、工作准备、工作实施和工作结束四个阶段。

1. 现场工作启动

医疗机构接到事件相关信息后，应当立即核实，经初步证实后由本单位应急办立即报告上级卫生行政主管部门，并迅速组织进行现场调查和实施控制措施。根据上级卫生行政主管部门意见和建议启动相应级别的卫生应急响应。

2. 现场工作准备

①确定现场救援队伍专业构成、参加人员，各组应当明确组长负责制，并确定组员的职责和分工。②统一人员思想，进行情况通报和信息说明。③根据现场处置特点开展物资准备。通常需要考虑药品、器械、耗材、现场快速检测设备及试剂、个人卫生防护用品、宣传资料、通信设备、电脑、数据采集设备设施、现场联系资料等。④做好车辆、交通、食宿、保险等后勤保障工作。⑤确定现场救援队伍与本单位、当地有关部门的沟通联络机制，与事发地沟通现场工作计划和实施方案等。

3. 现场工作实施

现场工作应坚持边调查、边处理、边抢救、边核实的原则，并符合既定方案要求。现场工作步骤和重点可根据现场性质、特点进行必要调整。现场救援队伍应根据需要，与当地相关机构或人员组成联合工作组，在当地政府的统一领导下开展工作。

（1）现场指挥与协调（应急管理者参考）

先期抵达现场的卫生应急队伍，应首先开展情况核查，包括事件的地点、事件的类型及危险因素、人员伤亡情况、事态是否得到控制、是否还需要增加救援力量、医护人员是否需要配备个人防护用品等，并及时向上级卫生行政主管部门报告。

中期抵达现场的卫生应急队伍，应配合上级卫生行政主管部门制订现场处置方案，参与和配合现场救援力量调度、现场车辆安排、现场信息汇总和反馈等。

后续抵达现场的卫生应急队伍，应及时与现场指挥部门和（或）上级卫生行政主管部门联系，了解事件最新进展和现场处置进度，确定和制订后续工作计划和实施方案，参与后续信息核实、实地走访、访视伤员、综合临床信息等。

（2）现场医疗卫生救援

现场抢救：①现场抢救的前提是使伤病员脱离危险环境。要在保证抢救人员自身安全的前提下，积极将遇险人员移出危险环境。②依据"先救命后治伤、先救重后救轻"的原则开展工作，按照国际统一的标准对伤病员进行初次检伤分类，分别用绿、黄、红、黑四种颜色，对轻、重、危重伤病员和死亡人员进行标记，标明在伤病员或死亡人员的手腕或脚踝等显要部位，以便后续救治辨认或采取相应的措施。认真记录检伤分类结果，以便后续进行统计汇总。③特殊类别现场检伤分类有其各自的特殊性，除一般创伤外，其他诸如中毒、放射、淹溺、烧烫伤、爆震等一些突发公共卫生事件，短时间出现大批复合伤病员，致伤因素复杂多样，要根据不同的致病因素和特点进行检伤分类。④根据伤情展开初步救治，对暂不能转移出危险区域的伤病员给予基础生命支持。危重症患者：标红色标，应优先处置、转送。重症患者：标黄色标，次优先处置、转送。轻症医患者：标绿色标，可延期处置、转送。濒死或死亡者：标黑色标，可暂不做处置。

分级、分区处理：在检伤分类的基础上，开辟安全区域，充分利用现场条件设立特定功能分区，将不同级别的伤病员分区、分级进行急救处理，各区应标有明显的标志牌及相应的色带或色旗。①初检分类区：选择现场附近一个安全、明亮、宽敞的区域，将所有伤病员最先集中在该处，进行快速检伤分类并标示不同的色别后，按级别立即送至相应的区域处理。该区域一般悬挂白底红十字标志旗。②重伤病员处理区：设立在邻近初检分类区，用于临时接收红标危重伤病员，由医务人员酌情给予必要的救治。该区域一般悬挂红旗和黄旗。③轻伤病员接收区：设在空旷安全场地，只接收绿标轻伤员，不需要医务人员立即进行特别处理，可提供简单包扎用的敷料、绷带及饮食等。该区域一般悬挂绿旗。④急救车辆专用区：为急救车单独开辟的停车场及道路，便于急救车出入。由专人负责统一指挥调度急救车，急救驾驶员在协助急救的同时应随时待命。⑤临时停尸区：该区域仅用于停放黑标濒死或已死亡的伤病员。该区域一般悬挂黑旗。

转送伤员：为了使伤病员得到及时有效的专科治疗，保证救治质量，当现场环境处于危险或在伤病员情况允许时，对符合转送条件的伤病员，要尽快进行转送工作。①保证现场转运资源的集中使用和伤病员的合理分流，在现场医疗救援指挥部的统一安排下，明确专人负责协调管理、有序运作。②坚持先重后轻的转运原则，优先转运红标危重和黄标重伤员，绿标轻伤员可暂缓转运。③患者分流应本着"就近就急、专科特点和尊重患者意愿"的原则，根据医疗机构承受能力和专科特点以及地理位置合理统筹安排，合理分流患者，任何医疗机构不得以任何理由拒诊、拒收伤病员。④根据伤病员的不同分级、转运救护车的不同功能和急救医生的不同资历经验，进行合理的组合，使有限的资源得到充分利用，保证转运安全、有效。⑤保证院前与院内联络及时有效，认真填写伤病员转送信息并提交接纳的医疗机构；同时，报现场应急指挥部汇总，及时通知收治伤病员的医疗机构，做好接收伤病员和救治的准备。⑥充分做好转运前的准备，正确把握时机，包括伤病员的准备，救护车及其他运输工具、物资及抢救设备的准备，医护人员、通信联络的准备等。⑦在转送途中，医护人员必须密切观察伤病员的病情变化，并确保治疗持续进行。在转送时要科学搬运，避免造成二次损伤。

疾病预防控制：①及时报告可能构成或已发生的传染病类突发公共卫生事件的相关信息。②参与和实施传染病病例的现场抢救、运送、诊断、治疗、医院感染控制（包括病例隔离、医疗垃圾和废物的处理等）。③配合疾病预防控制机构开展流行病学调查工作。④在上级卫生行政主管部门的统一组织下，负责病例、密切接触者或部分重点（高危）人群的健康监测、医学观察、留验、隔离等工作。⑤在疾病预防控制机构的指导下，协助开展症状监测、健康教育、应急接种、预防性服药等相关传染病疫情防控工作。⑥协助卫生行政主管部门做好监测预警、信息发布、风险沟通等工作。

灾后心理救援（非必需项）：有条件的单位可参与开展。制定或引进相关的实践指南，建立合理的心理干预工作模式，组织专业人员及时开展灾后心理救援工作，针对被救助者的年龄、性别、文化背景的差异制订个性化的救援方案。同时为救援人员提供必要的心理干预和咨询工作，必要时做好心理随访工作。

信息收集和总结：在开展现场医疗卫生救援时，应当采集、收集、统计、整理和汇总相关数据、事件调查研究、救治工作进展等信息，及时报告同级卫生行政主管部门，上报上级业务指导机构或当地救援指挥机构。同时注意现场工作结束时，应当按要求将事件资料完整归档立卷。

（3）现场工作结束

当现场医疗救治工作完成、事件得到有效控制，在得到上级卫生行政主管部门和（或）派遣单位同意后，现场救援队伍可结束工作。救援队伍在撤离现场前应与当地有关部门召开会议，对现场工作进行总结，并提出后期工作建议。

（4）集中收治医疗机构

应按照上级卫生行政主管部门的要求，遵循"集中收治、集中管理"的原则收治伤病员，预防院内感染，维护正常医疗秩序。

（5）启动和准备

根据本单位在卫生应急工作中承担的任务和自身救治水平，制订切实可行的集中收治预案或工作方案，设置合理的工作流程，细化人员职责，明确物资储备、调配和使用细则。

①信息交接：加强与上级卫生行政主管部门与转运机构和（或）人员的沟通。明确突发事件类型、伤员人数、受伤种类及严重程度、已采取的救治措施等相关信息。②人员收拢：医疗机构应急办负责调度院内救援人员召集工作，相关部门予以配合和具体实施。③绿色通道建立：及时开通院前到院内急救的"绿色通道"。医疗机构要配合转送机构做好伤病员的交接工作，保证绿色通道各环节畅通无阻。④信息汇总和报告：实时收集汇总各类救治信息，及时向上级卫生行政主管部门报告。信息报告内容包括突发事件种类、时间和地点、收治人数、死亡人数、伤病员主要症状、主要救治措施、亟须解决的医疗卫生问题、报告单位、报告人员和通信方式、其他重要事项。

第三节 公共卫生管理质量

一、组织管理

公共卫生科在医院公共卫生领导小组指导下全面负责公共卫生工作，由医务处（科）、门诊办公室、护理部、院感办（科）、保健科（或健康管理科）、宣传部、后勤科、药剂科（药学部）、设备处（科）、保卫处等设专人配合和负责公共卫生工作，并接受公共卫生科管理。有条件的医疗机构可试行公共卫生工作联合例会制，定期对前阶段工作进行总结和对下一步工作进行部署。以上部门须贯彻执行各级卫生行政部门有关公共卫生的方针、政策；承担各级卫生行政部门下达的公共卫生相关任务。认真做好传染病防控、慢性非传染性疾病管理、妇幼保健质量管理、医院健康教育及卫生应急等相关工作。

二、行政职能部门

行政职能部门主要职责如下：

（一）公共卫生科

全面负责医院公共卫生工作，包括：传染病管理和监测、慢性非传染性疾病管理、妇幼保健质量管理、卫生应急管理等；总结全院公共卫生工作和制订年度计划；制定医院公共卫生管理相关文件；组织和定期督导公共卫生工作并及时反馈；汇总和对外发布公共卫生信息。

（二）医务处（科）和（或）门诊办公室

负责门诊预检分诊、慢性非传染性疾病监测、门诊日志（含传染病门诊登记）的日常督导；门诊健康教育；参与突发公共卫生事件应急管理。

（三）护理部

住院患者（个体化）健康教育；入（出）院诊疗信息登记；出院患者随访管理；参与医院突发公共卫生事件应急。

（四）院感办

特殊门诊（如发热门诊、肠道门诊等）管理；消毒与院内感染控制；指导医疗废物管理；承担医院感染管理其他相关任务和信息报告；感染科设置管理。

（五）保健科（或健康管理科）

负责医院职工健康教育和健康管理。

（六）宣传部

全面负责公共卫生健康教育工作（如重点人群健康教育、大众健康教育等）；全面负责控烟指导和宣传工作。

（七）后勤科

全面负责医院环境卫生（如食堂卫生、污水处理等）；医疗废物日常工作；突发公共卫生事件应急物资管理和后勤保障。

（八）药剂科（药学部）和设备处（科）

全面负责医院突发公共卫生事件应急药品和应急设备管理。

（九）保卫处（科）

医院突发公共事件保障；参与控烟管理。

（十）信息中心

各类公共卫生信息发布和报送网络支持；医院突发公共事件信息保障。

三、临床医技科室

临床医技科室为医疗机构全面落实和执行公共卫生管理的具体实施主体，有责任和义务配合完成上级行政主管部门和医院下达的各项公共卫生管理指标，并具体实施。

第九章 医院消毒供应中心感染管理与卫生质量控制

第一节 消毒供应中心感染管理

一、医院感染管理小组基本要求

科室的每一项工作都与医院感染密切相关，应建立医院感染管理小组，设组长和组员，并负责科室的医院感染管理的各项工作。

（一）小组职责

第一，负责本病区医院感染管理的各项工作。第二，制定相应的医院感染管理制度，并组织实施。第三，制定医院感染预防与控制措施及流程，并组织落实。第四，及时报告医院感染病例并应定期对医院感染监测、防控工作的落实情况进行自查、分析，发现问题及时改进，并做好相应记录。第五，落实医院抗菌药物管理的相关规定。第六，负责对本病区工作人员医院感染管理知识和技能的培训。第七，接受医院对本病区的监督、检查与指导，落实医院感染管理相关改进措施，评价改进效果，做好相应记录。

（二）工作人员要求

第一，参加医院感染管理相关知识和技能的培训。第二，应遵守标准预防的原则，落实标准预防的具体措施，落实手卫生、隔离工作、灭菌工作等具体措施。第三，应遵循医院及本病区医院感染相关制度。第四，应开展医院感染的监测及相关工作，包括医院感染监测、报告、预防和控制（抗菌药物的合理使用及无菌操作）等。第五，保洁员、配膳员等应掌握与本职工作相关的清洁、消毒等知识和技能。

（三）教育与培训

第一，定期组织本病区医务人员学习医院感染管理相关知识，并做好考核。第二，定期考核保洁员的医院感染管理相关知识，如清洁与消毒、手卫生、个人防护等，并根据其知识掌握情况开展相应的培训与指导。第三，病区医院感染管理小组应对患者、陪护及其他相关人员进行医院感染管理相关知识如手卫生、隔离等的宣传及教育。

二、医院感染对消毒供应中心的感染控制要求

（一）管理要求

①消毒供应中心应在分管院领导或相关职能部门的直接领导下开展工作。将消毒供应中心管理工作纳入医院医疗质量管理体系，保障医疗安全，防止发生院内感染。②消毒供应中心采用集中管理的方式对医院内所有重复使用诊疗器械、器具和物品进行集中清洗、消毒、灭菌和无菌物品供应。③内镜、口腔诊疗器械的清洗消毒，可以依据相关规定进行处理，也可以集中由消毒供应中心统一清洗、消毒和（或）灭菌。④外来医疗器械应按照WS 310 的相关规定，由消毒供应中心统一进行清洗、消毒、灭菌。⑤清洗间应建立健全消毒隔离、质量管理、监测、职业安全防护等管理制度和突发医院感染事件的应急预案。建立质量管理追溯制度，保存质量控制过程的相关记录。追溯记录至少保存三年，可及时追溯各个医疗器械的处理过程。⑥定期进行医院感染相关知识的培训，了解常见的医院感染及原因，掌握使用后器械处理要点，如遇特殊感染器械应按照各操作流程进行处置，防止发生院内感染暴发。

（二）人员要求

第一，应根据消毒供应中心的工作量合理调配工作人员。第二，消毒供应中心应落实对科室各层级人员的岗位培训。将消毒供应的专业知识、医院感染相关预防与控制知识及相关法律法规纳入消毒供应中心人员的继续教育计划。第三，工作人员应掌握的知识与技能包括：各类诊疗器械、器具和物品的清洗、消毒和知识与技能；职业安全防护原则和方法；医院感染预防与控制的相关知识。

（三）工作区域要求

第一，空气流由洁到污。采用机械通风的工作区域，去污区保持相对负压。第二，环境保持干燥、通风，工作环境每日进行清洁、消毒。第三，工作区域中化学物质浓度应符合 GBZ 2.1《工作场所有害因素职业接触限值第 1 部分：化学有害因素》的要求，工作中使用的消毒剂应符合国家相关标准和规定并对器械腐蚀性较低，使用由卫生部门颁发卫生许可批件的或有卫生安全评估报告的安全、低毒、高效的消毒剂。

三、消毒供应中心院感管理小组职责

第一，负责本科室感染管理的各项工作，根据本科室医院感染的特点，制定管理制度，并组织实施。第二，对医院感染病例及感染环节进行检测，采取有效措施，降低本科室医院感染发病率，发现有医院感染流行趋势时，及时报告医院感染管理科并积极协助调查。第三，监督本科室医院感染发生情况。第四，监督本科室医疗废物处置情况。第五，做好本科室保洁的管理。第六，督促本科室人员执行各项操作技术、消毒隔离制度。第七，负责本科室工作人员医院感染管理知识和技能的培训。第八，监督本科室工作人员手卫生规范执行情况。

第二节 医疗废物管理

一、医疗废物分类

（一）相关术语

医疗废物是指医疗卫生机构在医疗、预防、保健及其他相关活动中产生的具有直接或者间接感染性、毒性及其他危害性的废物。医疗卫生机构收治的传染病患者或者疑似传染病患者产生的生活垃圾，按照医疗废物进行管理和处置。

生活垃圾是指在日常生活中或者为日常生活提供服务的活动中产生的固体废物及法律、行政法规规定视为生活垃圾的固体废物。

暂时储存是指医疗废物产生单位和处置单位将运达的医疗废物，存放于本单位内符合特定要求的专门场所或设施内的过程。

交接是指医疗废物产生单位将暂时储存的医疗废物移交给废物运送者。

（二）医疗废物分类

对不同危险性的医院废物进行分类处理，重点保证感染性医疗废物能得到及时有效的处理、分类，能减少须重点处理的医院废物的量，最终达到"防止医疗废物流失、泄漏、扩散，保护环境、防止疾病传播"的目的。

1. 感染性废物

（1）分类

①携带病原微生物：具有引发感染性疾病传播危险的医疗废物；②被患者血液、体液、

排泄物污染的物品，包括棉球、棉签、引流棉条、纱布及其他各种敷料；③使用后的一次性医疗用品及一次性医疗器械。

（2）感染性废物的处置方法

用医疗废物专用的黄色包装袋盛装。

2. 损伤性废物

（1）分类

①能够刺伤或者割伤人体的废弃医用锐器；②医用针头、缝合针；③各类医用锐器，包括解剖刀、手术刀、备皮刀、手术锯等；④载玻片、玻璃试管、玻璃安瓿等。

（2）损伤性废物的处置方法

放入医疗废物专用利器盒中。

3. 病理性废物

（1）分类

①诊疗过程中产生的人体废弃物；②手术及其他诊疗过程中产生的废弃的人体组织、器官等（包括胎盘）；③医学实验动物的组织、尸体；④病理切片后废弃的人体组织、病理蜡块等。

（2）病理性废物的处置方法

用医疗废物专用的黄色包装袋盛装，暂时储存病理性废物，应当具备低温储存或者防腐条件。

4. 药物性废物

（1）分类

①过期、淘汰、变质或被污染的废弃药品；②废弃的一般性药品，如抗生素、非处方类药品等；③废弃的细胞毒性药物和遗传毒性药物，包括致癌药物、可疑致癌性药物、免疫抑制剂；④废弃的疫苗、血液制品等。

（2）药物性废物的处置方法

少量的药物性废物可以混入感染性废物，但应当在标签上注明。

5. 化学性废物

（1）分类

①具有毒性、腐蚀性、易燃易爆性的废弃化学物品；②医学影像室、实验室废弃的化学试剂；③废弃的过氧乙酸、戊二醛等化学消毒剂；④废弃的汞血压计、汞温度计。

（2）化学性废物的处置方法

化学性废物中批量的废化学试剂、废消毒剂应当交由专门机构处置；批量的含有汞的体温计、血压计等医疗器具报废时，应当交由专门机构处置。

二、医疗废物管理基本要求及措施

（一）医疗废物管理要求

第一，医疗废物不得与生活垃圾混放、混装。第二，医疗废物中病原体的培养基、标本和菌种、毒种保存液等高危废物，应首先在产生地点进行压力蒸汽灭菌或化学消毒处理，然后按感染性废物收集处理。第三，禁止各科室工作人员及转运人员转让、买卖医疗废物，禁止在非收集、非储存地点倾倒、堆放医疗废物，禁止将医疗废物混入其他废物和生活垃圾中。第四，医疗废物达到包装物或者容器的3/4时，应当使用有效的封口方式，使包装物或者容器的封口紧实、严密。第五，每个包装袋外均应有中文标签，标注医疗废物产生的科室、日期、类别及需要的特别说明。第六，由专职人员负责，每天按规定的时间、路线，用密闭的容器和车辆收取并转运至医疗废物暂存点，并填写内部交接转运单，内容包括日期、科室、种类、数量、质量等，双方签字交接。

（二）应急管理和防护措施

第一，为医疗废物收集人员配备必要的防护用品和合格的转运工具。每年进行体检，必要时进行预防接种。第二，防护用品为帽子、口罩、橡胶手套、胶鞋、工作服，必要时配备护目镜，此外还应配备消毒药品及快速手消毒液等。第三，如发生医疗废物倾倒、遗撒、泄漏时，应在穿着防护用品的情况下，对污染物品进行消毒，并立即报告所在科室、后勤管理处及医院感染管理科备案。第四，如发生生活垃圾中误混入医疗废物时，应立即将整袋垃圾置于黄色医疗废物袋内，按医疗废物处理。

三、医疗废物规范管理与监督

（一）组织架构

为使医疗废物处置工作规范化、制度化，严格执行国务院第380号令《医疗废物管理条例》、卫生部第36号令《医疗机构医疗废物管理办法》、卫生部和国家环保总局联合下发的《医疗废物分类目录》，以及所在地关于医疗废物的法律、法规和有关规定，结合医院的实际情况，成立医疗废物管理监控委员会，院长为第一责任人，由医务部、护理部、医院感染管理科、总务部、保卫部及主要临床、医技科室主任组成委员会成员。制定各项管理制度、工作流程、职责和质量考核标准，即《医疗废物管理制度》《医疗废物意外事故应急处理预案》《医疗废物管理工作流程》《医疗废物管理处罚规定》《医疗废物管理职业安全防护》《医疗废物管理质量考核标准》等，并下发各科室，指导各科室医疗废物的处置工作。

（二）专人监督

第一，实行医疗废物管理总务部主管、医院感染管理科监督管理的模式。第二，固定医疗废物专职人员，设立医疗废物管理办公室，全面负责医疗废物收集、转运、暂时储存的日常工作。第三，为专职人员提供合格的防护用品，建立专职人员的健康档案。

（三）严格管理

1. 分类收集

①严格按照《医疗废物分类目录》和《医疗废物管理工作流程》，将各自产生的医疗废物分类收集，分别置于感染性、损伤性、化学性、病理性、药物性废物的专用容器内，盛装医疗废物的容器和包装袋上必须有警示标志，包装袋为具有防渗透性能的黄色塑料袋，当医疗废物收集达到包装袋的3/4时，将袋口进行有效封扎，防止泄漏和遗撒。②每个包装袋外均应有中文标签，标注医疗废物产生的科室、日期、类别及需要的特别说明。由专职人员负责，每天按规定的时间、路线，用密闭的容器和车辆到科室收取并转运至医疗废物暂存点。③同时填写内部交接转移联单，内容包括送交日期、科室、种类数量、包装情况等，交接双方签字，一式两份。运送人员在运送医疗废物前，必须检查包装袋或容器的标志、袋口的封扎是否合格，然后再送至暂时储存点。

2. 规范储存

①医院应建设符合国家标准的医疗废物暂贮间，暂贮间内配备病理性废物低温储存柜，具有防火、防盗、防渗、防鼠、防蚊虫、防螳螂、防雨水冲刷、防儿童接触及相应的清洁消毒设施。②配备医疗废物收集桶和防护、消毒用品，制作各种警示标志标签。

3. 清查和记录

①严格按照医疗废物管理规范的规定，每天向医疗废物处置中心移交分类收集、包装好的医疗废弃物。②做到日产日清，严格执行危险废物转移联单制度，及时填写医疗机构危险废物转移联单，交接双方签字，存档备查。

4. 暂贮间的管理

医疗废物专职人员每天必须对暂贮间的地面、墙壁、收集箱进行擦拭和冲洗、消毒，空气可采用紫外线照射消毒并做好记录。每次收集运送工作结束前，在指定的地点对运送工具进行清洁并用1000mg/l含氯消毒液喷雾消毒车辆内外。

5. 统一标志

医疗废物处置工作统一、标准化，进行规范管理，制作统一的标志，固定位置，分类收集，有效杜绝医疗废物与其他废物的混装现象。

（四）加强培训和考核

进行法律法规、医院制定的管理制度、职业防护措施、医疗废物管理流程、职责、医疗废物分类收集等培训，培训后对培训效果进行考核。通过培训和考核，提高医务人员认识水平，推进医疗废物管理的整体工作。

四、医疗废物处置

（一）医疗废物专用收集容器

1. 包装袋

包装袋是用于盛装除操作性废物之外的医疗废物的初级包装，并符合一定防渗和撕裂强度性能要求的软质口袋。包装袋的颜色为黄色，并有盛装医疗废物类型的文字说明。

2. 锐器盒

锐器盒主要用于收集注射器、输液器等一次性使用物品的针头、医用小玻璃制品、各类刀片、头皮针、缝合针等锐器。使用锐器盒的目的是避免感染，杜绝非安全注射。锐器盒整体颜色为黄色，在盒体侧面注明"损伤性废物"，并有医疗废物警示标志和文字说明。

3. 周转箱

①盛装经密封包装的医疗废物的专用硬质容器。②周转箱整体为硬质材料，防止液体渗漏，可一次或多次重复使用。③易于清洁和消毒。④周转箱整体为黄色，外表应有医疗废物警示标志和文字说明。

（二）医疗废物院内处置流程

检查医疗废物包装是否完好。符合要求后称重并做好记录（日期、科室、物品名称、重量、分类等），双方签字。将医疗废物按规定路线妥善运至本单位暂存处。专职人员定期将医疗废物移交给医疗废物处置中心，并做好记录，双方签字。

第三节 消毒供应中心环境监管要求

一、消毒供应中心环境卫生管理组织

医院卫生管理是在主管院长领导下，医院爱国卫生运动委员会和医院感染管理委员会共同负责医院环境卫生的宏观管理，根据医院卫生学标准，提出管理策略，制定各项制度，评价卫生管理效果，提出改进措施等。医院感染管理部门负责落实医院感染管理委员会关于医院消毒供应中心环境卫生管理方面的具体工作，按照相关法律、规范和标准，对医院消毒供应中心环境卫生进行指导、监测、监督及效果评价，并提出改进措施等。

第一，制定医院消毒供应中心环境卫生学各项标准、考核评价卫生管理效果的方法，依据国家颁布的有关法律法规、规范标准等进行卫生学监督。第二，制订医院消毒供应中心卫生管理规划并组织实施。不断提高医院环境卫生质量，为复用医疗器械的处理创造良好的环境，提高清洗、消毒、灭菌效果。第三，制定严格的清洁卫生制度、消毒隔离制度、污物和污水处理制度等，采取科学措施防范医院有害因素对消毒供应中心环境的污染，减少公害，防止复用医疗器械的二次污染，保护病人、工作人员及社会人群健康。第四，加强对医院消毒供应中心工作人员的卫生学防护宣传和教育培训。第五，开展医院环境卫生学监测，实施对医疗消毒供应中心作业环境及职业防护的监督。第六，开展医院消毒供应中心环境卫生管理的科学研究，不断提高管理水平。

二、消毒供应中心环境监管要求

（一）消毒供应中心建筑设计

要做好消毒供应中心周围环境的管理工作，在消毒供应中心选址时，要求所在位置周围环境清洁无污染源，与垃圾集中地、公厕、煤堆等应保持一定的距离。长期以来，一些医院对消毒供应中心的重要性认识不足，在位置的选择上不符合国家相关规范标准的要求，带来一定的安全隐患。

医院建筑装修时对墙面、地面、顶面和阴阳角的选材方面应考虑到防渗、耐酸碱、抗污染等特点。工作区域内应配备有效的防尘、防虫、防鼠设施，地面、墙面、工作台面应整洁、光滑、不积垢、不起尘，便于除尘与清洗消毒。

处置区应有足够空间满足操作的需要，布局必须符合清污分区、洁污分流的要求，分区合理，人、物分流，操作流程中无逆向与交叉。

（二）污水排放

消毒供应中心使用水作为清洗介质，清洗后的废水应通过独立排放管道进入医院的污水处理系统消毒处理，达标后排放，以减少医院感染，防止环境污染。

（三）空气质量

空气是人类赖以生存的主要外界环境因素之一。空气质量体现在空气的温度、湿度、流速、清洁度（生物与化学污染情况）、新鲜度、各种气体成分的比例等多项参数的综合水平。在医院里，这些参数形成了医院的微小气候。良好的微小气候不仅有利于人的身体健康，提高医院工作人员的工作效率；也可以减少医院内病原微生物的生长繁殖，控制医院感染发生。因此，在《医院消毒供应中心管理规范》中，对消毒供应中心三个区域的温度、湿度、机械通风的换气次数以及气流压差等参数要求做了明确的规定。

空气净化管理是保证空气质量的措施之一，是指利用空气洁净技术对室内空气进行处理，常由空气调节系统和空气净化系统组成。它是依靠高效或超高效过滤设备，较好地清除空气中的悬浮颗粒及微生物，同时空气调节系统控制温度、湿度、气流风速和压差，从而达到卫生学要求。按照《医院空气洁净管理规范》规定，医院在空气净化管理方面有如下要求：第一，医院应依据空气消毒与净化的相关法律、法规和标准，结合医院实际情况，制定空气净化系统的相应管理制度，并组织实施。第二，医院应根据临床科室的感染风险评估，采取适宜的空气净化措施，使其室内空气质量达到《医院消毒卫生标准》中相应环境类别的要求。第三，医院应对空气消毒与净化设备的管理和操作人员、医务人员进行空气消毒与净化相关法律、法规和标准等知识的培训，明确各自的职责和任务，确保空气净化设备的正常运行。第四，医院应对全院相关临床科室的空气质量进行监测，发现问题并进行指导。

（四）环境卫生与物体表面清洁与消毒

1. 管理要求

①建立健全规章制度和组织管理体系，明确职责要求。②对环境清洁进行质量监督，对环境清洁服务机构的人员进行业务指导。③开展内部建筑修建与装修工作时，应有医院感染控制人员参与的综合小组，对施工区域环境污染风险进行评估，提出干预措施，指导施工方做好施工区域的隔断防护，并监督落实。④医务人员应负责使用中的诊疗设备与仪器的日常清洁与消毒工作，应指导环境清洁人员对诊疗设备与仪器进行清洁和消毒。⑤应

对清洁、消毒质量进行审核，并将结果及时反馈给相关部门。

2. 清洁与消毒原则

①制定标准化操作规程。②做好个人防护。③先清洁再消毒，采取湿式清洁的清洁方式。④选择适宜的清洁剂。⑤清洁消毒供应中心各区域时，应有序进行，由里到外，由上到下，由轻度污染到重度污染。⑥对高频接触、易污染、难清洁与消毒的表面，可采取屏障保护措施，用于屏障保护的覆盖物（如塑料、薄膜、铝箔等）实行一用一更换。⑦有明确污染的环境表面，选择有效的消毒剂。⑧清洁工具应分区使用，做好标志。⑨对使用的仪器设备表面进行清洁与消毒时，应参考仪器设备说明书，选择适宜的清洁消毒产品。

3. 清洁工具复用处理要求

①医疗机构消毒供应中心应按要求设立清洁工具复用处理房间，房间应具备相应的处理设施和储存条件，并保持环境干燥、通风换气。②清洁工具使用后应及时清洁与消毒，干燥保存，其复用处理方式包括手工清洗和机械清洗。

4. 手卫生

①医疗机构消毒供应中心应制定并落实手卫生管理制度，配备有效、便捷的手卫生设施。②医疗机构消毒供应中心应定期开展手卫生的全员培训，工作人员应掌握手卫生知识和正确的手卫生方法，保证洗手与手消毒的效果。③医疗机构消毒供应中心应加强对工作人员手卫生工作的指导与监督，提高工作人员手卫生的依从性。

5. 环境卫生监测

环境卫生学的监测包括对各区域内空气、物体表面、工作人员的手、使用消毒剂的监测。

①科室设专人进行质量监测工作，监测人员应认真遵守各项监测技术操作规程，以实事求是的态度对待工作。②每月对无菌物品存放区、检查包装及灭菌区进行物体表面、工作人员的手、空气等监测。③每年应对环氧乙烷灭菌环境进行环氧乙烷浓度的监测。④对检测结果及记录保留的期限应大于或等于6个月。⑤当医院感染暴发时，应及时进行监测。监测方法见《医院消毒卫生标准》（GB 15982），各卫生指标应符合该标准的规定。

第四节 消毒供应中心工作区域环境管理

消毒供应中心工作区域环境管理的重点是根据各区域环境的功能特点，做好区域环境的清洁、空气质量控制、环境和物体表面的清洁、消毒及工作人员的职业防护和手卫生，使环境整洁，空气、物表、手的环境卫生学监测达到相应的国家卫生标准。

一、环境卫生的管理职责

第一，消毒供应中心清洁卫生工作由保洁部设专人负责，严格执行消毒供应中心分区管理制度。第二，各岗位人员分区负责岗位所在区域环境的清洁整理和消毒。第三，消毒供应中心设兼职环境卫生管理护士，随时对工作人员进行监督和指导。第四，各区域组长负责对质量实施过程进行动态监控，对存在的问题及时纠正和分析。第五，消毒供应中心管理小组成员定期查房，发现问题并做改进指导。

二、去污区环境管理

去污区是进行回收后分类、清洗、消毒（包括运送器具的清洗消毒等）的区域，为污染区域，应保证去污区空气整体处于相对负压的状态。在清洗过程中可能存在水蒸气及气溶胶在空气中上升与悬浮，为了避免对工作人员造成吸入性伤害，内部气流组织的方向应是上送下回。根据国家相关标准，空气的温度应维持在 16 ~ 21℃，相对湿度30% ~ 60%，换气次数 ≥ 10 次 / 小时。环境管理的原则是防止污染扩散。

（一）环境管理质量评价标准

第一，地面、操作台面、清洗池清洁。第二，车辆、搁物架定点放置。第三，物资按计划申领、专人管理、规范存放，保持环境整洁。第四，每日进行空气消毒并做好记录。空气消毒设备由专人定期维护，并做好记录。第五，垃圾篓无垃圾堆积。

（二）环境卫生工作管理

1. 人员

进入去污区应换鞋、更衣，洗涤时应系围裙、戴帽子、面罩和手套。

2. 物体表面

①地面、台面、车辆每日清洁消毒；防护用品每日清洗消毒。②定期清理卫生死角。③及时清洁清洗机、清洗池周围表面，保持地面干燥，防止微生物繁殖扩散。④定期擦柜顶、地面、玻璃。⑤保洁物品专用并做标记，清洗工具先用 1000mg/l 的含氯消毒剂浸泡 30 分钟，再清洗，烘干备用。⑥特殊感染：被气性坏疽污染的复用器械器具，单独回收后采用含氯或含溴消毒剂（1000mg/l ~ 2000mg/l）浸泡至 60 分钟后，再与其他物品清洗、消毒。被疑似和明确有朊毒体污染的，应先浸泡于 1mmol/l 溶液内作用 60 分钟再按标准流程处理。

3. 空气质量

每日用消毒机消毒空气，并做好记录。消毒设备设专人进行定期维护。

（三）环境管理的要点

第一，缓冲区：缓冲间应设洗手池，采用非手触式水龙头开关。应有醒目、正确的手卫生标志，包括洗手流程图或洗手示意图等。第二，分类区：专门设置固定使用的分类操作台，地面、台面被血液、体液等污染后，随时进行清洁和消毒处理。第三，清洗区：专门设置固定使用的清洗水池、洗手池、洁具清洗池。防止产生气溶胶，防止洗涤过程中水外溢、飞溅。第四，清洗设备使用后及时清洁消毒，保持表面清洁干燥；防护用品、清洗工具应消毒。第五，所有回收的医疗器械均视为污染物，工作人员必须遵循标准预防。第六，人员离开去污区必须脱去所有防护设备，及时进行手卫生处理。

三、检查包装及灭菌区环境卫生管理

检查包装及灭菌区是进行器械检查、装配及灭菌的区域，进入该区域的物品、器械应是清洁物品，该区域内部空气流向应遵循自上而下的原则，可最大限度地减少因空气回流带起的飞絮与尘埃对清洁物品造成二次污染。空气的温度应为 20 ～ 23℃，相对湿度30% ～ 40%，换气次数 ≥ 10次 / 小时，保持相对正压。环境管理的原则为防止器械二次污染，保证灭菌质量。

（一）环境卫生质量评价标准

第一，检查包装及灭菌区空气正压、无逆流，空气、物表符合卫生学标准。第二，操作台面、地面清洁，无水渍、异物，动态环境好。第三，车辆、篮筐、搁物架、容器，清洁干燥，放置位置规范。第四，各类包装材料分类放置，摆放整齐，标志清楚。

（二）环境卫生工作管理

1. 人员

进入该区的人员必须穿戴清洁区工作服，并保持着装整洁。参观人员和设备维护人员应穿戴专用服装。进行器械检查、装配和包装前以及环境卫生的整理后应洗手。

2. 物体表面

①物品放置简洁，标志清楚。②每班次进行地面、台面环境清洁处理并清除废弃物，保持所有物体表面清洁、干燥。③定期擦拭柜顶、墙面、玻璃，清理卫生死角。④及时清理敷料间的废物、毛絮，保持室内清洁无尘。⑤保洁物品专用并做标记，用后转运至洁具间先消毒再清洁晾干备用。

3. 空气质量

监控空调系统，确保环境温度、湿度、换气次数达标。

（三）环境管理的要点

第一，缓冲区：应设洗手设施，采用非手触式水龙头开关。应有醒目、正确的手卫生标志，包括洗手流程图或洗手示意图等。第二，缓冲间：工作人员进入前应洗手，着装规范，前后门常闭、且不能同时开启。第三，包装台：摆放有序、保持清洁干燥。第四，传递窗：双门互锁、常闭、每日清洁。第五，敷料间：独立设置，保持常闭，防止扬尘。第六，与去污区之间有实际屏障，天花板、墙壁光滑不落尘，墙顶等转角采用弧形设计，地面光滑易清洁，非工作人员和无关物品不得进入包装区，尽量减少尘埃等导致污染的因素。第七，防鼠、防蝇、防虫设施完善。第八，作业区组长随时动态监测环境的洁净度，使空气、物体表面符合卫生学要求。

四、无菌物品存放区环境卫生管理

无菌物品存放区是放置复用无菌物品及去除运输外包装的一次性使用无菌物品的区域，负责灭菌物品的交接、存放与发放任务。为了达到提供良好、稳定的无菌物品存放环境的目的，此区空气应保持相对微正压，使外界不洁净的空气无法进入该区。空气温度应低于24℃，相对湿度应低于70%，换气次数4 ~ 10次 / 小时。消毒供应中心的无菌物品存放区属于三类环境，根据国家《医院消毒卫生标准》相关要求，此区空气平均菌落数应 ≤ 4.0cfu/ml（5min）。环境管理的原则是在储存、发放、运送过程中，确保无菌物品不被污染。

（一）环境卫生质量评价标准

第一，环境整洁，管理规范，符合卫生学要求。各种车辆清洁、干燥、定点放置。第二，灭菌器表面清洁干燥，无积尘，检修舱地面清洁整齐。

（二）环境卫生工作管理

1. 人员

进入无菌物品存放区时，必须换鞋、戴帽、着专用服装、实施快速手消毒、必要时戴口罩后方可进入。接触已灭菌的物品前必须洗手和（或）手消毒。手部不可佩戴戒指等饰物，防止划破外包装。

2. 环境、物体表面

①发放台、发放车、传递窗保持清洁、干燥、无杂物。②地面、台面每日湿式擦拭，

保持清洁干燥。不锈钢面用清洁湿毛巾擦拭后用清洁干毛巾擦拭，再用不锈钢清洁油擦拭。③灭菌后的物品严格按照类别及灭菌日期分类、分架存放在固定位置，避免随意接触。④发放工具：每日清洁处理后备用。物品运送车辆：应清洁处理，干燥停放。

3. 空气质量

①每月空气培养一次，必须合格，如有不合格及时查找原因，采取措施，再次检测直到合格。②专人定期协助厂家对空气净化系统的过滤网进行清洗，对设备进行维护。

（三）环境管理的要点

①严格执行消毒隔离制度、无菌物品管理制度，无关人员不得随意进出，不合格及未消毒灭菌的包不能进入该区。②无菌物品存储间的抹布和拖布要专室专用，并有明显的标志。③防鼠、防蝇、防虫设施完善。

第五节 危化品管理

危化品即危险化学品，是指具有易燃、易爆、有毒、有害和放射性等特性，在运输装卸和储存保管过程中易造成人员伤亡和财产损毁，需要进行特殊保护性管理的化学物品。

随着国家相关政策的逐步完善，对于危险化学品的管理也逐步形成了一套规范化的模式。医院由于社会性质的特殊，对危化品建立了一套标准作业流程和管理制度，必须由上至下地严格遵循和执行，提升管理水平，建立安全的工作环境，从而保障工作质量。

一、危化品分类

按照 GB 13690《化学品分类和危险性公示通则》，常用危险化学品按其主要危险特性分为以下八类。

（一）爆炸品

爆炸品是指在外界作用下（如受热、摩擦、撞击等）能发生剧烈的化学反应，瞬间产生大量的气体和热量，使周围的压力急剧上升，发生爆炸，对周围环境、设备、人员造成破坏和伤害的物品。

（二）压缩气体和液化气体

压缩气体和液化气体是指压缩的、液化的或加压溶解的气体。这类物品当受热、撞击或强烈震动时，容器内压力急剧增大，致使容器破裂，物质泄漏、爆炸等。

（三）易燃液体

本类物质在常温下易挥发，所形成的蒸气与空气混合能形成爆炸性混合物。

（四）易燃固体、自燃物品和遇湿易燃物品

这类物品易引起火灾。

（五）氧化剂和有机过氧化物

这类物品具有强氧化性，易引起燃烧、爆炸。

（六）毒害品

毒害品是指进入人（动物）机体后，累积达到一定的量能与体液和组织发生生物化学作用或生物物理作用，扰乱或破坏机体的正常生理功能，引起暂时或持久性的病理改变，甚至危及生命的物品。如各种氰化物、砷化物、化学农药等。

（七）放射性物品

放射性物品属于危险化学品，虽然不属于《危险化学品安全管理条例》的管理范围，也必须依照国家相关规定进行管理。

（八）腐蚀品

腐蚀品是指能灼伤人体组织并对金属等物品造成损伤的固体或液体。

二、危化品储存要求

（一）储存方式

隔离储存：在同一房间或同一区域内，不同的物料之间分开一定的距离，非禁忌物料间用通道保持空间的储存方式。

隔开储存：在同一建筑或同一区域内，用隔板或墙，将其与禁忌物料分离开的储存方式。

分离储存：在不同的建筑物或远离所有建筑的外部区域内储存。

（二）储存的基本要求

第一，储存化学危险品必须遵照国家法律、法规和其他有关规定。第二，化学危险品必须储存在经公安部门批准设置的专门的化学危险品仓库中，经销部门自管仓库储存化学危险品及储存数量必须经公安部门批准。未经批准不得随意设置化学危险品储存仓库。第三，化学危险品露天堆放，应符合防火、防爆的安全要求。爆炸物品、一级易燃物品、遇湿燃烧物品、剧毒物品不得露天堆放。第四，储存化学危险品的仓库必须配备有专业知识的技术人员，其库房及场所应设专人管理，管理人员必须配备可靠的个人安全防护用品。第五，根据危险品性能分区、分类、分库储存。各类危险品不得与禁忌物料混合储存。第六，储存化学危险品的建筑物、区域内，严禁吸烟和使用明火。

（三）储存场所的要求

第一，储存化学危险品的建筑物不得有地下室或其他地下建筑，其耐火等级、层数、占地面积、安全疏散和防火间距，应符合国家有关规定。第二，储存地点及建筑结构的设置，除了应符合国家的有关规定外，还应考虑对周围环境和居民的影响。第三，遇火、遇热、遇潮能引起燃烧、爆炸或发生化学反应，产生有毒气体的化学危险品不得在露天或潮湿、积水的建筑物中储存。第四，受日光照射能发生化学反应引起燃烧、爆炸、分解、化合或能产生有毒气体的化学危险品应储存在一级建筑物中。其包装应采取避光措施。第五，爆炸物品不得和其他类物品同储，必须单独隔离、限量储存，仓库不得建在城镇，还应与周围建筑、交通干道、输电线路保持一定安全距离。第六，压缩气体和液化气体必须与爆炸物品、氧化剂、易燃物品、自燃物品、腐蚀性物品隔离储存。易燃气体不得与助燃气体、剧毒气体同储；氧气不得与油脂混合储存，盛装液化气体的容器属于压力容器的，必须有压力表、安全阀、紧急切断装置，并定期检查，不得超装。第七，易燃液体、遇湿易燃物品、易燃固体不得与氧化剂混合储存，具有还原性的氧化剂应单独存放。第八，有毒物品应储存在阴凉、通风、干燥的场所，不要露天存放，不要接近酸类物质。第九，腐蚀性物品，包装必须严密，不允许泄漏，严禁与液化气体和其他物品共存。

三、出入库管理

(一) 入库前

入库前均应按合同进行检查验收、登记。验收内容包括：数量、包装及危险标志。物品性质未弄清时不得入库。

(二) 入库时

入库时应严格检查物品质量、数量、包装情况、有无泄漏。

(三) 装卸、搬运时

应按有关规定做到轻装、轻卸。严禁摔、碰、撞、击、拖拉、倾倒和滚动。

(四) 入库后

应采取适当的养护措施，在储存期内，定期检查，发现其品质变化、包装破损、渗漏、稳定剂短缺等，应及时处理。

(五) 库房温湿度

应严格控制、经常检查，发现变化及时调整。

四、危化品管理制度

第一，科室制定危化品管理制度。第二，库房工作人员应进行定期培训。第三，对化学危险品的装卸人员进行必要的教育，使其按照有关规定进行操作。第四，科室鉴定出危险化学品的种类，如环氧乙烷气罐、甲醛罐、过氧化氢卡匣、乙醇、过氧乙酸、香蕉水等。第五，严格按照厂家的使用说明，确定专人管理，设定专用库房储存，严格执行出入库及交接班制度，保证数量正确和适宜的环境要求，定期检查并记录。第六，建立危化品应急预案，有规范的文字条例供学习和培训。第七，发生危化品危机事件，应立即汇报和处理，并分析原因，避免再次发生同类事件。第八，定期开展危化品自查工作，防止意外事件发生。

第十章 医院突发公共卫生事件的管控

第一节 医院感染暴发与流行的调查与控制

医院感染的流行与暴发是严重威胁患者甚至医务工作者安全的事件。一旦发生突发事件，而医疗机构内部又缺乏有效的监测、控制体系的情况下，危害严重。因此，医疗机构应建立完善的监测与控制模式，开展有效的工作，对医院感染进行有效控制。而一旦出现流行与暴发，则必须及时展开流行病学调查，查明主要流行因素，提出有针对性的控制措施，控制流行与暴发的进一步发展，避免发生更大规模的暴发事件。

一、医院感染暴发与流行的调查目的

第一，及时发现流行与暴发的性质，首先确定诊断，查清是否为医院感染流行或暴发。第二，确定医院感染流行与暴发的传染来源，查清病原体及其特征，寻找传播途径或流行因素。第三，确定医院感染流行与暴发的范围、时间经过、涉及的患者群体。第四，对调查的结果加以分析，边调查，边采取相应控制措施，终止感染的继续传播；并评价各项措施的效果，防止类似事件的再次发生。

二、医院感染暴发与流行的调查方法

第一，证实暴发：对怀疑患有同类的病例进行确诊，计算其罹患率，若其罹患率大于该科室以往的发病率，则认为某病流行与暴发。第二，对患病的患者、接触者、可疑传染病、环境物品、医务人员及陪护人员等，进行病原学检查。第三，制定和组织落实有效的控制措施，包括对患者做适当治疗，进行正确的消毒处理，必要时隔离患者甚至暂停接收新患者。第四，对患者及周围人群进行详细调查，调查的方法多种多样，主要根据推测的暴露史来进行，例如按暴露因素来分组进行调查，分析暴露组的罹患率；也可以根据发病组与对照组的暴露史的比例进行分析。第五，分析调查资料，对病例的科室分布、人群分布和时间分布进行描述；分析流行或暴发的原因，推测可能的感染源、感染途径或感染因素，结合实验室检查结果和采取控制措施的效果综合做出判断，写出调查报告，总结经验，制定防范措施。

三、医院感染暴发的报告

发现以下情形时，应当于 12 小时内向所在地县级卫生行政部门报告，并同时向所在地疾病预防控制机构报告。第一，5 例以上疑似医院感染暴发。第二，3 例以上医院感染暴发。

县（区）级卫生行政部门接到报告后，应当于 24 小时内逐级上报至省级卫生行政部门。

省级卫生行政部门接到报告后组织专家进行调查，确认发生以下情形的，应当于 24 小时内上报至卫健委。第一，5 例以上医院感染暴发。第二，由于医院感染暴发直接导致患者死亡。第三，由于医院感染暴发导致 3 人以上人身损害后果。中医医院（含中西医结合医院、民族医医院）发生医院感染暴发的，省级卫生行政部门应当会同省级中医药管理部门共同组织专家进行调查，确认发生以上情形的，省级中医药管理部门应当向国家中医药管理局报告。

医院发生以下情形时，应当按照《国家突发公共卫生事件相关信息报告管理工作规范（试行）》的要求，在两小时内向所在地县级卫生行政部门报告，并同时向所在地疾病预防控制机构报告。所在地的县级卫生行政部门确认后，应当在两小时内逐级上报至省级卫生行政部门。省级卫生行政部门进行调查，确认发生以下情形的，应当在两小时内上报至卫生部。第一，10 例以上的医院感染暴发。第二，发生特殊病原体或者新发病原体的医院感染。第三，可能造成重大公共影响或者严重后果的医院感染。中医医院（含中西医结合医院、民族医医院）发生上述情形时，省级中医药管理部门应当向国家中医药管理局报告。

省级卫生行政部门和省级中医药管理部门上报卫健委和国家中医药管理局的医院感染暴发信息，内容包括：医院感染暴发发生的时间和地点、感染初步诊断、累计感染人数、感染者目前健康状况、感染者主要临床症候群、疑似或者确认病原体、感染源、感染途径及事件原因分析、相关危险因素主要检测结果、采取的控制措施、事件结果及下一步整改工作情况等。

省级卫生行政部门可以根据规范要求，结合实际制定本辖区内的各级各类医院上报医院感染暴发信息的具体要求。

四、医院感染暴发与流行的报告与分工

（一）各级主管部门医院感染暴发与流行的报告及职责

第一，疑似发生医院感染暴发与流行趋势时，医务人员、医院感染管理科都有责任第一时间向医院主管部门、领导电话及书面报告。报告内容应至少包括符合感染暴发诊断标准的患者（人员）名单、患者（人员）临床和实验室检测结果，其他与暴发或流行相关的流行病学资料、感染控制措施、进行对照或队列调查分析时所需的同期、同病区未感染患者的信息等。第二，确认发生医院感染暴发与流行时，按照上报要求进行上报。第三，确

诊为依法管理的传染病，应按《中华人民共和国传染病防治法》的有关规定进行报告。

（二）临床各部门医院感染暴发与流行的报告及职责

1. 检验部门

在发现疑似医院感染暴发时应第一时间（电话）向主管部门（医院感染管理部门）报告；配合进行标本采集、检测、结果确认。按照主管部门要求，配合调查，如提供分离标本、向上一级检测机构提供复核标本、疑似暴发患者信息、检测结果、与暴发可能相关的既往数据。此外，为有效监测流行与暴发，检验部门的主要职责还应包括如下几方面：①按照规定和技术指南要求，做好细菌药敏检测和结果解释；定期将结果进行总结、反馈，对本机构内主要耐药细菌每一次阳性结果进行调查；应具备进行耐药基因型检测和同源性鉴定能力。②临床微生物人员应有能力开展主动监测培养，以便应对感染流行的早期识别和调查。③可开展快速诊断检测以支持临床决策，如患者治疗、房间安排、感染控制模式和方法的选择、个人防护装备的选用、疫苗、预防性用药（如流感等）。④具备在流行病学上具有重要意义病原的快速检测和报告能力。⑤具备良好的院内质控能力和流程，以确保提供的检测结果可靠、可信。⑥在多学科参与的抗菌药物管理工作中具有重要影响力。

2. 其他临床各科室

①应引入常见医疗相关感染控制的"核对表"模式，开展医疗相关感染的主动监测，并对监测结果进行阶段性总结、报告、反馈。②开展医疗感染的培训，预防或及时总结经验，避免暴发的发生。③配合医院感染主管部门进行感染暴发与流行的调查、采样等；按要求提供患者相关信息。

五、医院感染暴发与流行的控制

医院感染暴发与流行的控制基于调查结果、危险因素分析、传播模式、医疗流程管理、多部门协作等多种因素。通常情况下，除了典型的流行、暴发（如因器械污染导致的医院感染）外，能否有效控制医院感染暴发与流行的关键是及时、准确识别，其关键的基础性工作是开展医院感染的主动目标性监测，从而了解部门、机构内部医院感染发生的基线水平，一旦发生超过基线水平的感染病例时给予积极的调查。因此，一方面，医院感染的主动目标性监测本身就是暴发与流行控制的起始和基础。另一方面，对重要病原体（耐药细菌、流感等）、感染易患人群（免疫缺陷或免疫抑制治疗者）、发病的确诊病例应给予高度重视，结合病原学检查结果、病理诊断结果等，对感染病例进行追溯性分析，对于感染暴发与流行的调查也是有益补充。

由于医院感染暴发与流行的危险因素、传播途径等的不同，具体控制措施也不尽相同。因篇幅所限，本节仅介绍血源性传播和呼吸道传播的医院感染暴发与流行的控制。

（一）血源性传播医院感染暴发与流行的控制

常见的血源性传播病原包括 HBV、HCV、HIV。这些病毒性疾病在医疗机构内部导致的暴发与流行在国内外都屡见不鲜。如何有效控制、避免更大规模的传播对医疗机构存在挑战。

血源性传播疾病暴发的有效控制主要包括以下六个方面：

1. 确认感染控制措施的漏洞

因医疗模式、操作、设备的不同，导致感染控制措施出现漏洞的危险因素和暴露源也不同，暴露源可以为患者的体液、组织、其他有传染性的物品等。需要确认具有潜在传染性的物品（接触了被污染的器械或设备）、患者暴露的体表或器官腔隙（如黏膜、实体器官或组织、血管）。

关于涉及安全注射和注射器具处理等标准预防的内容请参见有关章节。重要的是，一旦发生血源性暴露，即应对注射器具的厂家使用说明书关于用过器具的处理建议进行复习，确认是否因违背了这些建议而导致漏洞及可能的程度。参照说明书、指南等对已经确认的漏洞进行认真分析，评估因此导致的对消毒、灭菌及相关流程的潜在影响。例如，评估内容应包括器械处理流程的关键步骤是被严格遵从了还是忽略了，而不仅以未以理想方式处理草草得出结论。

对可能导致漏洞发生的行为应进行直视下观察，对相关人员进行访谈。需要注意的是，直视下观察未必能反映漏洞发生时的真实情况、被访谈人员也可能因顾虑而不愿提供真实信息。医用物品消毒流程记录对于分析可能存在的漏洞可能有帮助。如果漏洞仍可能存在，则应停止运行这样的流程，直到有效控制手段得以实施，并继续给予监测，以确定漏洞是否得以控制。

2. 相关信息采集

一旦出现感染暴发，即应确定漏洞发生的时间段，可以通过员工访谈、消毒灭菌流程及记录复习等获取相关信息。这些信息或许与漏洞发生的细节密切相关，从而确定哪些患者可能暴露在漏洞发生后的危险之下。

尽可能获得患者个体血源性传播病原的感染状态。可基于既往调查数据和医疗记录按照患者名单进行 HCV、HBV、HIV 感染状态的确认，从而识别因漏洞导致的暴露发生的新感染病例。氨基转移酶升高有助于发现尚未被诊断的 HBV、HCV 感染，也有助于识别可能的传染源。存在的挑战是在漏洞发生前，患者或许从未接受血源性传播病原的相关检测，从而导致无法确认其感染状态是否与本次暴发相关。一旦怀疑后确认了导致暴发的漏洞存在，则需要更多的流行病学调查。因玩忽职守或滥用器械等导致的偶然发生的漏洞可能会影响调查进展或导致复杂化。

3. 向有关部门报告并获得相应支持

需要通知哪些部门或人员因具体情况而异，但须尽快确定，并形成相应合作。应该通知的部门包括感染控制、流行病学人员、医院危机处理人员、其他有关行政管理部门。

4. 对感染控制措施漏洞进行定性评估

根据漏洞发生的特点，基于偏离指南或标准流程和其他信息，对漏洞进行定性。

A类：是感染控制措施低级错误，有明确的危险因素，既往曾经因此发生过暴发事件；如患者间重复使用注射器或针头、重复使用注射器完成多个安瓿或输液袋的操作。

B类：感染控制措施的失误与漏洞之间的相关性并不确定，与A类错误比较，B类失误或许是可被认为导致暴露的风险。如结肠镜消毒过程中使用了不恰当的消毒液或消毒时间没有按照生产厂家要求完成；前列腺活检探子和针头虽然已经灭菌，但管腔里仍存留其他患者的组织。

5. 患者告知和检测决策

对于A类漏洞，应及时通知患者并进行相关检测。此类错误常导致血源性病原传播的确定风险，远较通知患者和检测带来的潜在风险来得重要。对于B类漏洞，应结合调查信息和评估结果以及医院管理需要进行综合评估后做出是否通知患者以及进行相应检测的决定。

6. 信息传达与后续措施

最佳结果是在医院管理层就患者通知和检测达成一致并统一传递的信息；同时，就后续的其他问题也应达成一致，如患者暴露在了漏洞发生的时间段时，应给予暴露后的预防用药，如HBV、HIV暴露后预防用药。另外，暴露后感染状态的（基线、后续）调查也须一并展开。

（二）呼吸道传播医院感染暴发与流行的控制

美国CDC对呼吸道疾病聚集发生的定义：是指一定区域内、密切接触的人群中、48～72小时内发生3例或以上急性发热的呼吸道疾病。暴发是指急性发热呼吸道疾病发病率较常态下突然增加或者一例居民被确诊为流感（或禽流感等其他呼吸道传播疾病）。

以流感暴发控制为例，重要的是居民、医护人员进行疫苗接种、落实手卫生、呼吸道卫生项目。总体上，对于流感暴发的控制还应基于以下工作：暴发的早期识别；通过感染控制措施阻断传播；测算发病率和病死率；识别导致暴发的危险因素；使用抗病毒药物控制暴发。以下就病例报告、病例调查、感染控制等具体措施进行简介。

1. 确认暴发

比较既往发病数据确定是否出现暴发是控制呼吸道传播疾病暴发的关键环节。当一个病区、楼层出现连续病例时，即应怀疑暴发，从而尽快开展调查，尽早确认是否出现了暴发。

2. 根据临床特点、流行病学数据和检测结果对诊断做出可能的调整，排除季节性呼吸道疾病的可能

根据患者病史、体格检查、实验室检查结果确认病原不仅对病例诊断、暴发判断有益，更会对后续开展的感染控制措施提供帮助。

在出现病例 24 ~ 48 小时内，尽快采集至少 5 例出现症状的患者呼吸道标本进行病原确认。应进行两套拭子，一套在现场进行病原检测；一套送到参比实验室进行病毒培养。不排除特殊肺炎发生时，还应同时做细菌培养。

当出现至少两例实验室证实的病例时才可以确认为暴发，启动后续流程。必要时，应采集更多患者的标本。当实验室确认病例不足两例时，应尽力通过患者临床特点发现可能的感染病以解释出现的状况。

3. 基于临床特点和实验室检查结果形成病例定义

应尽快根据患者症状、体征、发病地区和时间定义病例诊断标准。只有满足标准的才能纳入统计病例。

4. 开展主动监测

开展主动监测以发现新发病例对感染控制措施实施和效果评价至关重要。监测人群是暴露在危险因素下的接触者。

5. 形成确诊病例队列

对确诊病例进行统计，形成患者队列，有助于评价暴发程度、感染控制措施效果。

6. 识别并清除可能导致暴发的危险因素

借助建筑平面图和患者队列信息对识别导致暴发的可能途径是有帮助的。出现发热等症状的急性呼吸道疾病医务人员应居家休息至症状出现后至少 5 天。此前，应进行流感检测并给予抗病毒药物治疗或预防。因发热等症状请假的医务人员也应给予重视，居家休息至症状消失。患者转运时应做到告知，不仅是患者，还应告知有关的未感染者。除非之外，尽量尽量限制将患者转运至医疗机构。

7. 平衡感染控制措施及其对居民日常生活方式的影响和实施

（1）分三组管理

疾病组、暴露组、未暴露组。严格限制物资供应、设备使用等在专属区域，避免混杂导致暴露。推迟聚餐、娱乐活动等，避免发生更多暴露。如果物理隔离不能满足区分未发病 / 未暴露与患者 / 暴露组的需要则不应再收治患者。患者应限制在隔离房间至症状消失 24 小时后。医务人员应严格限定在特定区域内工作，不能在感染区和未感染区交叉值班，直到流行病专家确认暴发得到了控制后。

（2）实施标准预防措施

正确使用手套，在可能接触呼吸道分泌物或可能被分泌物污染的物体时戴好手套。使用后、接触其他物品前即刻摘掉手套并洗手。如可能被患者呼吸道分泌物污染，应穿好隔离服。接触任何一个患者后都应即刻脱下隔离服和手套并做好手卫生。不论是否佩戴手套，都应在接触患者、其环境物品、呼吸道分泌物前、后洗手。如果手部可见脏污或被患者呼吸道分泌物污染，应使用肥皂、水洗手。如无可见脏污，可以使用乙醇擦手液。

（3）全面实施呼吸道保护措施

标志提醒存在哪些症状、体征时不能探访医院；告知住院患者或访客出现哪些症状时通知医务人员。向出现咳嗽、打喷嚏的患者、访客提供口罩等必要防护用品以遮蔽口鼻。在有洗手池的地方配备适宜的洗手物品，在其他区域配备乙醇擦手液分配器，使用免接触废物盒。要求存在咳嗽症状的患者与其他人保持 1～2m 的距离，存在呼吸道感染症状的患者尽可能避免使用公共设施。

（4）采用飞沫传播防护措施

急诊区应将需要飞沫传播隔离的患者置于单间中；其他机构如老人院等需要在评估室友间传播风险后做出是否单间隔离的决定，以避免造成心理障碍。进入患者房间应佩戴外科口罩或操作口罩，离开后应尽快摘掉并丢弃在垃圾箱内。除非医疗需要外出，患者应限制在房间内活动。确须外出时，患者应戴好口罩。

（5）不断强调手卫生的重要性，包括患者、医务人员和访客

任何时候，洗手都是最重要的阻断感染传播的唯一重要手段。在感染暴发时期更是如此，应不断强化全部人员在手卫生的各个环节逐一落实。尤其应该注意的是，打好皂液后应将手的各个部位用力相互揉搓至少 15 秒，清水冲洗后，纸巾擦拭至干燥；使用手套前后应该洗手；手部无可见脏污时可以使用乙醇擦手液替代洗手。

（6）对全部工作人员进行相关的强制性培训

重点是介绍整体呼吸道保护措施和手卫生，这是最为重要的两个基础环节。在培训中，还应涉及病原的特点、传播模式、标准预防、飞沫传播隔离和限制活动的必要性。

（7）必要时限制家属、朋友和志愿者的访视

有呼吸道感染症状的访客应被限制访视至其症状完全缓解；家属的探视很难限制，可以为其提供外科口罩、鼓励患者只允许直系亲属探视，并在探视过程中严格限制活动区域、环境接触。标志提醒遵从感染控制措施的必要性，如飞沫传播防护、手卫生等。标志应张贴在醒目位置，至少包括入口、病房门口。对访客、家属等进行教育，提示接种疫苗的重要性。

（8）评估感染控制措施效果并做出可能的调整

如果历经两个潜伏期后仍无新发病例出现，则可认为暴发结束了。等待两个潜伏期有助于发现可能的续发病例。采取感染控制措施并历经一个潜伏期后仍有新发病例出现时，仍须继续执行感染控制措施，并与管理部门协调，对全部措施进行评估，重点是对全部人

员（医务人员、访客、患者等）感染控制措施依从性的评估和强化。历经两个潜伏期后仍无新发病例时，感染控制措施可以解除，但主动监测仍须维持。

（9）调查结果

对暴发的调查结果形成书面报告，在规定时间内上报主管部门；在暴发结束后，应就整个事件形成完整的书面报告，递交主管部门。

第二节 新发突发重大传染病的管控

一、什么是新发传染病

随着社会和环境发生的巨大变化，人类发生的传染病也在不断地发生改变；人口激增、城市移民、国际贸易和旅游及技术进步等，都在不断增加人类出现新发传染病的危险。对新发传染病（EIDs）的关注始于 20 世纪六七十年代；80 年代初发现的 HIV/AIDS 更是引发了世界范围内对新发传染病的关注。尽管如此，到目前为止，对新发传染病的定义还未统一。因给出定义的群体不同、时间不同、定义的目的不同等诸多因素而导致上述情况。总体上讲，新发传染病应具备以下几个方面的特点：第一，新认知的已知病原导致的感染病，如 A 组链球菌导致的中毒休克综合征。第二，新认知的由未知或不了解的病原导致的感染病，如 MERS 病毒导致的中东呼吸综合征。第三，新认知的由已知病原导致的已知疾病，如幽门螺杆菌导致的溃疡病。第四，已知病原及其导致的疾病在新的地区出现，如西半球发生的西尼罗病毒脑炎。第五，抗菌药物耐药的微生物导致的感染病，如多药耐药结核病、万古霉素耐药肠球菌感染、甲氧西林耐药金黄色葡萄球菌感染等。第六，人类发生了原本在动物发生的感染，如禽流感。第七，新发现的病原储存宿主或携带者。第八，病原进化导致其毒力或其他特点发生变化。第九，已知疾病发病率的急剧增加，如贫穷国家、地区的白喉和百日咳等。

二、什么是重大传染病

重大传染病是指给一个国家带来严重疾病负担、严重威胁居民健康的传染病，如我国的结核病、病毒性肝炎、鼠疫、炭疽等。

重大传染病疫情，是指某种传染病在短时间内发生，波及范围广泛，出现大量的患者或死亡病例。其发病率远远超过常年的发病水平。

三、什么是新发重大传染病

新发重大传染病是指具备上述特点的传染病，如 SARS、新冠。

四、新发重大传染病的防控

新发重大传染病的防控重点是早期识别、及时预警、采取有效控制措施。我国颁布实施的《中华人民共和国传染病防治法》对此提出了明确规定，疾病预防控制部门和医疗机构应结合相应疾病的特点，本着控制传染源、切断传播途径和保护易感者的原则，按照法律、法规的相关要求逐一落实。

除此以外，还有很多基础性工作需要格外重视。

（一）监测

不断提高、扩大国内、国际传染病的调查、监测能力和范围，加强国际合作。医疗机构作为监测哨点应切实发挥作用，按照《中华人民共和国传染病防治法》相关要求做好传染病的报告、诊治和预防工作。

完善疾病监测网络、数据获取模式及数据质量评估体系；确保获得的监测数据能被充分利用，提高公共卫生和医疗服务质量；不断融入全球化新发传染病监测、控制体系与合作网络。

（二）开展研究

研究应包括实验室诊断和流行病学等方面，以不断完善公众健康服务。如扩大流行病学和预防有效性的研究领域、完善实验室技术和流行病学调查能力以便快速鉴定病原和症状识别、确保适宜诊断技术和试剂的不断研发以及恰当应用、增强疫苗生产和转运的快速反应能力，以及扩大疫苗有效性、卫生经济学评估能力。

建立有效机制保证研发成果用于公共卫生服务；对人类行为学、环境学、宿主因素等与新发传染病暴发有关的危险因素及其后遗症等进行深入研究，发现阻断途径，从而不断完善相应的感染预防与控制模式、措施。

（三）预防和控制

建立、完善形式多样、行之有效的公众健康宣传模式，保障新发传染病的相关信息能及时传递给公众；建立、健全多部门合作、联动机制，保障突发传染病出现时感染控制措施能落实到位。

积极开展国际合作，出现新发传染病时努力寻求国际支持，共同应对，保障预防和控制策略、模式、措施行之有效。

加强各级公众健康、疾病控制的监测、预防与控制基础体系建设。有效利用信息化手段，完善疾病监测、预防控制体系；确保行之有效的监测、预防控制措施能被医务人员很好地理解、执行。

不断完善实验室检测能力，保证新发传染病出现时能提供及时、可靠的信息。

确保疾病控制队伍人才培养和能力建设，持续开展人员培训等专业训练。

第三节 突发公共卫生事件应急管理

一、突发公共卫生事件

（一）突发公共卫生事件的特征与危害

1. 主要特征

（1）发生的突发性和不确定性

事件多为突然发生，甚至事先没有预兆，很难预测事件发生的时间、地点和程度，如恐怖事件、自然灾害引起的重大疫情、重大食物中毒等；事件发生的过程难以预测，如预测事件的危害程度、波及范围、发展速度、趋势和结局等。因此，对于突发公共卫生事件，虽然可能存在发生征兆和预警机会，但往往很难做出准确的预警和及时识别。

（2）危害的群体性

事件通常涉及人数众多，往往同时累及多人甚至整个工作或生活的群体，出现大量病例，打乱一定区域内人群正常生活、生产秩序，尤其是儿童、老人、妇女等人群受到的影响更为突出。

（3）后果严重性

由于事发突然，导致人员突然发病，病情发展迅速，一时难以采取最有效的措施，主要表现为发病患者数多或病死率高，而且由于累及人数众多，损失巨大，受害群体存在已知或未查明的受害原因，往往会产生不良的社会影响，且对特定群体造成更加严重的伤害。突发公共卫生事件在公共领域发生，对公众健康造成严重损害，具有公共卫生属性。

（4）量变性

是指某些突发公共卫生事件尤其是一些传染性突发卫生事件及瓦斯爆炸等，大多有一个由量变到质变的渐进过程。提示我们一旦出现苗头或隐患，就要采取措施加以防范，达到一定程度时要严阵以待，甚至主动应对，通过引导转化来减少或消除事发的可能性。

（5）危机的叠加性和复合性

由于突发公共卫生事件对公众的健康和生命安全产生重大威胁，造成的危机往往涉及社会诸多方面，如社会危机、经济危机、政治危机、价值危机等。

（6）范围的广泛性和国际性

突发公共卫生事件，尤其是传染病突发事件，通常不是局限于某个地域，而是跨地区甚至跨国界的。此外，对突发公共卫生事件的处理是否得当也影响到政府的国际声誉。

（7）诱因的多样性和隐匿性

造成突发事件发生的诱因常常是自然因素与人为因素共同作用的结果，事件的发展通常是从自然因素开始，再由人为因素促成突发公共卫生事件的发生。而诸多的诱因在发生事件时却是隐匿的、不明原因的，这为突发公共卫生事件的预防带来了很大的难度。

（8）应急处理的综合性和时效性

事件发生后的应急处理，需要在各级政府的统一领导和指挥下，公安、交通、环保等多个部门与卫生部门密切配合和共同努力，甚至需要动员全社会共同参与，才能将其危害降低到最低程度。同时，由于事件发生突然、发展过程难以预测、救治机会稍纵即逝，要求应对者必须果断决策，迅速干预。

2. 危害

突发公共卫生事件的主要危害为：①突发公共卫生事件可造成大量人员伤亡；突发公共卫生事件对人类的生命和健康构成严重威胁。②突发公共卫生事件可造成重大财产损失：一是治疗及相关成本高；二是政府、社会和个人防疫的直接成本增加；三是疫情导致的经济活动量下降而造成的经济损失；四是疫情不稳定造成交易成本上升产生的损失。③突发公共卫生事件危及社会秩序，影响社会稳定：突发公共卫生事件可以彻底毁坏居民的房屋，剥夺家庭成员的生命；突发公共卫生事件可以破坏基础设施，妨碍医疗机构提供正常的医疗卫生服务；学校和其他公共场所也有可能在突发事件中倒塌或被紧急封闭；最终使得社会功能被削弱，社会秩序和居民的正常生活被打乱，阻碍社会的稳定和发展。④突发公共卫生事件影响经济发展和国家安全。突发公共卫生事件不仅是一个公共卫生领域的问题，而且是一个社会问题，涉及交通、教育秩序、商品销售、旅游、餐饮服务等领域。⑤突发公共卫生事件可使环境、水源、食品污染、生态环境受到破坏，如传染病暴发后病原体对环境的污染。⑥突发公共卫生事件可造成媒介生物滋生以及引起相关传染病流行。⑦突发公共卫生事件可造成人群心理受到伤害和打击；突发公共卫生事件在伤害人类的躯体同时，也伤害了人类的心理。突发公共卫生事件发生突然，危害重大，常常超出人们正常的心理准备。从社会学角度来看，突发公共卫生事件发生后，人们面对现实或想象的威胁，会产生一些不受通常行为规范所指导的、自发的、无组织的同时也是难以预测的群体行为方式，如做出许多不合作和不合理的心理与行为反应。严重突发公共卫生事件，特别是各种灾难过后，必然会有许多人产生焦虑、神经症和抑郁等精神神经症状，甚至会促成精神疾病的发生。

（二）突发公共卫生事件应急处理原则

突发公共卫生事件涉及的范围十分广泛，但从根本上讲是指那些严重影响公众健康的事件。这一本质性决定了承担疾病预防、控制和治疗的医疗卫生机构在突发公共卫生事件的应急反应体系中应当发挥重要的、主导的、决定性的作用。所谓应急反应体系，是指在平时科学规划和建设管理的基础上，在突发公共卫生事件降临时，能迅速而准确地传递信息，统一而灵活地下达指令，合理而充分地利用一切资源，用最小的投入把灾害损失降到最低限度，并通过预定的手段迅速稳定民心、恢复生活和生产秩序的完整系统。

突发公共卫生事件应急处理有如下原则：

1. 贯彻"预防为主"的原则

提高全社会对突发公共卫生事件的防范意识，落实各项预防措施，做好人员、技术、物资和设备的应急储备工作、对各类可能引发突发公共卫生事件的情况要及时进行分析、预警，做到早发现、早报告、早处理。对于疫苗可免疫性疾病突发疫情的防范采取加强计划免疫工作，提高接种率，消灭空白点。搞好卫生宣传教育工作，更新健康观念，培育主动预防意识和自我保护能力。建立健全突发公共卫生事件报告系统，加强网络建设和管理，自下而上建立第一责任人制度，层层负责，任务到人，责任到人。根据突发公共卫生事件特征和历史规律，对突发公共卫生事件进行预测预报，从政府、疾病预防控制机构到广大群众都能提前意识和事前防范，从根本上杜绝或最大限度地减少突发公共卫生事件发生及其对生命财产造成的损失。

2. 实行分级管理、各负其责、协同作战的原则

根据突发公共卫生事件的范围、性质和危害程度，对突发公共卫生事件实行分级管理。各级人民政府负责突发公共卫生事件应急处理的统一领导和指挥，各有关部门按照预案规定，在各自的职责范围内做好突发公共事件应急处理的有关工作。

3. 坚持快速反应，狠抓落实的原则

地方各级人民政府和卫生行政部门要按照相关法律、法规和规章的规定，完善突发公共卫生事件应急体系，建立健全系统、规范的突发公共卫生事件应急处理工作制度、对突发公共卫生事件和可能发生的公共卫生事件做出快速反应，及时、有效展开检测、报告和处理工作。

4. 依靠科学，加强合作

突发公共卫生事件应急工作要充分尊重和依靠科学，要重视开展防范和处理突发公共卫生事件的科研和培训，为突发公共卫生事件应急处理提供科技保障。各有关部门和单位要通力合作、资源共享，有效应对突发公共卫生事件。要广泛组织、动员公众参与突发公共卫生事件的应急处理。

（三）突发公共卫生事件应急调查处理程序

突发公共卫生事件调查通常采用现场流行病学方法进行，采取边调查、边处理、边抢救、边核实的方式，以有效控制事态发展。

1. 准备工作

平时应开展监测工作，做好人员培训、物资储备等各项准备工作，坚持应急队伍值班制度。接到下级突发公共卫生事件的报告时，能够立即出发。

（1）交通工具和通信工具

交通车辆要有明显的标志；通信工具主要包括移动电话及其辅助设备。

（2）现场采样用具

主要用于对患者、接触者、环境等标本的采集，包括器械、无菌用品、培养基及诊断试剂等。

（3）防护器材

主要包括消毒杀虫器材和药品，如各种喷雾剂、配药桶、工具箱、消毒药品、控制病媒生物的杀虫剂、预防性药品和预防用生物制品（常用抗生素和疫苗）。

（4）其他物品

疫情登记本、计算器或者便携计算机、手电筒、皮卷尺、照相机、电子录音笔。

2. 现场主要工作

（1）核实诊断

进入现场后，调查人员首先应进一步核实每一个病例的诊断。一般根据以下几方面予以核实：①患者的主要临床症状和体征；②现有实验室检验结果；③流行病学资料，如当地类似本病的既往流行史、流行季节、发病年龄、职业特点、接触史、预防接种史等。要特别注意疾病的流行病学特征是否与初步诊断相符合。

（2）建立病例定义

如果确定为突发公共卫生事件，应根据病理的接触史、症状、体征及实验室情况制定一个现场诊断标准；为了最大限度发现病例，可以使用较为宽松的病例定义。流行病学资料常常可提供重要的诊断依据。

（3）了解发病的基本情况

病例调查：①基础资料，姓名、性别、年龄、民族、职业、单位、住址、电话等；②临床资料，发病日期、就诊时间、症状、体征、化验结果等；③流行病学资料，既往史、接触史、免疫史、可能暴露的时间与地点、传染源、传播途径等。

基本情况调查：在对病例调查的同时，通过访谈或走访了解社区的一般情况，如人口资料、生产与生活状况、环境条件、饮水情况等。

防疫措施：对传染源、传播途径、易感人群的防疫措施。

（4）初步分析发病情况

通过对病例及该地区基本情况调查后，用描述流行病学方法，初步分析事件的三间分布情况，内容包括：①初步分析病例数量及分布，如首发病例时间、高峰时间、趋势及高发的单位和人群等；②以往当地和邻近地区是否有类似疾病发生；③近期群众生活、生产和集体活动的情况；④与发病有关的因素、已采取的措施及效果。

（5）确定暴发，规定疫区

根据疾病发生概况及暴发的定义，确定是否发生了暴发，根据疫区的概念划定疫区范围。

（6）提出假设

根据初步分析结果，可以提出一个或者多个初步假设，如疾病暴发的可能原因及疾病的病因线索等。同时要根据初步假设采取必要措施，以控制暴发的再发展和蔓延。

（7）深入调查分析，验证假设

根据初步调查分析形成的假设，进一步收集资料，结合实验室调查以及现场观察等进行分析，验证假设。

暴露因素的判断：暴露因素的判断一般采用分析性流行病学研究方法或结合试验流行病学方法进行。

现场观察：现场观察是对暴发地区进行环境流行病学调查，也就是对传播方式、传播因子进行现场观察，以了解暴发可能发生的环节。

实验室检验：实验室检验是确定暴发的来源和传播途径的重要手段。在现场调查的同时应根据病因假设采集各种样品标本。传染病暴发时，应先采集患者标本后用药治疗，环境标本应在消毒前采样。现场采集的标本应及时送实验室进行检测。

（8）采取防治措施，评价效果

调查与实施防治措施要紧密结合，做到边调查、边分析、边采取措施，并不断地对防治措施进行补充和修改，以便及时控制疫情，防止疾病继续蔓延。

（四）医疗机构的作用与应急反应措施

1. 医疗机构的作用

（1）医疗服务

医疗机构在应急反应阶段的中心任务是向突发公共卫生事件的受害者提供服务，包括患者的鉴定分类、转运、扩大收容、医院内隔离区域的划分、患者的消毒处理、应急人员的防护、后备人员的组织、家属咨询、患者的精神卫生支持以及与其他医疗卫生机构的协作等。

（2）协调与联络

处在医疗救治工作第一线的医疗机构，需要得到来自各个方面的协助才能使医疗工作顺利开展。医疗机构虽然不承担组织、领导的职能，却不可避免地要与各个有关方面进行协调与联络，以保证工作的正常进行。

（3）信息传递

用及时、准确、权威的信息稳定公众的情绪，消除他们的恐惧，切断谣言的传播，维护社会稳定，分享在应急反应过程中获得的关于医疗、科研、管理方面的经验和成果。

2. 医疗机构的应急反应措施

①开展患者接诊、收治和转运工作，实行重症和普通患者分开管理，对疑似患者及时排除或确诊。对因突发公共卫生事件而引起身体伤害的患者，任何医疗机构不得拒绝接诊。②协助疾病预防控制机构人员开展标本的采集、流行病学调查工作。③做好医院内现场控制、消毒隔离、个人防护、医疗垃圾和污水处理工作，防止院内交叉感染和污染。④做好传染病和中毒患者的报告。⑤对群体性不明原因疾病和新发传染病做好病例分析与总结，累计诊断治疗的经验，重大中毒事件，按照现场救援、患者转运、后续治疗相结合的原则进行处置。⑥开展与突发性事件相关的诊断试剂、药品、防护用品等方面的研究。开展国际合作，加快病源查询和病因诊断。

二、群体不明原因疾病的应急处理

（一）群体性不明原因疾病概述

1. 定义

突发公共卫生事件通常首先表现为群体性不明原因疾病。群体性不明原因疾病是指在一定时间内（通常是指两周内），在某个相对集中的区域（如同一个医疗机构、自然村、社区、建筑工地、学校等集体单位）内同时或者相继出现三例及以上相同临床表现，经县级及以上医院组织专家会诊，不能诊断或解释病因，有重症病例或死亡病例发生的疾病。这类疾病可能是传染病（包括新发传染病）、中毒或其他未知因素引起的疾病，具有临床表现相似性、发病患者群聚集性、流行病学关联性、健康损害严重性的特点。

2. 分级

Ⅰ级（特别重大群体性不明原因疾病事件）。一定时间内，发生涉疫两个以上省份的群体性不明原因疾病，并有扩散趋势；或由国务院卫生行政部门认定的相应级别的群体性不明原因疾病事件。

Ⅱ级（重大群体性不明原因疾病事件）。一定时间内，在一个省多个县（市）发生群体性不明原因疾病；或由省级卫生行政部门认定的相应级别的群体性不明原因疾病事件。

Ⅲ级（较大群体性不明原因疾病事件）。一定时间内，在一个省的一个县（市）行政区域内发生群体性不明原因疾病；或由地市级卫生行政部门认定的相应级别的群体性不明原因疾病事件。

（二）群体性不明原因疾病应急处置原则

1. 统一领导，分级响应的原则

发生群体性不明原因疾病时，事发地的各级人民政府及其有关部门按照分级响应的原则，启动相应工作方案，做出相应级别的应急反应，并按事件发展的进程，随时进行调整。

2. 及时报告的原则

责任报告单位和责任报告人应在发现群体性不明原因疾病两小时内，以电话或传真等方式向属地卫生行政部门或其指定的专业机构报告，具备网络直报条件的机构应立即进行网络直报。

3. 调查与控制并举的原则

对群体性不明原因疾病事件的现场处理，应坚持调查和控制并举的原则。在事件的不同阶段，根据事件的变化调整调查和控制的侧重点。若流行病学病因（主要指传染源或污染来源、传播途径或暴露方式、易感人群或高危人群）不明，应以调查为重点，尽快查清事件的原因。对有些群体性不明原因疾病，特别是新发传染病暴发时，很难在短时间内查明病原的，应尽快查明传播途径及主要危险因素（流行病学病因），立即采取针对性的控制措施，以控制疫情蔓延。

4. 分工合作，联防联控的原则

各级业务机构对于群体性不明原因疾病事件的调查、处置实行区域联手、分工合作。在事件性质尚不明确时，疾病预防控制机构负责进行事件的流行病学调查，提出疾病预防控制措施，开展实验室检测；卫生监督机构负责收集有关证据，追究违法者法律责任；医疗机构负责积极救治患者；有关部门应在各级人民政府的领导和各级卫生行政部门的指导下，各司其职，积极配合有关业务机构开展现场的应急处置工作；同时对于涉及跨区域的群体性不明原因疾病事件，要加强区域合作。一旦事件性质明确，各相关部门应按职责分工开展各自职责范围内的工作。

5. 信息互通，及时发布的原则

各级业务机构对于群体性不明原因疾病事件的报告、调查、处置的相关信息应建立信息交换渠道。在调查处置过程中，发现非属于本机构职能范围的，应及时将调查信息移交相应的责任机构。按规定权限，及时公布事件有关信息，并通过专家利用媒体向公众宣传防病知识，传达政府对群众的关心，正确引导群众积极参与疾病预防和控制工作。在调查

处置结束后，应将调查结果相互通报。

（三）群体性不明原因疾病暴发调查

针对群体性不明原因疾病，需要对疾病暴发地区和人群开展现场流行病学调查，即暴发调查。暴发调查是社会性很强的一项公共卫生工作，应根据已经掌握的情况，尽快组织力量开展调查、分析，其目的是确定暴发的原因，迅速摸清疾病的时间分布、地区分布及人群分布特征，查明暴发来源及传播方式，提出紧急对策并考核对策的效果，尽快控制暴发。若怀疑为中毒事件时，在采取适当救治措施的同时，要尽快查明中毒原因。查清中毒原因后，给予特异、针对性的治疗，并注意保护高危人群。若病因在短时间内难以查清，或即使初步查明了原因，但无法于短期内找到有效控制措施的，应以查明的传播途径及主要危险因素（流行性病因）制定有针对性的预防控制措施。

1. 暴发调查的步骤

（1）核实与诊断

卫生行政部门接到报告后应立即派出包括流行病学或卫生学、临床、检验等专业人员对不明原因疾病进行初步核实，判断群体性不明原因疾病是否存在；若确认疫情存在，应对群体性不明原因疾病的性质、规模、种类、严重程度、高危人群、发展阶段和趋势进行初步判断，并制定初步的调查方案和控制措施。

（2）病例调查，初步分析

根据病例定义，在一定时间、地区范围内搜索类似疾病，并设计调查表，培训调查员，开展个案调查和入户调查。统计发病数、死亡数、病程等指标，描述病例的三间分布及特征，进行关联性分析。

（3）提出病因假设

从临床特征、流行病学基本资料入手，寻找病因线索；根据患者临床症状和体征、常规检验结果，以及患者的外出史、动物接触史、职业史、患者发病前后接触者的情况等流行病学资料，初步判断是否为感染性疾病。如果是感染性疾病，则要考虑是否有传染性；如果考虑为非传染性疾病，则要先判断是否为中毒以及可能的毒物；如果排除了中毒，再考虑是否为心因性、过敏性、放射性或其他原因引起。

从流行病学特征入手，建立病因假设：分析患者的特征（包括年龄、性别、职业及某些特殊暴露等），分析不同特征人群的罹患率。根据发病地点绘成标点地图，分析相继发生病例的地点分布及其关系，并注意病例分布与食品、水源等的关系。根据病例发病日期统计单元时间发病患者数或罹患率，绘制暴发曲线。综合分析临床、实验室、流行病学特征，形成该病的病因假设，包括致病因子及其来源、传播途径和方式、高危人群等。

潜伏期的推算：从暴露日期到第一例患者发病的日期推算为最短潜伏期，从暴露日期到最后一例患者发病的日期推算为最长潜伏期，利用几何均数和中位数推算疾病的平均潜伏期。

暴露日期的推算：推算的依据是潜伏期。若病原已知，暴发为同源性暴发，则从首例发病日期向前推一个最短潜伏期，再从最后一例病例向前推一个最长潜伏期，该两个时点之间的某个时间即为同源暴露的可能时间。

暴发类型的判断：根据暴露于致病因子的性质、时间长短、蔓延及传播方式的差异，可将暴发分为三种。①同源暴发：某易感人群中的成员同时暴露于某共同的病原体或污染源而引起，流行曲线主要是单峰型，包括共同传播媒介和共同暴露。可以是一次暴露，如一次午餐引起的食物中毒暴发；也可以是多次暴露，如水源被不断污染引起的持续暴发。②非同源暴发：由于连锁式传播或多处来源，病例在某易感人群中分布不均匀，有家庭或班组聚集性等，如流行性感冒或疟疾。③混合型暴发：同源暴发和非同源暴发均存在，往往在同源暴发后又发生非同源暴发。

（4）验证病因

①实验室的病因验证：收集血液、咽拭子、痰液、粪便、尿液、脑脊液、尸解组织等标本，通过实验室检测验证病因假设。②流行病学的病因验证：通过病例对照研究等验证病因假设。③防治措施效果的病因验证：通过评价临床试验性治疗效果、消除传染源或污染源及保护高危人群等控制措施效果，验证病因假设。

2. 现场控制措施

控制措施要贯穿始终，即现场调查过程和控制措施应同时进行。要根据疾病的性质确定控制策略和措施，而不明原因疾病的病因往往需要在调查过程中逐渐明确，因此，要随着调查的深入不断修正、补充和完善预防控制措施。遵循边控制、边调查、边完善的原则，力求最大限度地降低不明原因疾病的危害。

（1）无传染性的不明原因疾病

包括：①积极救治患者，减少死亡。②对共同暴露者进行医学观察，一旦发现符合本次事件病例定义的患者，立即开展临床救治。③移除可疑致病源。如封存可疑食物和原料，关闭作业场所，采取措施移除或隔开可疑的过敏原或放射源。④尽快疏散可能继续受致病源威胁的群众。⑤在对易感者采取有针对性的保护措施时，应优先考虑高危人群。⑥开展健康教育，提高居民自我保护意识，群策群力、群防群控。

（2）有传染性的不明原因疾病

包括：①现场处置人员进入疫区时，应采取保护性预防措施。②隔离治疗患者：根据疾病的分类，按照呼吸道传染病、肠道传染病、虫媒传染病隔离病房要求，对患者进行隔离治疗；治疗前注意采集有关标本；患者达到出院标准方可出院。③如果有暴发或者扩散的可能，符合封锁标准的，要向当地政府提出封锁建议；发生在学校、工厂等人群密集区域的，如有必要应建议停课、停工、停业。④对患者家属和密切接触者进行医学观察，观察期限根据流行病学调查的潜伏期和最后接触日期决定。⑤严格实施消毒，按照《中华人民共和国传染病防治法》要求处理人、畜尸体,按照《传染病患者或疑似传染病患者尸体解剖查验规定》开展尸检并采集相关样本。⑥对可能被污染的物品、场所、环境、动植物等进行消毒、杀虫、灭鼠等卫生学处理。疫区内重点部位要开展经常性消毒。⑦疫区内家禽、家畜应实行圈养。如有必要,报经当地政府同意后,对可能染疫的野生动物、家禽家畜进行控制或捕杀。⑧开展健康教育,提高居民自我保护意识,做到群防群治。⑨现场处理结束时要对疫源地进行终末消毒,妥善处理医疗废物和临时隔离点的物品。

3. 防护措施

（1）防护原则

在群体性不明原因疾病的处置早期,需要根据疾病的临床特点、流行病学特征以及实验室检测结果,鉴别有无传染性,确定危害程度和范围,对可能的原因进行判断,以便采取相应的防护措施。对于原因尚难判断的情况,由现场的疾病控制专家根据其可能的危害水平,决定防护等级。

一般来说,在群体性不明原因疾病的处置初期,如危害因素不明或其浓度、存在方式不详,应按照类似事件最严重性质的要求进行防护。

（2）防护服的要求

防护服应为衣裤连体,具有高效的液体阻隔（防化学物）性能、过滤效率高、防静电性能好等。一旦明确病原学,应按相应的防护级别进行防护。

按防护服的防护性能可分为四级。A级防护:能对周围环境中的气体与液体提供最完善保护。B级防护:适用于环境中的有毒气体（或蒸气）或其他物质对皮肤危害不严重时。C级防护:适用于低浓度环境或现场支持作业区域。D级防护:适用于现场支持性作业人员。

4. 效果评价,总结报告

采取措施后经过一个最长潜伏期,不再发生新病例,或经过一个常见潜伏期后疫情下降,则可认为防疫措施正确。在确认事件终止后两周内,对事件的发生和处理情况进行总结,分析其原因和影响因素,并提出今后对类似事件的防范和处置建议。总结报告的具体内容包括事件接报情况、事件概况、背景资料（事件发生地的地理、气候、人文等一般情况）、描述流行病学分析、病因假设及验证、讨论、结论和建议等。

三、急性化学中毒的应急处理

（一）急性化学中毒的主要毒物

1. 刺激性气体

刺激性气体是指对机体眼、呼吸道和皮肤黏膜有刺激性作用的一类化学物质。如氯气、氨气、光气、硫酸二甲酯、二氧化硫。高浓度的刺激性气体短时间作用于机体，对局部造成很强的刺激作用，引起眼睑及结膜充血、水肿，晶状体混浊，甚至失明，皮肤黏膜坏死；还可引起中毒性肺水肿、喉头水肿、电击样死亡。

2. 窒息性气体

窒息性气体分为单纯性窒息性气体和化学性窒息性气体。单纯性窒息性气体，高浓度时占位排斥使环境空气中氧的相对含量大大下降，导致动脉血和肺内氧分压下降，引起机体缺氧。化学性窒息性气体主要是对血液或者组织产生特殊化学作用，使体内氧的运输和利用发生障碍，造成组织缺氧，出现一系列缺氧的临床症状和体征，甚至导致死亡。

3. 易于经皮肤吸收的毒物

易于经皮肤吸收的毒物有苯胺、有机磷酸酯等。有机磷农药可以经呼吸道、消化道、皮肤黏膜进入机体引起中毒，其作用机制是抑制胆碱酯酶活性，使乙酰胆碱在体内蓄积，引起胆碱能神经过度兴奋。表现为：①毒蕈碱样症状，恶心、呕吐、腹痛、多汗、流涎、瞳孔缩小，呼吸困难；②烟碱样症状，舌、颈部、眼睑、肌肉震颤，甚至全身肌肉痉挛；③中枢神经症状，烦躁、意识模糊、惊厥、昏迷。

4. 其他毒物

汞盐、砷、氟硅酸钠等经口中毒，可以发生急性胃肠炎病变，导致电解质紊乱、酸中毒和多脏器损害；苯胺、硝基化合物可以导致高铁血红蛋白症；砷化氢、苯肼可以导致溶血性贫血；苯酚、乙二醇可以导致中毒性肾病。

（二）急性化学中毒的急救与处理

急性化学中毒事件发生后，医务人员要争分夺秒抢救中毒人员，降低病死率，并竭尽所能减少中毒人员的并发症和后遗症。

1. 诊断原则

急性化学物中毒是由于吸收了化学物所致的急性损害，因此，诊断的关键是掌握吸收毒物（病因）及吸收毒物后引起损害（疾病）的根据，综合分析其因果关系，根据病史及接触史、流行病学资料、特异性症状和体征，结合临床检查，做出病因及定位诊断；注意鉴别诊断，排除其他疾病。

2. 现场处理要点

①尽快疏散受害人员，使其脱离中毒事故现场。②立即采取控制措施，阻断毒源。③初步判断病因，为正确救治提供依据。④分级管理，通知医院机构做好接诊准备。⑤向上级主管部门报告，立即成立抢救指挥部。

3. 现场急救治疗

（1）迅速将患者撤离中毒现场

尽快将患者移至上风向或空气新鲜的场所，保持呼吸道畅通，注意保暖，必要时给予吸氧。对重症患者，应严密观察其意识状态、瞳孔、呼吸、脉率、血压，若发生呼吸困难、循环障碍时，应及时进行急救，具体措施与内科急救原则相同。对严重中毒须转送医院者，应根据症状采取相应的转院前救治措施。

（2）阻止毒物继续吸收

脱去被污染的衣物，用流动的清水及时反复清洗皮肤、毛发15分钟以上；对于可能经皮肤吸收中毒或引起化学性烧伤的毒物更要充分冲洗，并可考虑选择适当中和剂处理；眼睛溅入毒物要优先彻底冲洗。对重症患者、气体或蒸气吸入中毒者，可给予吸氧。对经口中毒者，应立即采用催吐、洗胃、导泻等措施。

（3）解毒和排毒

对中毒患者应尽早使用有效的解毒、排毒药物，若毒物已造成组织严重的器质性损害时，其疗效有时会明显降低。必要时，可用透析疗法和换血疗法清除体内的毒物。

（4）对症治疗

治疗原则与内科处理类似。主要是缓解和改善毒物引起的症状，促进人体功能的恢复。保持呼吸道畅通，保护各脏器功能，维持电解质、酸碱平衡等。对急性中毒性脑病、急性中毒性肺水肿、急性肾衰竭等，均须采取紧急对症治疗措施。

四、电离辐射损伤的急性应急处理

（一）电离辐射的特点与危害

人体一次或数日内遭受大剂量强穿透力射线的照射或比较均匀地全身照射引起的损伤称为急性电离辐射损伤，一般由于放射事故或特殊的医疗过程所致，表现为急性发病及其若干年后的远期效应。长期小剂量的照射危害主要是遗传效应和致癌作用。

电离辐射具有如下特点：第一，放射性不能由人的感觉器官直接察觉，只能依靠辐射探测仪器方可知晓。第二，绝大多数放射性核素的毒性远超过一般的化学毒物，辐射损伤包括非随机效应和随机效应，随机效应又分躯体效应和发生在下一代身上的遗传效应。第三，辐射本身具有一定的穿透能力，特别是 γ 射线的穿透力相当强。第四，放射性核素具有可变性，气态放射性核素向大气中逸散会形成气溶胶，可以通过吸入蜕变成固态子体而在体内器官或组织中沉积；吸入或食入及通过破损的皮肤进入体内后，可作为内照射源对人体产生损害。第五，放射性活度只能通过自然衰变得以减弱，不随温度、压力、状态、湿度等变化而减少，其他方法也无法加速其衰变。

（二）电离辐射事故的原因与分级

1. 发生原因包括

①放射源被盗，由于使用单位对放射源管理不善，放射性物质被盗而流入社会；②放射装置（特别是医用装置）应用中失控；③放射性物质运输失控；④废弃放射源回收中未清理完全；⑤核设施事故、核试验、核武器使用等。

2. 事故分级

（1）特大事故

造成大范围严重辐射污染后果或者放射性同位素和射线装置失控导致3人以上（含3人）急性死亡。

（2）重大事故

导致2人以下（含2人）急性死亡或者10人以上（含10人）急性重度放射病、局部器官残疾。

（3）较大事故

导致9人以下（含9人）急性重度放射病、局部器官残疾。

（4）一般事故

导致人员受到超过年剂量值的照射。

（三）急性放射病临床表现与诊治原则

1. 临床表现

①骨髓型急性放射病是以骨髓造血组织损伤为基本病变，以白细胞数减少、感染、出血等为主要临床表现的急性放射病。②肠型急性放射病是以胃肠道损伤为基本病变，以频繁呕吐、严重腹泻以及水、电解质代谢紊乱为主要临床表现的严重的急性放射病。③脑型急性放射病是以脑组织损伤为基本病变，以意识障碍、定向力丧失、共济失调、肌张力增强、抽搐、震颤等中枢神经系统症状为特殊临床表现的极其严重的急性放射病。

2. 诊断原则

放射病的临床诊断必须依据受照史、现场受照个人剂量调查及生物剂量的结果（个人剂量档案）、临床表现和实验室检查，并结合健康档案加以综合分析，对受照个体是否造成放射性损伤以及伤情的严重程度做出正确的判断。

3. 治疗原则

根据病情程度和不同类型放射病各期的特点，尽早采取相应的治疗措施。住院严密观察，早期给予抗放射药物，并积极采取以抗感染、抗出血、纠正代谢紊乱为主的综合治疗，必要时进行造血干细胞移植，以及有效的对症支持疗法。

（四）电离辐射事故应急控制

1. 应急策略

①迅速控制事故发展，防止事故扩大，及时、真实地将事故状况报告卫生监督部门和上级主管部门；控制事故现场，严禁无关人员进出，避免放射性污染的扩散与蔓延。②抢救事故现场的受照人员。参与抢救的人员必须采取安全可靠的防护措施，通过限制受照时间和其他方法，使其受照剂量控制在发生严重非随机效应的阈值之下。③快速进行事故后果的评价，预测事故发展趋势，并根据实际的或潜在的事故后果大小，决定是否需要采取保护公众措施。④及时处理受影响的地区环境，使其恢复到正常状态。

2. 受照人员的医学处理原则

①尽快消除有害因素的来源，同时将事故受照人员撤离现场，检查其受危害的程度。并积极采取救护措施，同时向上级部门报告。②根据电离辐射事故的性质、受照的不同剂量水平、不同病程，迅速采取相应对策和治疗措施。在抢救中应首先处理危及生命的外伤、出血和休克等，对估计受照剂量较大者应选用抗放射药物。③对疑有体表污染的人员，首先应进行体表污染的监测，并迅速进行去污染处理，防止污染的扩散。④对电离辐射事故受照人员，逐个登记并建立档案，除进行及时诊断和治疗外，还应根据其受照情况和损伤程度进行相应的随访观察，以便及时发现可能出现的远期效应。⑤对外照射急性放射患者、放射性皮肤损伤的患者进行综合性治疗；对超限制内照射人员进行医学观察和积极治疗，并注意远期效应。⑥放射性核素进入体内的医疗处理：尽早清除初始进入部位的放射性核素；彻底洗消体表污染，防止污染物的扩散。疑有吸入时，应清拭鼻腔、含漱、祛痰，必要时使用局部血管收缩剂；有摄入时，应催吐、洗胃，使用缓泻剂和阻止吸收的药物。根据放射性核素的种类和进入量，尽早选用相应药物进行促排治疗；如放射性碘进入体内时，在6小时内服用稳定性碘；氚进入体内时应大量饮水或补液。

3. 放射性污染的控制原则和防护措施

①沾污事故有人体污染、室内污染和室外污染三种情况。②控制污染，保护好事故现场，阻断一切扩散污染的可能途径，如暂时关闭通风系统或控制载带放射性核素的液体外溢，或用物体吸附或遮盖密封，防止污染再扩散。③隔离污染区，禁止无关人员和车辆随意出入现场；用路障或明显线条标记出污染的边界区域及其污染程度；由隔离区进入清洁区，要通过缓冲区，确保清洁区不受放射性污染。④必须穿戴个人防护用具，方可通过缓冲区进入污染区。⑤放射性物质污染表面的限制。任何表面受到放射性污染，应及时采取综合去污措施，尽可能清洗到本底水平。⑥从污染区出来的人员，要进行个人监测；由污染区携出的物品、设备，必须在缓冲区经过检查和处理，达到去污标准后，才能带入清洁区。⑦污染的监测记录用一定面积的平均计数率值表示，地板、天花板、墙表面用 $1000cm^2$ 上的平均计数率值，其他表面（桌、衣服等）用 $300cm^2$，皮肤污染用 $100cm^2$，手指尖和手

掌用 30cm^2 计算。⑧个人去污，用肥皂、温水和软毛刷认真擦洗。洗消时要按顺序进行，先轻度污染部位后重度污染部位，防止交叉污染；要特别注意手部，尤其是指甲沟、手指缝的擦洗；必要时可用弹力粘膏敷贴 2 ~ 3 小时，揭去粘膏后再用水清洗或采用特种去污剂清洗；擦洗头发一般用大量肥皂和水，要特别注意防止肥皂泡沫流入眼睛、耳、鼻和嘴。每次洗消前后要进行监测，对比去污效率。清除污染用过的废水须收集、经监测后方可酌情处理。⑨受过严重放射性污染的车辆或设备，即使其表面经除污达到了许可水平，在检修、拆卸内部结构时仍要谨慎，要进行监测和控制，防止结构内部污染的扩散。

4. 放射性污染的应急对策

①个人防护方法。空气中有放射性核素污染的情况下，可用简易法进行呼吸道防护，例如用手帕、手巾、纸等捂住口鼻减少吸入；用帽子、围巾、雨衣、手套、靴子等日常服装防止体表污染。②隐蔽。隐蔽于室内、关闭门窗和通风系统，可减少外照射及吸入剂量。③撤离或搬迁。是最有效的防护对策，可使人们避免或减少受到来自各种途径的照射。但它也是各种对策中难度最大的一种，应在周密计划下实施，尤其是事故早期的撤离，如果计划不周可能会付出较大代价。④控制食物和水。放射性核素释放到环境时，就会直接或间接地转移到食物和水中。防止放射性核素通过消化道进入体内。

第十一章 医院卫生人才管理

第一节 公共卫生队伍建设

一、公共卫生队伍内涵与意义

（一）公共卫生队伍范畴界定

参照世界卫生组织（WHO）的定义，"公共卫生是一门通过有组织的社区活动来预防疾病、延长生命和促进心理和躯体健康，并能发挥更大潜能的科学和艺术。其工作范围包括环境卫生、控制传染病、进行个体健康教育、组织医护人员对疾病进行早期诊断和治疗，发展社会体制，保证每个人都享有足够维持健康的生活水平和实现其健康地出生和长寿"。中共中央、国务院《关于深化医药卫生体制改革的意见》中明确提出，要"全面加强公共卫生服务体系建设。建立健全包括疾病预防控制、健康教育、妇幼保健、精神卫生、应急救治、采供血、卫生监督和计划生育等专业公共卫生服务网络，完善以基层医疗卫生服务网络为基础的医疗服务体系的公共卫生服务功能"。

对于公共卫生人才队伍，从广义上讲，凡是提供公共卫生服务的人员均属于公共卫生人才队伍的范畴。在我国，既包括专门提供公共卫生服务机构的人员，如疾病预防控制、卫生监督、健康教育、妇幼保健等机构的人员，也包括医疗卫生机构的部分人员，如医院、乡镇卫生院、社区卫生服务中心等提供公共卫生服务的人员。为便于统计分析，本书将公共卫生队伍界定为"专门提供公共卫生服务机构工作的人员"，即疾病预防控制中心、专科疾病防治机构、健康教育机构、妇幼保健机构、急救中心（站）、采供血机构、卫生监督机构、计划生育技术服务机构等专业公共卫生机构的工作人员。

（二）公共卫生队伍建设的重要性

1. 公共卫生人才是确保国家卫生安全的重要力量

进入 21 世纪以来，人类面临的公共卫生安全威胁日益加剧，现今快速流动、相互依赖和相互关联的世界为传染病的快速传播、核放射以及有毒物质的威胁创造了无数机会。目前，传染病跨地域传播的速度比历史上任何时候都要快。世界上任何一个地方一旦发生疾病暴发或者流行，仅仅几个小时后就会使其他地区大难临头。SARS、人禽流感、埃博拉、马尔堡出血热、尼帕病毒以及新冠等流行性疾病对全球公共卫生安全造成威胁；因微生物污染、化学物质和有毒物质造成的食源性疾病暴发在许多国家屡有发生；由化学或核放射意外事件以及突发的环境变化导致的新的卫生事件，也在许多国家引起强烈关注。为应对这些公共卫生安全威胁，21 世纪初世界卫生大会上修订了《国际卫生条例》，要求各国采取有效措施，提高应对突发公共卫生事件的反应能力，建设公共卫生安全防御机制。而这种防御机制的建成，依托国家强有力的公共卫生服务体系。其中，公共卫生人员则是服务体系得以有效运行的关键因素。实践证明，由于投资不足、缺乏训练有素的卫生工作者而造成卫生基础结构瘫痪，使得一些国家比其他国家更难以有效地应对公共卫生安全。

2. 公共卫生服务需求的快速增加，需要相应的人才支撑

随着经济社会的发展和工业化、城镇化、老龄化进程的加快，慢性非传染性疾病、传染病、生物安全、食品药品安全、不良行为和生活方式成为我国面临的主要健康问题。据统计，我国平均每年新发传染病 1 ~ 2 种，耐多药肺结核等传染病流行规律不断发生变化，对监测网络敏感性和实验室检验诊断能力提出了更高要求。我国慢性病引起的死亡已占全死因的 85%，疾病负担占总疾病负担的 70%；大气污染、水污染、土壤污染等环境危害因素对人群健康的影响越来越大，程度日益加剧；职业健康和食品安全事故的新问题不断出现，我国每年发生的食源性疾病人数达到 4 亿人以上，每年上报的职业病以 1 ~ 1.4 万例的速度递增；国际卫生安全保障任务日益繁重，防范国际突发公共卫生事件对我国的威胁，公共卫生服务需求的快速增加，亟须完善公共卫生服务体系，建设一支技术水平高、业务能力强的公共卫生人才队伍，提高其服务能力和水平。

3. 国家卫生工作要求建立与之匹配的公共卫生人才队伍

国家正在进行医药卫生体制改革，实现人人享有基本医疗卫生服务的目标，坚持预防为主，公共卫生服务均等化是其中重要内容，逐步实现广大居民免费享有疾病预防控制、妇幼保健、健康教育等基本公共卫生服务，实施国家重大公共卫生服务项目，提高基本公共卫生服务的可及性和公平性。要实现这些目标，须加强公共卫生服务能力建设，在改善专业公共卫生机构设施条件的同时，促进公共卫生队伍建设的科学化、专业化，提高公共卫生人才队伍的综合素质和服务能力；同时，公共卫生人员也应改变传统的服务模式和内容，由传统的供方提供为主、居民被动预防模式转变为改变居民健康行为的主动预防模式。

二、公共卫生队伍发展面临的任务

具体目标包括：第一，适应我国社会、经济、人口发展，满足人民群众健康发展需要，专业公共卫生人才队伍稳步增加，规模适度壮大。第二，专业公共卫生人才素质大幅度提高。第三，建立和完善公卫医师规范化培训制度。对取得公共卫生执业（助理）医师资格的在岗人员，经过岗前与在岗的继续教育，提高专业技能，完成对在岗未取得合格证者的

岗位培训。

主要任务应包括：一是夯实基础，重点加强基层公共卫生人才队伍建设。完善国家、省、市和县级公共卫生人才队伍层次梯队建设，重点加强基层公共卫生人才队伍建设，增加基层公共卫生人员数量，提高队伍素质。二是注重高层，提高公共卫生人才竞争优势。加强在重大疾病流行趋势监测与预测预警、免疫规划、病原微生物检验监测及毒物与污染物的检验鉴定和毒理学检验、骨干卫生健康危险因素监测、危险性评价和预警等领域的人才培养，培养以中青年为骨干的各类学科带头人，提升我国公共卫生人才的国际竞争力。三是开发短缺，加强卫生应急队伍、精神卫生队伍、输血技术队伍、食品安全队伍等急需紧缺人才建设，优化公共卫生人才的学科和专业结构。四是完善公共卫生人才教育培养机制、激励机制、部分专业的准入管理制度等。

第二节 卫生管理队伍建设

一、卫生管理队伍

卫生行业社会化程度高、劳动过程复杂、知识技术高度密集，需要科学、合理、有效配置和使用各种卫生资源，确保各项功能有效运转，需要发挥管理要素的作用，进行科学的计划、组织、指挥、控制和协调。要实现这一过程，在社会分工日趋细化的现代，需要建立一支专门的卫生管理队伍，利用其专业的管理知识和经验进行科学规划与管理。

卫生管理人员包括从事医疗保健、疾病控制、卫生监督、医学科研与教学等业务管理工作的人员，和主要从事人事、财务、信息等管理工作的人员。职业化、专业化是我国卫生管理队伍建设的发展方向。全面提高卫生管理人员的管理水平，确保我国卫生事业可持续发展，也是加快卫生改革和发展的有力保障。

面对医疗卫生机构呈现的既分工明细又交叉综合的管理特征，传统的经验型管理已经不能适应机构管理的需要，要求建立一支职业化专业化的管理队伍，掌握现代管理知识、方法和手段，这是实现医疗卫生机构管理科学化的基础。发达国家的研究表明，现代医院经营过程中，80% 以上的损失是由经营管理不善造成的。而另一项研究表明，在结构、人员不变的情况下，改善管理可以提高 50% 的效益。

二、卫生管理队伍建设实践

（一）我国卫生管理队伍职业化建设实践

卫生管理职业化是指卫生管理工作必须由卫生管理专职人员来承担，他们是通过卫生管理专业教育或培训、具有卫生管理专业知识与技能并在各级卫生行政部门和各类医疗卫生服务事业单位中的专业管理人员。卫生管理职业化过程既包括培养，又包括所有与之相关的体制、机制、制度、政策的建立和完善。卫生管理职业化的基本内涵可概括为专业化、专职化和法制化三方面。近年来，围绕卫生管理职业化的要求，我国开展了诸多探索和实践，加快推进管理队伍职业化建设。

1. 大力加强专业化培养

（1）学历教育

21世纪以来，我国卫生管理教育得到迅速发展，初步形成以本科教育为基础，研究生教育为重点，专科教育适当补充的战略格局。80余所高校设置了本科专业，60余所高校设立了社会医学与卫生事业管理专业硕士点。北京大学、复旦大学、华中科技大学等十几所重点高校开设了社会医学与卫生事业管理专业博士点，卫生管理教育的办学层次逐步提升。

（2）岗位培训

自21世纪起，原卫生部积极推进卫生管理干部岗位培训，先在北京、河北、上海、青岛四地开展培训试点。原卫生部印发了《关于开展卫生管理干部岗位培训的通知》，通知规定培训对象为各级医疗卫生机构现任和后备主要领导干部，培训对象参加培训每5年累计不少于3个月，集中面授培训不少于10天。要求通过岗位培训工作，逐步建立卫生管理干部持证上岗制度，提高卫生管理干部的整体素质和管理水平，造就一支适应卫生事业发展的职业化卫生管理干部队伍。同年，原卫生部印发《关于开展卫生管理干部岗位培训的实施方案》，进一步明确了培训的具体实施要求，并提出先从医院管理、公共卫生、社区卫生和乡镇卫生院4类管理岗位推动卫生管理干部岗位培训工作。

此外，为提高卫生管理人员科学化专业化水平，国家利用各种项目资金，开展了系列卫生管理人员培训，如公立医院院长职业化培训、卫生财务管理人员培训、卫生信息管理人员培训、卫生新闻宣传和突发事件风险沟通培训项目等。

2. 探索规范卫生管理人员职称评价

我国一直未建立统一的卫生管理职称系列，按照21世纪初原人事部、卫生部《关于年度卫生专业技术资格考试工作及有关问题的通知》，"对于未列入考试的专业，由各地人事、卫生部门根据本地区的实际情况，研究采取继续组织评审或自行组织考试等办法进行资格认定"。为解决卫生管理人员职称评定问题，各地积极探索卫生管理专业职称评审体系。

（二）卫生管理队伍发展任务

随着医疗卫生体制改革的逐步深入，医疗卫生机构面临越来越复杂的改革环境和越来越高的民众需求，卫生管理人员需要具有较高的专业素质，掌握管理的基本知识和技能，熟悉卫生改革的政策和措施，及时发现并解决改革进程中出现的新问题。《中共中央、国务院关于卫生改革与发展的决定》明确提出要"高度重视卫生管理人才的培养，造就一批适应卫生事业发展的职业化管理队伍"。

当前，我国卫生管理队伍职业化专业化水平较低，多数医疗卫生机构的领导干部大多是技术人员出身。一是专业化水平低，部分管理人员是从医疗卫生业务岗位转入的，并且到岗后，仍有 90% 以上没有接受过医疗卫生管理的系统培训，缺乏现代卫生管理学、卫生经济学、卫生决策学、大众心理学和医疗卫生管理的法律法规的系统学习。二是专职化程度低，部分卫生管理人员在从事管理工作的同时，仍从事专业技术工作，"专业做专家、业余做管理"，不能把全部的或大部分的时间和精力投入管理工作中。

实现卫生管理队伍职业化，是新形势下实现卫生科学化管理的必然选择，也是卫生管理队伍发展的方向。需要顶层设计、分层落实，建立从宏观到微观一系列的目标，制定推进策略促进其向职业化发展。一是明确卫生管理人员岗位职责。当前卫生管理人员多分布在一些辅助科室和后勤科室，权责划分不清。须将人力管理理论中的职位分析和职位评价引入卫生管理行业，建立卫生管理职位，对卫生管理的每一个岗位进行职位分析与职位评价，并明确卫生管理岗位的晋升路线图。二是严格卫生管理人员准入制度。作为职业化人才，必须"取得一定的资格，才能进入专业化职业的岗位"。按照岗位职责要求，制定任职资格条件，并经过由法定程序考试或考核合格后持证上岗，提高卫生管理人员专业素质，实现卫生管理队伍的专业化。三是建立和完善卫生管理培养体系。充分发挥现有高等医学院校、研究机构的力量，加强卫生管理专业学科建设，结合卫生管理实践，注重提高其解决实际问题的能力，使院校培养的卫生管理人才贴合卫生管理工作实际。加强卫生管理人员岗位培训，开展继续教育，通过继续教育不断补充本专业的新理论、新知识，提高专业水平和管理能力。将岗位培训和继续教育情况与其考核、晋级、选拔等挂钩，确保培训的制度化、规范化。四是完善卫生管理人员激励约束机制。以管理人员岗位职责为基础，以品德、能力、业绩为导向，注重对卫生管理人员管理能力考察，完善卫生管理人员考核体系和评价标准。综合考虑其风险、责任、压力、强度、难度等要素，坚持管理要素参与分配的原则，向优秀卫生管理人才和关键管理岗位倾斜，激发积极性和创造性。

三、公立医院院长职业化建设

（一）公立医院院长岗位职责

岗位是组织为完成某项任务而确立的工种、职务和等级内容等的组合，职责包括授权范围和相应的责任，是职务与责任的统一，实行岗位职责管理可以提高工作效率和工作质量，规范操作行为。作为公立医院院长，明确的岗位职责是有效把握应该干什么和怎么干的基础，也是对院长进行绩效考核的依据。

界定医院院长岗位职责需要考虑两个问题：一是理论上院长要统筹管理医院的所有基本活动，但医院职能纷繁复杂，院长必须有一个基本的岗位职责定位，即抓住主要职责，投入大部分精力。因此，需要界定出来长岗位职责的基本定位。二是在当前公立医院治理机制改革背景下，院长岗位职责的研究须从多角度出发，即公立医院院长、卫生行政部门、政府办医主体所理解的院长岗位职责基本定位存在重合与交叉、偏重与否等，要站在宏观层面整体分析把握。

对医院院长岗位职责进行全面分析可采用以下几种方法：首先，综合运用归纳法和演绎法，界定公立医院院长岗位职责基本定位；其次，拟定公立医院院长岗位职责基本定位的细则，按照管理学的"计划、组织、领导、控制"理论，参考文献资料、现行文件案例、医改政策文件等制定岗位职责细则；最后，广泛进行专家咨询、论证和完善，力求全面分析公立医院院长岗位职责。

1. 基本框架一：执行政府指令

基本定位 1：突发公共卫生事件应急处置管理

职责描述：组织制订医院突发公共卫生事件应急预案，组织成立突发公共卫生事件应急处置领导小组，定期开展突发公共卫生事件应急处置培训与演练；在发生重大自然灾害、重大传染病、突发意外事故等突发公共卫生事件时，快速亲临现场，指挥开展救援等相应工作。

基本定位 2：支援协作管理

职责描述：在需要援外医疗、支边、支农、对口支援等情况下，合理安排医务人员执行支援任务；探索建立公立医院与基层医疗卫生机构之间的长期稳定分工协作机制。

2. 基本框架二：履行社会责任

基本定位 1：医疗质量与安全管理

职责描述：组织建立医疗质量与安全管理机制，全面领导、检查医院药事、感染、病案、输血、护理等医疗质量管理工作；制订并实施医疗质量持续改进方案，定期专题研究医疗质量和医疗安全工作，不断提高医疗质量，保证患者医疗安全。

基本定位 2：医疗费用管理

职责描述：组织建立医疗处方、医疗技术的跟踪监管机制，制定责任追究制度，领导督促基本药物、适宜技术的应用，重视医疗服务的内涵建设，杜绝浪费；定期组织检查，保证医疗费用的适宜水平和合理增长。

基本定位 3：服务品质管理

职责描述：树立医疗服务品质管理理念；改善医院门、急诊环境设施，制定医务人员举止仪表、服务态度、行业诚信、守纪遵时的规范制度，探索实施预约诊疗制度、错峰服务和分时段诊疗、简化就医手续、延长门诊时间等惠民便民工作，不断提高社会综合满意度。（注：实际上，医疗服务质量属于医疗服务品质范畴，考虑到前者在医院管理中的重要性，将其单设，其余的统称为服务品质管理。）

3. 基本框架三：医院内部管理

基本定位 1：医院战略管理

职责描述：组织制订医院发展战略规划，并负责领导执行；监测执行进度，并定期评估，保证战略规划目标的实现。（注：战略规划的制订、执行、评估，整个环节均需要院长的带领。）

基本定位 2：医疗效率管理

职责描述：树立效率管理理念，注重医疗效率的持续提高；在保证综合医疗服务质量的前提下，控制医院人员规模，加快病床周转；定期专题研究医疗效率管理工作，并督促检查。

基本定位 3：资产运营管理

职责描述：组织建立规范的医院经济活动决策机制和程序，对更大经济事项全面领导负责，控制医院资产负债率，保障国有资产安全与增值；领导全院树立成本意识，定期检查医院经济运行指标。

基本定位 4：可持续发展能力建设

职责描述：树立忧患意识和长远发展意识，注重并全面领导医院的学科、人才、文化与信息化建设，不断增强医院自身发展能力与竞争力，调动员工积极性、增强组织凝聚力，以及不断提高信息化管理水平。

（二）公立医院院长岗位胜任力

胜任力分析从发掘个体深层次的特征入手来考察个体素质，强调个人、职位与组织的动态匹配关系，强调个体在工作中的表现和对岗位的适应性，而非只针对个体表面透露出来的信息。这种以岗位需求为基础、以能力和特质为核心、体现业绩的人力资源管理新方法，为医院院长的选拔、任用、考核、培训等各个方面引入新的理念和视角。胜任力模型具有广泛的应用前景，自麦克利兰教授提出胜任力模型理论以来，其在人力资源管理领域已经得到了广泛应用，可用于人力资源管理的各个环节和模块。

综合国内关于医院院长的相关研究和文献资料，多为对数量、学历、职称、专业等结构现状的描述，而对于诸如准入条件、岗位标准、综合素质等缺乏系统的研究和实践。21世纪初，卫生部人才交流服务中心对医院院长、疾控中心主任、社区卫生服务中心主任、乡镇卫生院院长进行了胜任力的研究探讨，运用行为事件访谈法，建立了四个关键岗位的胜任力模型。同时，随着医院外界环境的变换，尤其随着公立医院改革的推进，对医院院长的岗位职责和胜任力标准不断提出新的要求。

完整的胜任力标准应当包括知识技能、能力特质、态度价值观三部分，本部分着眼于难以测量的能力特质与态度价值观两部分进行分析，主要结合归纳法和演绎法，对公立医院院长的岗位胜任力进行了提取，在此基础上通过对院长的问卷调查进行修订完善，邀请专家进行深入筛选，确定14项胜任特征，界定为公立医院院长胜任力标准。

（三）公立医院院长职业化探索与创新

按照国家关于卫生管理队伍职业化制度建设和公立医院院长职业化、专业化建设要求，各地围绕如何加强院长管理、提高院长管理水平，开展了一系列有益探索。归纳来看，各地实践主要是围绕院长选拔任用、培养、目标管理、考核、激励等某一方面或几个方面的探索。

1. 关于院长选拔任用

目前，各地在选拔公立医院院长时，多采用竞聘（争）上岗、公开选聘（拔）等方式进行。例如，吉林省延吉市公立医院院长竞聘上岗。制订了《延吉市公立医院院长竞聘上岗实施方案》，以公开、平等、竞争、择优为原则，凡符合延吉市中层干部竞争上岗的基本条件，具有岗位必备的专业知识、政策理论水平和创新意识、领导能力的市直各医疗卫生单位管理的编制内中层以上干部均可参加竞聘。其中，院长年龄要求50周岁以下，第一学历必须为全日制大学本科以上。关于院长任用，各地逐步加大聘任制推行力度，并将其作为院长任用的主要方式。

2. 关于院长培训

关于院长培训，国家和地方卫生行政部门积极推行院长岗位培训，注重院长管理工作能力的培养。

"四合一"院长培训模式。加强医院管理的专业人才队伍建设，着力提高医院管理水平。一是党校培训；二是医院管理核心课程培训，如复旦职业化院长培训；三是国外培训，组织院长前往新加坡保健服务集团、哈佛大学、剑桥大学等进行培训；四是系统内医院挂职轮岗培训。

3. 关于院长考核

目前，各地医管局或卫生行政部门，结合医院实际情况，从医疗服务管理、学科建设、人才培养、安全稳定、资产管理等方面，确定院长的任期目标，实行任期目标责任制管理，并据此确定院长考核评价体系

4. 关于院长激励

在加强绩效考核的同时，各地积极探索采用年薪制、绩效薪酬制，注重发挥绩效工资的激励作用，探索建立院长绩效工资具体分配办法。

一是基本薪酬，即所在医院的在岗职工上年度平均收入；二是岗位责任薪酬，即本人的岗位责任追偿金；三是年度目标奖金，根据考核结果确定的薪酬；四是年度个人考核优秀奖金，即根据党政领导干部年度考核管理规定所得的薪酬。除第一部分按月发放外，其余部分作为绩效薪酬都在考核后才能发放，领导班子成员收入须经医疗集团管委会办公室研究确定，报人力资源和社会保障、财政、审计部门备案。

第三节 卫生人才培养

一、卫生人才培养概述

卫生人才培养是卫生人才队伍建设的关键环节，从医学生进入医学院校，到最终成为一名优秀的医务工作者，这一过程中的所有教育、培训和实践活动都属于卫生人才培养。

随着经济社会的发展，卫生系统所面临的环境发生着深刻的变化，人口老龄化、慢性非传染性疾病成为主要的疾病经济负担、人们对卫生服务产生多样化的需求；医学科技的快速发展以及医学专业分工的日益细化，对卫生人才的专业技能提出了新的需求；卫生系统改革的深入推进也对卫生人才队伍产生了深远的影响；教育体系尤其是医学教育体系的改革，更是直接影响着卫生人才的培养产出。面对卫生系统改革对卫生人才培养提出的新要求和新挑战，培养什么样的卫生人才、如何培养等已经成为行业内外关注的热点问题。

经历几十年的发展，我国医学教育取得了显著成绩，逐步探索出医学教育的规律和特点，建立了包括院校医学教育、毕业后医学教育、继续医学教育组成的阶段连续统一的框架，为卫生人才培养提供了有力的保障。

（一）院校医学教育

院校医学教育是指医学生在医学院校进行系统的医学理论知识学习和初级临床实践的教育。我国的院校医学教育可以分为初等医学教育、中等医学教育和高等医学教育。20

世纪 50 年代初期，第一届全国卫生工作会议提出，我国的医学教育实行高、中、初三级制，从而结束了旧中国医学教育体制的混乱状态，医学教育纳入国家计划的轨道。

初等医学教育严格来说不算是正规的医学教育形式，也不算院校医学教育。在 20 世纪 50—70 年代，我国农村卫生人才十分匮乏，为了在短期内快速提高农村卫生人员的数量，国家采取对农村青年短期培训的方式培养了一大批"赤脚医生"。这种医学教育模式是在一定的历史背景下产生的，数年来为中国农村基层培养了大量初级卫生技术人才，在短期内快速提高了农村的健康水平。随着社会经济的发展，农村居民对卫生服务的需求越来越高，因而需要更多接受正规医学教育的毕业生到农村工作。

中等医学教育主要为基层医疗卫生机构培养适宜的卫生人才。20 世纪 50 年代初，考虑到国家缺医少药的状况，我国制定了"医学教育以中等教育为主"的医学教育方针，中等医学教育受到高度重视。国家通过接管、改造和整顿旧学校，建立了一批新型卫生学校，为中等医学教育奠定了基础。

高等医学教育是我国医学教育的主要形式，是卫生人才培养的主力军。我国的高等医学教育学制多样，包括三年、五年、七年、八年等多种学制。其中，五年制本科及以上的长学制为县级及以上医疗卫生机构培养人才，短学制（三年）则主要立足于基层卫生人才的培养。

值得一提的是，近年来国家强调大力发展职业教育，对职业教育改革做出了总体规划和部署、职业教育既包括高等职业教育，也包括中等职业教育。卫生职业教育既是职业教育的组成部分，又是医学教育的组成部分，对我国医疗卫生事业发展有重要意义。我国卫生职业教育的办学规模、招生数量近年来有了较大幅度的增加，为我国的卫生事业输送了大批技术人才，取得了长远的发展，从作用、地位、取得的成效以及目前的办学状态来看，是医学教育的半壁江山。

（二）毕业后医学教育

毕业后医学教育是指医学生在完成院校医学教育后，在上级医师指导下进行的以提高临床诊疗能力为主的培训，进而获得独立从事临床医疗工作的素质能力。毕业后医学教育是临床医学人才成长的特有和必经阶段，对培养临床医师的临床能力、提升医疗卫生服务水平具有至关重要的作用，主要包括住院医师规范化培训和专科医师培训两个阶段。

住院医师规范化培训是指医学专业毕业生在完成医学院校教育之后，以住院医师的身份在认定的培训基地接受以提高临床能力为主的系统性、规范化培训。住院医师规范化培训的目标是为各级医疗机构培养具有良好的职业道德、扎实的医学理论知识和临床诊疗技能，能独立诊治常见病、多发病的合格医师，培训时间一般为 3 年。《关于建立住院医师规范化培训制度的指导意见》，对招收对象、培训模式、培训招收、培训基地、培训内容和考核认证等方面做出了政策性安排。

1. 招收对象

拟从事临床医疗工作的高等院校医学类专业（指临床医学类、口腔医学类、中医学类和中西医结合类，下同）本科及以上学历毕业生，或已从事临床医疗工作并取得执业医师资格证书，需要接受培训的人员。

2. 培训模式

"5+3"式是住院医师规范化培训的主要模式，即完成 5 年医学类专业本科教育的毕业生，在培训基地接受 3 年住院医师规范化培训。

3. 培训招收

卫生行政部门会同有关部门制订中长期规划和年度培训计划。培训基地依据核定规模，按照公开公平、双向选择、择优录取的原则，主要通过招收考试形式，招收符合条件的医疗卫生单位委派人员和社会人员参加培训。根据医疗保健工作需求，适当加大全科以及儿科、精神科等紧缺专业的招收规模。

4. 培训基地

培训基地是承担住院医师规范化培训的医疗卫生机构，依据培训需求和基地标准进行认定，实行动态管理，原则上设在三级甲等医院，并结合当地医疗资源实际情况，将符合条件的其他三级甲等医院和二级甲等医院作为补充，合理规划布局。区域内培训基地可协同协作，共同承担有关培训工作。全科医生规范化培养基地除临床基地外还应当包括基层医疗卫生机构和专业公共卫生机构。

5. 培训内容

包括医德医风、政策法规、临床实践技能、专业理论知识、人际沟通交流等，重点提高临床诊疗能力。

6. 考核认证

包括过程考核和结业考核。合格者颁发统一制式的"住院医师规范化培训合格证书"。

专科医师培训是指医生在完成住院医师规范化培训并考核合格后，为继续提升某一专业领域的能力水平而进行的专科化培训，目的是掌握本学科及相关学科较系统的专业理论知识、扎实的专业技能和较强的临床思维能力，能独立承担本专科某些疑难病症诊断与治疗、危重病人抢救工作。该阶段是医学临床专家形成的关键过程，培训时间因各专科要求不同而有所差别。21 世纪初，原卫生部办公厅发布了《关于开展专科医师培训试点工作的通知》，试点的专科范围包括 18 个普通专科和 16 个亚专科。规定专科医师培训包括普通专科培训和亚专科培训两个阶段，其中，普通专科培训为 3 年（相当于现在的住院医师规范化培训阶段），亚专科培训为 2 ~ 5 年（相当于现在的专科医师培训阶段）。此后，陆续制定了各专科培训细则，确定了一批专科医师培训基地。

（三）继续医学教育

继续医学教育是医学教育体系的重要组成部分，是完成院校医学教育和毕业后医学教育的卫生技术人员主动适应卫生服务需求、与时俱进、全面提升职业素养和专业技能的终身医学教育制度。继续医学教育的内容是以学习现代医学科学技术发展的新理论、新知识、新技术、新方法（"四新"）为重点，注重先进性、针对性、实用性（"三性"）。

20 世纪 50 年代以来，我国在职卫生技术人员的教育以进修形式为主。20 世纪 80 年代初，继续医学教育概念引入我国。20 世纪 90 年代中期成立了原卫生部继续医学教育委员会，先后颁布了《卫生部继续医学教育委员会章程》《国家级继续医学教育项目申报、认可试行办法》等文件，正式提出国家对卫生技术人员实行继续医学教育制度。21 世纪初期，原卫生部召开全国继续医学教育工作会议，与原人事部共同颁发了《继续医学教育规定（试行）》（下称《规定》）文件。《规定》提出继续医学教育实行学分制，教育对象每年都应参加与本专业相关的继续医学教育活动，学分数不低于每年 25 学分。《规定》同时指出，卫生技术人员接受继续医学教育作为年度考核的重要内容，并作为卫生技术人员聘任、晋升技术职务和职业再注册的必备条件之一。近年来，全国继教委相继出台了《国家级继续医学教育项目申报、认可办法》《继续医学教育学分授予与管理办法》《国家级继续医学教育基地认可标准及管理试行办法》等文件，通过这些文件的颁布和实施，将卫生技术人员的培训和人员的使用结合起来，激励了医务人员参加继续医学教育的积极性，实现了继续医学教育全行业管理，促进了继续医学教育的持续发展，使我国整体卫生服务水平不断提高。

二、继续医学教育进展

近年来，继续医学教育围绕医药卫生事业的重点工作和各级各类卫生技术人员的岗位需求，探索新的教学方式和方法、丰富学习内容、扩大教育覆盖面，成为增强医疗卫生机构竞争力和提高卫生技术人员能力素质的重要途径和手段，在卫生人才队伍建设中发挥了重要作用，取得了显著成效。

（一）中国特色的继续医学教育制度基本建立

在组织管理上，建立了从中央到地方和医疗卫生单位网络化的完整的继续医学教育组织管理体系。形成了政府宏观管理，卫生行业学会、协会发挥骨干作用，社会支持，高等学校、医疗卫生单位组织实施，卫生技术人员积极参与的运行机制。在制度建设上，制定了一套较为完整的继续医学教育管理的法规和制度。全国继教委印发了《国家级继续医学教育项目申报、认可办法》《继续医学教育学分授予与管理办法》《国家级继续医学教育基地认可标准及管理试行办法》等文件，完善了项目申报审批、学分授予、项目管理、基地建设、评估考核、档案管理和远程教育管理等各项规章制度。适合中国国情的、具有中国特色的继续医学教育制度基本建立。

（二）继续医学教育成为我国医学教育体系的重要组成部分

随着继续医学教育制度的建立，继续医学教育已经成为我国医学院校教育、毕业后医学教育之后的一个重要阶段，"医学教育连续统一体"的构建，不仅促进了我国医学院校教育的许多改革，而且把继续医学教育作为在职卫生技术人员的一种权利和义务，使继续医学教育向规范化、制度化方面发展。实践证明，继续医学教育的实施，带来了医学教育资源优化、卫生人才资源优化、卫生技术队伍整体素质优化的良好社会效益。随着我国住院医师规范化培训制度的实施，我国现代医学教育三阶段连续统一体得以构建和完善，我国卫生人才培养制度更加完善、科学和系统，为我国卫生事业发展提供了有力的人才保障。

（三）继续医学教育的重要性得到广泛认可

多年来，随着多种形式继续医学教育活动的广泛开展、继续医学教育的制度化建设，广大卫生技术人员和管理干部对继续医学教育和终身教育思想观念的认识不断提升，逐渐形成共识，传统一次性学校医学教育观念逐渐被现代终身教育思想所取代。"只有终身教育，才能终身执业"的观念得到普遍认同，并成为广大卫生技术人员不断进取的自觉行动。同时，继续医学教育也已成为各级卫生管理部门进行卫生人力资源开发、卫生人才培养和队伍建设的重要手段之一，成为各级医疗卫生机构增强核心竞争力、实现全面可持续发展的重要举措，促进了我国卫生技术队伍的整体服务水平和能力不断提高。

（四）继续医学教育为在职卫生技术人员学习提供条件

继续医学教育制度的建立和继续医学教育活动的开展，一方面，使卫生技术人员及时跟踪了解国际医学发展前沿和新进展，引进和吸收最新医学科技成果，提升创造力、创新力；另一方面，面向广大基层卫生技术人员推广适宜技术，规范临床操作，提高了广大基层卫生技术人员的知识和能力水平。

第十二章 医疗质量管理

第一节 医疗质量管理者的定位

一、医院管理者的角色

大部分医院管理者对医疗质量管理并不陌生，因为在他们学习医疗专业技术的过程中，医疗质量一直被挂在嘴边。因为各个专业对医疗质量的定义和看法一直无法达成一致，所以晋升到管理决策层的某些主管在医疗质量管理方面常犯"以偏概全"的错误。

为了避免用错误的观念指导医疗质量管理，医院管理者一定要改正这些错误观念，并时刻提醒自己在医疗质量管理上应承担四大角色。

医疗质量管理工作的信仰者（Believer）：信仰医疗质量管理是医院管理最重要的工作之一，也是一件很难做到的事。因为这代表的是医院管理者自身对医疗质量管理的价值认识（Core Value）。传统的医疗服务有利他、慈善、无害、尊严的特性，这些特性都要融入一名医院管理者的价值观之中。所以，信仰实际上就是将质量当作医院经营的座右铭。

医疗质量管理工作的指导者（Director）：医疗质量管理需要时时刻刻有类似导师（Mentor）的人提醒医院所有员工做好医疗质量管理。这既是一名高层管理者的例行工作（Routine），也是一种战略行为。

医疗质量管理工作的规划者（Planner）：医院管理者必须规划好质量管理工作，就像时时刻刻记着规划医院的未来一样。如果医院的管理者无法规划医疗质量管理未来的发展蓝图（Blueprint），马上就会被竞争环境淘汰。

医疗质量管理工作的执行者（Executive）：规划和执行是一体两面的工作，一名医院主管想要有效地实现医疗质量管理工作的目标，并不是委托专业人员执行工作就可以，而是必须亲自负责协调不同专业和管理人员之间的执行步调，两者一致方能做好医疗质量管理工作。

二、医院管理者的任务

为了保证管理者担起医疗质量管理的责任，医院管理者需要完成以下四方面的任务。

（一）定义并设计医疗质量管理目标，指导医院员工正确开展医疗质量管理

定义医疗质量管理的目标指的是从医院的技术和产品之间找到一个均衡点：医院的管理者将机构的技术与市场加以分类，再参照医院的营运任务，就可以找出正确的质量管理方向和目标。

医疗市场分为现有市场、关联市场和新市场。现有市场是指医疗机构所在地正在运营的医疗市场；关联市场指的是和现有市场相关的其他类似产业的市场，可能是养老市场，也有可能是其他与医疗服务相关的市场，如居家照护市场或长期照护市场。在技术上也分现行技术、关联技术和新技术，现行技术是指现在掌握的各种业务可以顺利推行的技术，关联技术是指为了更顺利地提供现有医疗服务所增加的医疗或管理技术，新技术则是指与目前医疗业务完全无关的技术——横空出世的技术。

医疗质量管理的改善方向有三大类：维持质量、改善质量、重新定义质量。维持质量是尽量不要对目前现有的质量标准做出重大调整；改善质量是对现有的医疗服务质量标准加以调整，或增加服务的数量，或减少医疗服务的浪费，只要在现有基础上去修正都是改善质量；重新定义质量是指不在现有基础上改变质量标准，而是另找一套新的质量标准重新定义并管理质量。简单地说，维持质量是在做修正（Revision）工作，改善质量是在做改进（Evolution）工作，重新定义质量则是在做颠覆性（Revolution）工作。

（二）指出近期出现的医疗质量问题，根据问题的重要性排序，并逐一解决

医院管理者除了指出质量问题，还需要将指出的问题结合医疗机构所处的环境因素进行改善。但是投入质量管理的有限资源决定了问题改善会有优先次序，管理者需要综合各种因素（竞争、政策、患者要求等），排列问题的优先级，并逐一改善。这个责任存在的最主要原因是质量改善或增进与问题的大小并非全然相等，有些质量问题可能关系到医院的竞争成败甚至生死存亡，有些只会妨碍局部的质量安全。因此，管理者对质量管理问题的排序是很重要的，只不过会因每一家医疗机构的环境和背景的不同而影响排序的结果，当然也意味着为改善或增进质量能投入的资源分配的优先级。

从质量管理的角度来看，这些被排序的质量问题可能多是短期的改善目标，长期目标是在问题发生之前杜绝。医院管理者必须有这样的认识，才不至于让医院员工对质量管理有"解决这些现有问题就能获得好的质量"的误解。

（三）检查确保医疗质量管理工作的效果，规划并做好改善措施

医院管理者对质量管理工作的另一个责任就是监督或检查医疗质量管理的成果。质量管理的过程是一个 PDCA 的过程，这一步是重要的检查和改善。由于医疗机构的内、外环境在不断改变，医疗质量管理的重点也一直在变。之前有效的医疗质量管理系统可能在短

短几个月后就落伍了，管理者对质量管理系统的监督就非常重要。不断对医疗质量管理的结果加以监督才能发现目前的质量问题究竟是渐进的还是突发的，是来自管理面还是作业面。有了必要的监督和检查，才能有效地规划及改善质量管理系统。

（四）拟订医疗质量管理的长期组织计划，顶层设计医院制度，以杜绝医疗质量管理问题的产生

医院管理者的另一个重要任务是以长期组织设计的原理设计并改善医疗机构的组织结构，以配合质量管理的环境，从系统上改革医院的质量。这是一个庞大且复杂的任务与责任，所以，管理者本身除了对质量管理要有正确的认识，还要懂得运用组织内外部的资源，以求全面质量管理能够长期实现，这也是医疗质量管理者对机构的长期承诺。

三、质量管理目标

在具体实践质量管理时，医院的管理者应该实施"目标管理"（Management by Objectives）。通常目标管理有些类似营运任务管理（Missionmanagement），也有些类似指标管理（Indicatormanagement）。也有一些学者将目标管理视为组织的"结果管理"（Outcomemanagement）。

由于医疗行业是"利他"的行业，所以一切目标都要在追求病患权益最大化的前提下，确保符合医疗机构合理生存的目标。

（一）目标管理的内容

目标管理包括三个部分：第一，目标拟定（Setting Objectives）；第二，目标选取（Forming Goals）；第三，战略设计（Designing Strategies）。

目标是战略的具体化，而战略是目标达成的手段，所以，目标管理最忌讳的就是将类似"精实""卓越""创新""效率"之类的词作为管理目标，因为这种目标定义模糊，难以实现，更容易因为对事物认知的不同而发生意见不一的现象。凡是不能清楚描述和衡量的目标都是无法实现的目标。所以在设定目标时需要注意：第一，目标需要符合机构发展的目的与生存现况；第二，目标必须让机构的生存和质量密切关联；第三，目标的文字叙述简洁易懂；第四，目标完成的时限必须明确；第五，目标必须体现可行性；第六，目标最好由上下级共同决定；第七，管理目标和作业目标必须比经营目标更具体清楚。

（二）目标管理的过程

目标管理通常有以下几个步骤：第一，设定经营目标；第二，将经营目标转换成可量化的目标（Goals）；第三，配合量化目标做出资源预测，包含人力、物力、财力及其他所需资源的预测；第四，做出管理规划，其中包括作业目标和管理目标；第五，目标管理的实施；第六，目标实施结果的评估。

其中，第六步最需要管理者注意，因为在这种评估中，医院管理者经常会忽略自己应当承担的责任。若管理者无法以身作则，约束自己，所有的评估将会随着目标管理的推进演变为"斗争大会"，也就失去了目标管理的本意。可量化目标的确定，要根据机构内外部的实际，必须是经过必要努力之后能够达到的目标：不可过低，轻而易举就实现，没有激励作用；也不可过高，拼尽全力也无法做到，打击积极性，让人望而却步。

四、管理质量的几点思考

许多医院管理者在将精力投入医疗质量管理时，忽略了医疗质量管理应有的"管理质量"。医院的管理者对管理质量的错误认知有两种：许多医院管理者以为只要形成质量管理制度，管理的质量自然会改善；也有人以为管理质量是质量管理制度的附加产品（By-product）。

持第一种看法的管理者过于相信质量管理制度对医院员工工作模式与行为的约束力度。制度不能落到实处，不能变成工作人员自觉自愿遵守的准则，再完美也只是一堆废纸。有些医院为了应付检查或评审临时修订一堆的制度，没有形成落实的常态化机制，等评审检查一过，医院就又回到评审之前，这样的评审徒劳无益，这样的制度也没有价值。

持第二种看法的管理者往往过于相信质量管理制度和管理质量是一体两面的。管理质量的好坏，不可否认受质量管理制度的影响颇大，但更多的是以下几方面：

（一）医院管理者有正确的管理态度

如果管理者遇到质量问题均以比较积极的态度来面对，那么医疗机构在质量上的任何问题都会转化为医疗机构质量改善的机会，若抱着消极的态度也就失去了质量改善的机会。所以管理者要想提升管理质量，应该先改变自己的管理态度，提高质量意识。

（二）医院有良好的管理文化

管理文化原本就是比较抽象的名词，因为它牵涉的范围太广。良好的管理文化就是在医疗机构内可以感受到每一个员工对管理的重视，并不是出自主管的特别要求，而是员工发自内心的自我约束。要在员工心中形成自觉自愿的质量意识是很不容易的，这对组织文化建设来说是很大的挑战。组织中出现质量问题，常常是因为这种文化氛围的缺乏，员工对危险、对制度都抱持一种侥幸或过分自信的心理。同仁堂有这样一句话：修合无人见，存心有天知。每个员工应该有一种慎独精神，无论管理者是否在面前监督，无论制度是否有过明确的规定，都能够自觉遵守最基本的原则，守住底线，做正确的事情。没有形成这样的文化，就算投入很高的管理成本，也不一定会有好的管理效果。很多时候，质量瑕疵就出现在一个个微小的细节上，这些细节很难通过监督和管理杜绝，只能通过个人主动自发地杜绝。这种特殊的文化对机构内的医疗质量管理工作有非常大的帮助，主管部门推动任何质量改善计划时不仅速度会快，也会比较容易落实。也就是说，经营管理者可以用最少的投入达到最好的质量管理效果。

（三）医院管理者对员工素质的要求很高

员工素质来自工作前的准备和工作中的提高，前者需要人力资源管理部门在招募员工时认真筛选，而后者需要通过持续不断的质量管理培训达成。因此，在质量管理的素质方面，医院的管理者必须对参与质量管理工作的每一个员工都有相应的要求，才有可能增进管理质量。所以要想提升医疗质量管理的效果，一定要同时提升医疗机构的管理质量。

要做到以上这些重点其实也不难，医疗机构要将设定的标准标准化。从管理的角度上看，标准是个名词，要让标准变成一个动词就需要标准化。一个标准的标准化需要动用医院最原始的核心价值。首先，要将医院的核心价值具体化，在具体化的过程中"严谨度"是关键。有些医院反复推敲医院的价值使之成为数字化的目标，实现这种目标的过程可以长达 10 年之久。我国公立医院目前最大的问题就在于此。公立医院院长的任期太短，院长无法在任期内将医院的核心价值转变成目标，再将目标转换为操作过程，是很可惜的事。短暂的时间只能让医院的领导者抄短线，没有经过严谨的转变，核心价值很难成为操作的标准。

医院的核心价值融入医院的操作标准后，仍要注意在转换的过程中保有医院的价值观。如医院的核心价值中有提高效率的字眼，那么即使在医疗废物处理这种工作中也应有减少浪费的标准。医院应严格按医疗废物的分类要求进行分类，不需要作为医疗废物处理的垃圾作为生活垃圾处理，尽可能将医疗废物减量化处理，更加环保和高效。举个例子，为注射胰岛素，一位糖尿病患者每天需要居家更换 3 次注射针头，一年至少要扔掉 1000 支针头，数量惊人，这些针头的循环利用价值低，容易导致损伤和感染，没人愿意回收处置，因而游离于各级医院正规的医疗危废品处理系统之外，潜在危害不小。一家医院推出了糖尿病患者注射用的一次性针头以旧换新服务，患者可以收集在家注射用的针头，拿到医院换新的针头。以旧换新政策的推出很好地解决了一个棘手问题，避免了污染的针头混入生活垃圾伤害他人，污染环境。

标准要纳入医院的质量管理制度，这个阶段最重要的是如何纳入。医院质量管理系统要纳入各种标准，医院领导心中必须有准备，因为纳入标准意味着用同一套方法和同一种要求管理医院。所幸目前所使用的 ISO 评价制度可以协助医院将标准植入质量管理系统。这时管理者还须注意，力度和密度是这个阶段很重要的事。力度是指标准在操作时需要投入的资源，而密度是指标准操作的时效性，密度越高，操作的频率越高。

医院的质量管理系统要和其他管理系统有机结合，才不至于使自身变成孤岛。结合的时候，管理者要思考如何融入整个管理体系，其中最重要的是心态，因为质量管理不是医院管理的全部，让质量管理与全院管理系统相结合必须依靠医院信息系统与绩效制度。

好的医院信息系统能够主动抓取医院运营过程中的关键指标，进行大数据分析和预测；发现风险能够及时预警，定期抽取数据，做质量监控和评价。没有信息系统的大力支持，要做好质控工作很难，因为质控人员手工上报的质量管理数据往往是有水分的，而且质控人员现场督查获取数据的成本很高，只能看到有限的时点，不能做到全程、全面管理。

绩效制度的执行需要信息系统辅助，信息系统助力精细化绩效考核制度，能够精准记录每个医护人员的每个操作的质量情况。绩效制度是指挥棒，是引航灯，规范着医护人员朝着既定的质量目标前进。一些医院投入大量的资源，打造智慧化信息系统，就是希望能够深入挖掘医院的相关数据，通过信息化实现精细化管理的目标，以期能够提高医疗质量，提升患者就医安全。

医院的质量管理制度必须和这两个制度配合才能发挥功效。当下一些医院在尝试院长直接领导下的大质控，质控部门独立于医务部或护理部之外，有超越医务部的管理范围。质量考虑的是全院所有工作的质量控制，包括医疗、护理、感控等，还要考虑财务、后勤等方面管理的质量。

最后，融入管理系统的标准必须接受评审的考验，才能使标准真正标准化，否则标准在缺乏适当激励的情况下很难实践；同时，评审过程其实就是医院和其他机构比较的过程，可以呈现医院制度的战略高度；此时的标准可以进一步演变，真正成为医院推动标准化的结果。

医院管理者常常将重心放在质量管理制度的设计，以及依照质量管理制度做好医疗质量管理上。但是，医疗质量管理改善的效果往往来自管理者本身的自我要求和对医疗质量管理的坚持。唯有利用管理者对医疗质量坚定的信念，医疗机构才能培养出质量管理的习惯和文化，医疗机构也就无须为了医疗质量而做医疗质量，医疗质量管理的效果才会慢慢显现。这不仅对质量管理有帮助，对医院其他方面的管理，如成本控制，也有莫大的帮助。

对未来的医院管理者而言，测量质量和整合质量将会成为最重要的两项工作。前者是以数据化的方式客观而具体地呈现质量管理的结果，而后者获取的是医疗机构通过内部整合呈现的更整体的质量管理结果。两者虽然都是呈现质量管理结果，但是实现起来也有差异。前者需要的是大量的信息和临床管理技巧，后者需要医院的各级主管发挥彼此协助的能力创造协同效益。无论是前者还是后者，都是医院管理者在未来医疗质量管理上必须了解的知识点。尤其是最近几年，在质量报告卡等工具的推波助澜之下，清楚认识自己的角色与任务，已经成为管理者在测量医疗质量前要做的重要工作。尤其是美国的医疗机构在医院协会等机构的主导之下，成立了 QIP（Quality Indicator Program）甚至近期的 VBP（Value-based Purchasing）等计划，使得医疗质量管理越发重要。所以，医院质量管理者非常有必要深入了解自己的角色与任务。

第二节 医疗质量的影响因素

一、医疗质量的标准

在对医疗质量的影响因素进行深入探讨前，首先要对医疗质量的"标准"（Standard of care）一词有一定的认识，因为没有质量标准就无法将质量纳入实用的境地。标准并不是指亘古不变的真理，通常是指约定的、一般性的原则。但是，当标准运用在医疗质量管理中时，除了要能满足以上原则，还要能满足以下五个条件。

（一）能被完整定义

如果医疗质量的标准不能满足专业的要求或是"科学"的基础以及专业团体的特殊规定，将无法成为标准。医疗质量的标准应当是可以用文字、数据、图像加以清晰界定的。由于标准本身容易受到外在因素的影响，因此，标准也常常被视为被外在环境认可的专业意见（Professional Opinions）。

（二）可以测量

医疗质量的标准应当是通过分析临床的准确记录和每位医疗专业人员的表现（Performance），比较、整理出来的规则，并不是漫无目的的想象。在测量的过程中，专家主观意见的影响力应降到最低，标准要避免变成主观意见的集合。比如针对某一疾病，相关领域的专家在循证医学和临床经验的支持指导下，结合当下技术水平达成共识，是可以在一定时期内作为质量标准的。

（三）集中

任何放诸四海皆准的准绳，基本上都无法用来做医疗质量的标准。因为标准本身必定会被限制在一定的范围内，放诸四海而皆准的标准常常很难被顺利操作。医疗质量的标准是视人、事、时、地、物的不同而有所调整的具体原则。所谓的黄金标准（Gold Stanards）并不是医院的真正标准，只是参考标准。因为环境简化了很多临床上看不见或具有文化性质的因素，因此黄金标准通常只是最低的标准。

（四）有弹性、可修正

医疗质量的标准并不是亘古不变的真理，它可以随着时间的改变、技术的进步、政策的变化等有所修正。并非全盘推翻，因为能够被全盘推翻的标准本身就不可靠而且可修正应该是局部变动而非全盘改变，所以医疗质量的标准应该具有弹性。

（五）可实施

无论是自动自发去做还是被迫去做，其结果都能达到事前规定的要求，才可以被称为医疗质量的标准。可见标准应该是可以被执行的动态产物，而不只是可参考的静态产物。

所以，医疗质量的标准不只是在概念上满足对医疗质量的定义，还是把医疗质量具体化、可操作化的结果。它把医疗质量的概念和定义融入医疗质量的执行（或操作），使医疗质量不再是抽象的概念。

从产品的操作面来看医疗质量标准，通常分为以下三个层面：

1. 作业层面

是指医疗服务的组成安排，通常以流程的方式出现。医疗服务并非单一产品，而是复合产品，在作业程序方面的标准就必须符合简单、迅速、安全和精细的条件。这个层次面多体现在医疗服务的效率上，如门诊人次、平均住院日、病床周转次数等。

2. 人际关系层面

医疗服务是人服务人的行业，服务提供方必须具备良好的人际关系处理能力，否则医疗服务的质量容易打折扣。因此，在人际关系层面上必须有标准，以免造成核心技术满分、人际关系零分的窘境，导致病人满意度低、投诉率高、纠纷发生率高等。医疗服务要打造人性化的一面，才能更好地满足患者内心的需求和渴望。人性化的服务更具有物质吸引力，智能化、社交性、情感吸引力强。

3. 核心技术层面

医疗服务的真正中心是医疗技术。有些人认为核心技术才会有标准，但是近年来在JCI等评审的推波助澜之下，核心技术层面慢慢地被制度化和书面化，在比较上更有意义和差异。因此，技术层面的标准也越来越容易被认定和接受，核心技术层面的标准逐渐成为医疗服务最基础的标准（Minimal Standard）。

二、组织结构对医疗质量的影响

（一）医院的教学资格

毫无疑问，医院的教学资格很容易影响医疗质量。因为教学医院通常会提供比较系统且有计划的医疗服务，同时教学医院受到政府或相关单位更为严格的监督。教学医院提供的医疗服务在质量上必须符合相关教学评审单位的要求，久而久之就形成了一定的标准，国内外皆如此。近年来，我国一般教学医院的临床医疗服务工作随着住院医师规范化培训任务的增多，教学或科研工作比重增加，但医疗服务的给付并未随之调整，对医疗机构的教学数量和质量产生了一定的影响。部分患者去教学医院看病，并不希望实习或进修的医生为其诊治，担心其没有经验。但年轻人必须有学习成长的机会，每个实习进修的年轻人一般都有指定的带教老师负责带教和监督。再加上最近几年医学教学以"实证医学"和"问题导向学习"为主导，教学医院的做法也必须随之而变，这也直接影响了教学医院教学服务质量的改善和教学标准的制定。

（二）医院的服务组合与病患数量

医疗机构提供医疗服务的组合也会影响医疗质量。尤其在当下，医学科技水平一日千里，医疗专业分工越来越细。过去的医疗专业很快就被"专科"甚至是"亚专科"取代。在一般的综合医院，口腔科可能只是一个科，而在大型综合医院或口腔专科医院，口腔科可以细分为口腔颌面外科、牙体牙髓病科、牙周病科、黏膜病科、口腔修复科、儿童口腔科、口腔预防科、口腔正畸科、口腔种植科、口腔影像科、口腔病理科等。在护理方面，专科护师制度的建立也意味着不仅在治疗方面需要专业的分工，在照护方面也需要专业的分工。大型综合医院之间进行比较的时候，可能会比较彼此之间 DRGs 分组的组数，组数越多，可开展的医疗服务就越多。通常情况下，一家大型综合医院要有自己的优势专科或重点专科，任何医院都不可能在所有学科上都优秀。在医疗资源有限、投入有限的情况下，医院不可能均衡发展所有学科，而是要根据自身的实际情况选择一些专长来发展，这也是医院进行战略分析和定位的重要性所在。所以，如果一个医疗机构在提供医疗服务时没有择其专长提供服务，即使服务组合很多，医疗服务的水平（标准）通常也会下降。在某些医疗质量的研究文献中可以发现，相似的医疗机构在比较时，专科数较少者医疗质量较佳。但是判定服务组合较少的医疗机构医疗服务质量的好坏，还必须考虑到这家医疗机构的服务量。

医疗界有一句名言：Practicemakes Perfect（熟能生巧）。且不论这句话是否正确，但医疗服务并非绝对的科学，专业人员在很多情况下确实需要依靠自己累积的工作经验做出诊断结论或制订治疗方案。虽然目前有"医疗决策支持系统""专家系统""人工智能AI""3D 打印"等技术可能提高专业技术水平，但是从医学和科技的角度来看，这些所谓的高科技产物在关键时刻往往都不如医务人员的专业经验有效。因为医疗是"有专业知识的人服务缺少专业知识的人"，几乎没有哪两次服务是相同的。而且目前的医学科技无法做到将所有的决策因子（包括经验）纳入信息系统，那么经验的重要性就被提高，而经验的累积必须靠医务人员亲自操作，从服务中一次次领悟、学习。这些都和医疗机构的服务量有关，所以病患的数量也会影响医疗质量。

（三）医疗人员的水平

另一个和医疗质量有关的因素是医疗人员的专业水平。这里的"水平"有三个层面。

基础层面：指的是医疗人员自身的专业修养是否良好。通常这个层面又指医疗专业人员的"结构"条件是否优——学历和职称的高低等。

技术层面：针对医疗专业人员在经验上的资格（或水平）而言。通常这个层面比较看重医疗人员在执业时具备的一些条件。技术层面可以通过专家意见和客观数据加以比较，所以技术层面常常与医疗服务的"过程"和"结果"挂钩。医师从医的最基本要求是具备执业（助理）医师资格，随着经验的积累逐渐具备开展更高级别的技术和操作的资格。这也是手术分级管理的理论基础——医师在达到一定经验、技术的要求后可以开展相应级别的手术和诊疗操作。

系统层面：指整个医疗服务过程——从规划、实施到结果评估的有效整合程度。这个层面强调的重点在于医疗团队或组织经过整合，能够使在其中工作的医疗专业人员最大限度地发挥自身能力。多学科协作（Multi-Disciplinary Teamwork，MDT）就是最好的整合成果的代表，现实中的临床路径也是很好的代表。

以上三个层面对医疗质量的影响各有不同，基础层面的水平将主导医疗质量的最低标准，技术层面将决定临床上最高的技术境界，而系统层面能左右医疗质量的发展方向。

通过对医疗专业人员的资格进行研究，整理出九种和医护人员资格有关的因素，依其隶属的层面排序如下：第一医学院就读时的成绩（基础层面）；第二医学院的评审排名（基础层面）；第三工作人员的年龄和专业经验（基础层面）；第四是否为国外医学院毕业（基础层面）；第五取得医师执照后的训练（技术层面）；第六专科医师阶段住院医师规范化培训的资格（技术层面）；第七继续教育的满足（技术层面）；第八执业场所的评审通过成绩（系统层面）；第九执业专一程度（系统层面）。

（四）医师管理

医师管理的严谨程度与医疗质量有绝对的关系。医疗机构对医师的管理越严谨，医疗质量的整体表现就会越好。学者研究美国临床医师管理对医院医疗质量的影响后发现，在美国芝加哥地区或马萨诸塞州一带的医院，医师管理严谨的医院的医疗质量比医师管理松散的医院要好。

（五）管理风格

管理风格对医疗质量的影响，一般可以从三方面来观察。

医疗机构的联络系统。即信息反馈系统，对医疗质量的影响呈正相关。国外研究发现，医疗机构的联络越是向事前化、自动化、规范化发展，其医疗质量通常会越好。如果医疗机构的联络是改正型，出了问题后才改正，那么医疗服务的质量通常较差。当然也有些研究显示，医疗机构的联络工作在高度信息化的环境之下，联络工作标准化的程度越高，其医疗质量越好。在低水平的信息化环境之下，采取自主性较强的联络方式，则比较容易产生较好的医疗质量。

医疗机构中非医疗部门的管理效率。非医疗部门管理效率的高低往往决定医疗机构的整体支持系统（Supporting System）能否发挥其支持医疗质量的功能。尤其是在病患就医的前后，非医疗部门的管理效率往往是决定病患对医疗机构整体印象的关键性因素。同时，非医疗部门的管理效率是创造医院文化的来源之一。这种文化建立之后，医疗机构提供的医疗服务就不会被患者视为"医疗＋服务"，而是一个整体。以医院的保洁服务为例，如果保洁服务做不好，会给病人留下很差的印象，因为保洁工作不规范，可能导致病菌在医院传播，保洁服务不到位还可能导致病人跌倒等不良事件的发生。

医疗机构的权力分配机制。医疗机构对权力和控制的严谨度，会对医疗质量产生很大影响。首先，这种影响可能来自权力的分配方式。以分权程度（Delegation）为例，当医疗机构将管理医疗服务质量的权力分配到各科室，很明显，医疗机构的管理核心会失去大部分对医疗质量设计面的权力，转而将大部分的精力集中在监督与改善。此时，除非监督系统十分完善，否则难免出现质量管理不够严谨的问题。假如医疗机构的权力集中在管理核心团队中，可能出现的情况是当医疗服务的现场出现质量异常的状况时，无法迅速排除，甚至可能影响其他科室的医疗服务质量。这就需要一个适度的权力分配机制，不应将全部权力分配到科室，行政管理层面也要有适度的集权。

（六）医院规模

医院的规模也是影响医疗质量的一个重要因素。医院的规模非常庞大，组织内部的联络就变得困难，医疗质量的管理容易僵化、官僚化甚至流于形式。过去的许多研究表明，大型医疗机构在质量管理上的优秀程度往往不如中小型的医疗机构，但小型的医疗机构在医疗质量管理的"一致性"上不如大型医疗机构，其实最主要的原因是"人治"的关系。

医院规模对医疗质量的另一个影响是，医院规模会影响医院管理者对质量的看法。大型医疗机构或医疗集团对管理能力提出了更高的要求，更加需要一支职业化的管理队伍，需要行之有效的管理系统，需要大量的信息化和自动化资源的投入。单体超大型的医院对患者来说并非总是最优的选择，在国家分级诊疗的大背景下，强化基层医疗，能够就近获得优质的医疗服务是更好的选择。在大型医院中，质量管理必须靠制度推进，因此，管理者在管理上的思考偏重于自动化质量管理，也比较偏向于维持基本的质量要求。但在小型的医疗机构中，自动化程度会因为人与人之间互动时间的延长而产生偏向精细化或追求极限的思考模式，所以，小型医疗机构在医疗质量的管理上也容易偏重追求类似以患者满意度为主的质量管理哲学。

（七）医学新技术的开展

医学技术也被视为影响医疗质量的重要因素之一，尤其是最近几年医学新技术发展迅速，CT/MRI 等早已被引进临床医学检查的仪器设备，就是最好的证明。由于信息和基因医学的引进，医疗质量在定义上已经发生了一些"质"的变化。过去的医疗质量往往集中在服务端，强调的是从较好的医疗技术中萃取精华提供服务。如今的医疗质量却是将病患的医疗服务需求和生活质量（Quality of Life）要求结合在一起。所以医学技术不再是服务医疗本身，更重要的是服务病患的各项生活功能，这样才可以使医疗服务更具有成本效益。医院对新技术的引进必须经过严格的论证和伦理审查，人员、设备、技术等准备工作都做好了，确实具备开展新技术的条件才能够开展，开展之后还必须做好监督和评价。新技术的管理也是医疗质量管理的重要核心制度，新技术引进不规范、不合理有可能给病人带来意外伤害。《医疗技术临床应用管理办法》已经明确了医疗技术的分类管理：对禁止临床应用的医疗技术实施负面清单管理，对部分需要严格监管的医疗技术进行重点管理，其他临床应用的医疗技术由决定使用该类技术的医疗机构自我管理。禁止类技术包括：临床应用安全性、有效性不确切，存在重大伦理问题，该技术已经被临床淘汰，未经临床研究论证的医疗新技术。

医学技术进步对医疗质量的影响除了将医疗质量由过去的照护质量扩展至生活质量外，也使过去对医疗质量的重视前移至对预防医学质量的重视。预防医学的质量集中在健康保健、健康促进和健康素养。当然医学技术进步也使医疗质量的测量变得更具体，反映在现实中就是将医疗质量的测量转换成具体指标。医学技术对医疗质量的影响除了在临床上改变了过去临床医师执行医疗业务的习惯与认知外，在管理上也改变了过去临床医师执行医疗业务的方法和工具。特别值得强调的是：我国医疗质量伴随医疗技术的快速发展实现了快速提升。在医疗行业内，随着科学技术的不断发展，医疗技术进步非常迅速，表现在以下几方面：

1. 在交叉融合方面

现代科学的新技术、新设备、新理论与方法相继进入临床实践，并与计算机、分子生物学、遗传工程、高能物理技术等交叉融合。

2. 在专业发展方面

随着对疾病认识的逐步深入，专业之间的交叉、渗透、融合日益增多，多专业联合攻关、跨专业融合创新成为解决医学难题的有效途径。现代临床医学的发展呈现出内科外科化、外科微创化、诊疗个性化的趋势。

3. 在微创化方面

微创手术器械与设备的应用，改变了传统手术的方式。在微创领域，胸外科几乎所有的手术都可以通过微创的手段实现与传统手术相比，微创、内镜、介入等技术降低了手术风险，病人创伤小、疼痛轻、康复快。微创理念已经深入外科手术的各种领域，并向其他学科领域延伸。近年来，加速康复外科逐渐兴起，缓解了优质医疗资源的紧张状态，减少了投入，降低了病人负担，提高了床位周转率。微创外科技术是加速康复外科发展的核心之一，加速康复外科需要多学科合作，在保证医疗质量的前提下加速康复。

4. 在个体化方面

疾病的诊断、治疗不再停留在病原学和病理学的层面，面向病人及病原体的基因层面上迈进了一大步，从基因、分子水平了解疾病的发生、发展过程，为病人提供个体化诊疗方案，同时，以患者为中心的多学科诊疗模式不断推进，为病人提供更加全面、合理、科学的诊疗方案。在医疗质量不断提升的过程中，医疗技术水平也有了非常大的提高。

三、成本与医疗质量的关系

几乎所有的医务人员都认同这一点：成本和质量之间有相当明显的关系。这也是公共卫生学上的三大主题——可及性、质量和成本之间的三角关系。但是关于成本和质量之间的关系是正向（Positive）还是负向（Negative）的，人们之间的看法并没有达成一致。造成这个现象最主要的原因是大部分对成本和质量之间的实证研究都很少提到成本的定义。

成本的定义有很多种，不仅有会计学的定义、经济学的定义，也有质量管理的特殊定义，例如隐藏成本、外部成本、预防成本等。所以，如果在成本的定义未明确的情况下直接观察成本和质量之间的关系，很容易就会相信质量和成本之间的简单关系。但两者之间的关系在理论上和实务上是不同的。美国质量管理学会（ASQC）认为，要知道质量和成本之间的真正关系就必须树立"质量成本"（Qualitycosts）的观念。"质量成本"是指医院协助员工做对的事情或生产出可接受产品时付出的成本，再加上任何组织和消费者因为产出不能满足标准或消费者期望的成本，全部的成本都会出现。

预防成本。指为了防止医疗服务产生错误、接近错误或不符合规定的现象而花费的成本。预防成本经常和损失或失败成本成反比，通常预防成本越高，表示医院在质量管理系统建设上付出的成本越高。

评估成本。指医院在规划和监督医疗质量管理绩效系统上付出的成本。这些成本通常会带有很浓的专业色彩，用在专家意见上的会比较高。因为科学的评估结果都需要人去做出有意义的解读，所以评估成本是医疗质量管理中无法避免的成本。

损失或失败成本。指医院在服务上产生失误的时候必须提出的补偿或付出的代价，通常和预防成本呈反比。损失或是失败成本不一定全部是有形的物质或金钱损失，还有很多看不见的损失，如商誉的损失、病人的流失、品牌价值的损失等，所以计算起来很复杂。有形的经济损失可以直接用货币来计算，而无形的成本很难准确估计。比如，一起严重的感染事件引来全国的关注，对医院造成严重的负面影响。这个负面影响的成本就很难被准确计算或衡量。

还有三种"隐性成本"也会左右医疗质量。

机会成本。指医疗机构不将资源投入质量管理而投注在其他地方，两者之间的差异产生的成本。在短期内医院没有损失发生，投资医疗质量管理成本的效益会小于不投资，因此，有些医疗机构的管理者自然不愿意投资医疗质量管理。但是从长期来看，不投资医疗质量管理的成本可能更高，因为有可能造成医疗纠纷和病人安全问题，衍生出很高的赔偿（代价），所以医疗服务的机会成本和质量之间的关系很密切。

边际成本。指的是增加一分的产出必须多（少）支付一分的成本。质量管理初期是投入一分成本产生一分收获。随着质量管理不断完善，医院质量管理进行到某种程度时如果想要继续完善，恐怕要付出更高的投资才能够有所提高，也就造成了边际成本增加。

总成本/平均成本。如果医疗质量管理的投资可以通过大规模的产出或某种服务的定价分摊，医疗总成本虽然会高但分摊后的平均成本会较低（或处在可以控制的程度）。反之如果分摊的量少（或分摊的空间小），成本的高涨恐怕是许多医疗机构无法负担的。

以上成本定义多样性给医疗机构管理者带来了很大的困扰——如何在医疗质量和成本之间做抉择。但是从医疗质量管理的角度来看，质量和成本之间的平衡工作可以彰显质量管理工作的挑战性。

第三节 医疗质量管理常用统计方法

一、医疗质量管理常用的统计方法

医疗质量管理作为日常管理的一部分，最常用的管理方法就是医学统计，本节会分别论述与这些统计方法相关的议题。

（一）统计方法应用的原因和目的

首先，医疗质量管理为什么会用到统计方法？医疗质量管理如果要提高管理效果，就必须找到质量不佳之处并提出改进方法。而找到质量不佳之处需要监测质量管理的过程并对管理结果进行评估，所以要依靠一定的统计方法，否则很难获得相关的数据。

其次，医疗质量管理应用统计方法统计出来的到底是什么？事实上，无论用哪种方法推进医疗质量管理，医院一定有想要分析或改善的重点信息。将这些重点信息以简洁的方式或用数字的方式表示出来是解决问题的第一步。你若能将你想表示的东西用数字表示出来，那么你对那个东西有一定的认识；反之亦然。并且，只是用数字表示出来就够了吗？每天的医疗质量管理过程可以产生成千上万的数字——大型综合医院的日门诊量上万，住院病人数千，这成千上万的患者在诊疗过程中留下的数据总量是惊人的。即使是一家小诊所，在一段时间内积累的数据量也十分庞大。统计，就是将这些数据（Data）以较为简单的、符合管理需要的方式表示出来。数据是测量的结果，而统计却是数据整理的结论。

（二）总体和样本

产生数据的"本体"（Entity）也就是数据的来源，有时又被称为观察单位（Observed Unit，OU）或数据分析单位（Unit of Analysis）。OU 是统计数据产生的最基本单位，可能是一个人、一个科室，当然也有可能是一家医院甚至一个国家，这个必须根据研究的目的来确定。同质的 OU 集合为数据总体（Population），而 OU 的特质（Characteristics）或属性（Attributes）决定了测量的方法和可能获得的测量结果，也就是数据的特性。以分类方式呈现特性的数据被称为"定性数据"（Qualitativedata），以度量方式呈现存在的数据被称为"定量数据"（Quantitativedata）。无论是定性还是定量，数据总体的特性是相同的，但某个独立的 OU 有可能不同，这个 OU 即变量（Variable）。所以变量基本上表示的是对某个独立观察单位的测量。

根据变量的定义可以看出，变量基本上分为四种：类别变量（Nominal）——变量为分类数据，例如男 / 女，死亡 / 存活；序列变量（Ordinal）——量为次序数据，例如极好、好或是不好，满意或不满意等；区段变量（Interval）——量代表的差异属性相同，如天数、月数或人数；比率变量（Ratio）——量代表的数据系比较后的结果，且结果有绝对基础，即 0，例如院内感染率等。

不同变量代表不同的数据，变量的性质也直接决定了统计分析的方法。与变量密切相关的统计概念——总体（Population）和样本（Sample）。总体分为有限总体（Finite Population）和无限总体（Infinite Population），有限总体是明确了时间、空间范围的有限变量；无限总体是没有时间和空间限制的，变量也是无限的。医学统计的总体大多数是无限总体，要直接观察无限总体是不可能的。即便是有限总体，变量过多，花费大量的人力、财力、物力也没有必要。

（三）常用的抽样方法

不同的抽样方法，样本均数及抽样误差的算法不同，而且无限总体和有限总体的抽样算法也不同。现场调查基本上是在有限总体中抽样，常用的抽样方法有四种。

单纯随机抽样：先将调查总体的全部观察单位编号，再用随机数字表或抽签的方法随机抽取部分观察单位组成样本。优点是均数（或率）及标准误差的计算简便。缺点是在总体数量较多时，对观察单位一一编号十分麻烦，实际工作中有时难以实现。

系统抽样：又称等距抽样或机械抽样，先将总体按某一顺序等分成 n 个部分，从第一部分随机抽取第 k 号观察单位，之后用相等间隔依次机械地从每个部分抽一个观察单位组成样本。优点是：易于理解，简便易行，容易得到一个按比例分配的样本。缺点是：当总体的观察单位按顺序有周期趋势或单调增减趋势，系统抽样将产生明显的偏差；实际工作中一般按单纯随机抽样方法估计抽样误差，但系统抽样抽取的各个观察单位并不是独立的。

整群抽样：先将总体划分为 n 个群组，每个群包括若干观察单位；再随机抽取 k 个群，被抽取群组的全部观察单位组成样本。整群抽样的最大优点是便于组织，节省经费，容易控制调查质量。缺点是当样本例数一定时，抽样误差一般大于单纯随机抽样的误差。

分层抽样：又称分类抽样，先按对观察值影响较大的某种特征，将总体分为若干类型或组别，再从每一层内随机抽取一定数量的观察单位，合起来组成样本。分层抽样有两种方法：按比例分配（Proportional Allocation）和最优分配（Optimum Allocation）。分层抽样的优点是：第一，减少抽样误差，分层后增加了层内的同质性，观察值的变异度因此减小，各层的抽样误差减小；第二，便于对不同层采取不同的抽样方法；第三，还可以对不同的层进行独立分析。缺点是整体差异不明显时不适用，需要与其他抽样方法综合使用。

（四）集中趋势

集中趋势统计的是资料的集中情形，代表了一组同质变量值的集中趋势或平均水平。描述这种集中情形在医疗质量管理上通常有两个目的：一是知道数据的中心在哪里，以便选取修订标准；二是测量某一观察单位在所有样本中的偏向（又称标准偏差或标准差，σ）。因此，在医疗质量管理上，集中趋势对管理有重要的意义。

集中趋势的测量一般来说有三种常用的方法，或集中趋势的测量一般有三种常用的指标——算术均数、几何均数和中位数。不常用的是众数、调和平均数和调整均数等。

算术均数：简称平均数（Mean），描述一组计量数据的平均水平。适用条件为：对称分布或近似对称分布的资料。习惯上以希腊字母 $\bar{X}$ 表示总体均数，以英文字母表示样本均数。计算方法如下：

直接法——将所有原始观察值直接相加，再除以观察值个数，用于样本量较小的统计。

$$\bar{X} = \frac{X_1 + X_2 + \ldots + Xn}{n} = \frac{\sum X}{n}$$

其中，$\bar{X}$ 为平均数，X 为单一观察值，$1 \sim n$ 为观察值个数。

加权法——用于变量值个数较多时，权数即频数为权重、权衡之意。

$$\bar{X} = \frac{f_1 X_1 + f_2 X_2 + \cdots + f_k X_k}{f_1 + f_2 + \cdots + f_k} = \frac{\sum f X}{\sum f}$$

几何均数（简称为 G）：表示数据的平均水平。适用条件：变量值呈倍数关系或呈对数正态分布（正偏态分布），如抗体效价、抗体滴度、某些传染病的潜伏期及细菌计数等。计算方法如下：

直接法——用于变量值的个数较少时。

$$G = \sqrt[n]{X_1 \cdot X_2 \cdot X_3 \cdots X_n}$$

$$G = \lg^{-1}\left(\frac{\lg X_1 + \lg X_2 + \cdots + \lg X_n}{n}\right) = \lg^{-1}\left(\frac{\sum \lg X}{n}\right)$$

加权——用于数据中的相同变量值的个数（f即频数）较多时。

$$G = \lg^{-1}\left(\frac{\Sigma f \lg X}{\Sigma f}\right)$$

计算几何均数时需要注意：第一，变量值不能为 0；第二，不能同时有正值和负值；第三，若全是负值，计算时可先把负号去掉，得出结果后再加上负号。

算数均数和几何均数是医疗质量管理中最常用的集中趋势统计方法，但是统计的结果非常容易误导管理者，最主要的原因是均数易受极端值（Outlier）的影响，一两个极端值就足以影响到均数的公正性。

中位数：顾名思义就是将样本按大小排列，位居中间的数值。适用条件：第一，变量值中出现个别特小或特大的数值；第二，资料的分布呈明显偏态，即大部分的变量值偏向一侧；第三，变量值分布一端或两端无确定数值，只有小于或大于某个数值；第四，数据分布不清。

中位数最大的好处是不受极端值的影响，最大的缺点是中位数不具有某些特质，例如，中位数不考虑变量（观察值）集中分布的情形，无法用于推论统计，所以在质量管理上的重要性不如平均数。

众数（Mode）：也是一种可以表示集中趋势的统计量。众数的计算十分简单，只要将所有相同属性的变量集中成一组，出现频率最高的那一组即为众数。

众数在医疗质量管理统计上的重要性不如平均数和中位数，但因为众数具有出现最多的特性，所以常被用来评估某一事件发生的难易程度。

（五）变异程度

变异程度又被称为离散趋势。虽然集中趋势在医疗质量管理上用途广泛，但单纯展现集中趋势是不够的。集中趋势和离散趋势结合才能更好地反映一组数据的特征。在医疗质量管理上，有时必须呈现观察值的变异程度。例如，相同疾病的住院日数变化就需要依靠变异程度才能呈现，描述变异程度的指标一般说来有极差、方差、标准差、变异系数等。

极差（Range）又称全距，指的是某个变量的最大测量值（Maximum）和最小测量值（Minimum）之间的差，通常差越大，表示差异越大，全距越大。极差是最简单和粗略的变异指标，可用于各种分布的资料。但是由于没有利用全部数据信息，极差不能反映组内其他变量的变异。极差常用于描述单峰对称分布小样本资料的变异程度。样本含量相差较大的时候，不宜采用极差来比较样本的变异程度。极差的计算公式：$R = X_{\max} - X_{\min}$。其中，R 为极差（全距），$X_{\max}$ 为 X 变量测量值中最大者，$X_{\min}$ 为 X 变量测量值中最小者。

方差（Variance）常常用于降低样本受极端值影响的程度。方差的优点是充分反映每个数据间的离散状况，意义深刻；指标稳定，应用广泛。方差分析应用甚广而极为重要。方差的计算公式如下：

$$\sigma^2 = \frac{\Sigma(X - \mu)^2}{N}$$

样本方差

$$S^2 = \frac{\Sigma(X - \overline{X})^2}{n-1}$$

其中，S^2 为方差，$X_1 - X_n$ 为观察值，n 为观察值的数量。

标准（偏）差（Standarddeviation）的意义同方差差不多，是方差的平方根。标准（偏）差的单位与原数据相同，一般作为医学生物学领域中反映变异的标准，也被称为标准差。标准（偏）差基本上保持正值，可以用来呈现正向或负向的反应——标准（偏）差在医疗质量管理上非常重要，因为标准（偏）差和样本的分配相结合时可以用来估计变量在样本分配中所处的位置；也可以和平均值相结合计算出上下的控制区间，应用在医疗质量管理的过程中。

标准（偏）差计算方法如下：

$$\sigma = \sqrt{\frac{\Sigma(X - \mu)^2}{N}}$$

总体标准差

$$S = \sqrt{\frac{\Sigma(X - \overline{X})^2}{n-1}} = \sqrt{\frac{\Sigma X^2 - (\Sigma X)^2 / n}{n-1}}$$

样本标准差（直接法）

$$I = \sum(x - \overline{x})^2 = \sum x^2 - \frac{\left(\sum x\right)^2}{n}$$

牢记离均差平方和展开式：

$$S = \sqrt{\frac{\Sigma fX^2 - (\Sigma fX)^2 / \Sigma f}{\Sigma f - 1}}$$

样本标准差（加权法）

变异系数亦称离散系数，为标准差与均数之比，简称为 CV。

$$CV = \frac{S}{\overline{X}} \times 100\%$$

特征：第一，变异系数为无量纲单位，可以比较不同单位指标间的变异程度；第二，变异系数消除了均数大小对标准差的影响，均数相差较大时也可以体现两种指标间的变异程度。

（六）统计推论

除了呈现和描述医疗质量管理收集的数据，管理者通常还需要根据资料进行统计推论。推论主要包括估计和假设检验，估计是通过样本统计的结果推算在总体中此数值是否也相似，假设检验是指通过一定的统计方法分析事先决定的陈述在可接受的错误范围内的概率。所以想要进行统计推论必须先考虑几方面的问题：样本的大小（太小的样本无法反映总体的特质），估计参数的属性——定性数据还是定量数据，样本或总体的分布情况，描述样本（随机样本的偏差较小）。

统计推论可以被视为对医疗质量管理结果的评估，欠缺这些工作，医疗质量管理的功效难以真实反映。

（七）估计

估计是用抽样统计的结果推断总体数据，也可以说是用样本的结果来推测总体参数。既然是估计，就可能会有误差，误差的大小和统计有关。通常估计会提到以下内容：

点的估计：以样本所得到的统计值来预估总体的参数。

区间的估计：以样本所得到的统计值来预估其落在某一区段之中的可能性。

区间的估计对医疗质量管理的意义更大，因为区间的估计涵盖了样本的统计点的估计以及因样本产生的抽样误差。所以区间的估计除了预估点，还要加上抽样误差——估计的点上可能的抽样误差。

（八）假设检验

假设检验是检验点或区间估计是否准确。检验之前必须先提出假设，假设就可以分为两种：一是抽样结果估计和总体值之间并无统计上的差异，二是这两者之间有统计学差异。前者在统计的术语中称为原假设或无效假设（Null Hypothesis），后者称为备择假设（Alternative Hypothesis）。以统计方程式来表示——原假设：$\mu=0$；备择假设：$\mu\neq0, \mu>0$ 或 $\mu<0$。

管理者知道这两个假设之后，才可以通过统计来检测这些假设，从而进一步确定拒绝（Reject）或接受（Accept）原假设。

二、常见的医疗质量管理工具

在医疗质量管理发展的过程中，一些统计方法和管理方法相结合，经过改良成了很有用的质量管理工具，本节将分别阐述这些管理工具。

（一）帕累托图

帕累托图也叫排列图，即主次排列图。此图是由意大利经济学家帕累托（Pareto）发明，以其名命名。排列图是医疗质量管理中常用的一种图。这种图通常被用来把影响质量的因素按影响程度的大小排列起来，发掘影响医疗质量的主要原因和影响因素的优次关系，区分"少数重点因素"和"大量微细因素"并加以更正。帕累托图通常把累计百分数分为三类：0～80% 为 A 类，是主要因素，即关键因素；80%～90% 为 B 类，是次要因素；90%～100% 为 C 类，为一般因素。帕累托图是先将质量管理工作中收集到的数字归类，再依类别的百分比大小自左而右排列，再计算累计百分比。

1. 决定资料收集的期限

帕累托图在制作时应当先决定资料收集的时间区间，以免因时限不足，无法有效反映所有的结果或原因，但资料收集的时间也不可以太长，以免失去管理上的意义。具体时间根据统计资料的实际情况确定，可以是周或月，部分资料也可以按照年来计算。

2. 将收集到的资料加以统计并予以分门别类

在收集到数据资料之后，首先要做的是将数据依生成原因加以分门别类，其次再将分类过的数据转换成统计数字，如占比、累计占比等。

3. 将统计数字转成帕累托图

将统计数字转成帕累托图应先将横轴填上原因分类项目，纵轴左侧为结果，右侧则为百分比，由 0～100%，然后再依生成原因数多寡，自左而右以条状图记下（通常"其他"一项均放至最右侧，无论其是否为最小），然后再依累计比率以折线图画出，自左而右，其顶端为 100%。

简单快速地制作帕累托图：整理完数据之后，留下频数和累积百分比两列，在 Excel 表格中选中数据区域，点击"插入"，插入组合图表——柱形图与折线图，再进行必要的美化就好了。

帕累托图是一种非常"古老"但常被质量管理人员引用的一种工具。其最大的优点是简单易懂，且人们由帕累托图的制作过程，发现了重要的"80/20"原理——80%的事件大多由20%的原因造成，80%的品质成本由20%的品质问题造成，80%的品质问题由20%的人员引起，80%的销售额由20%的产品带来。所以可以从制作帕累托图的结果发现问题（原因）的重要性并依序解决。简单直观也是帕累托图最大的缺点，由于帕累托图只简单地统计数字，无法深入分析各种原因，所以除非和其他统计方法一起运用，否则其呈现的结果在质量管理上的意义很有限。

（二）特性要因图（鱼骨图）

解决问题，就要深入分析问题产生的原因，要从主要到次要，从大到小，从粗到细，寻根究底，直至找到能具体实施的措施，鱼骨图就是通过分析和表达因果关系，找到问题产生的原因和解决问题的措施。所以，在鱼骨图上，问题发生的原因和结果之间的关系能够直接呈现。

鱼骨图的制作过程如下：

第一步，找出问题的特性（问题导致的结果），箭头一律由左向右画，而特性系以方框框出。

第二步，略述形成特性的各种原因（要因），在画出第一步的图形后，制图者应当分析形成特性的各种原因，并以简单的字句加以标示。通常记载要因的参考重点为4M：人（Man）、机械（Machine）、材料（Material）和方法（Method），再加上环境因素，构成问题产生的五大重要因素（记忆方法：人、机、料、法、环）。

第三步，详述原因形成的现象。在找出要因之后，制图者可以依各要因的形成过程将自己发现的重要原因纳入其中，制成更详细的鱼骨图。

第四步，将各要因中最重要的原因标示出来。绘制特性要因图的最后一个步骤是分别描述各要因产生的原因并将其圈出明示。鱼骨图即绘制完成。

所以，在制作鱼骨图时有一个重点——明确要因和原因。前者指一切类似原因的统称，而后者系指造成要因的各种因素。鱼骨图是集工作经验、事实或直觉于一体的图表，所以被认为是医疗质量管理中最重要的一种图表。

（三）直方图

直方图在医疗质量管理上的基本功能是以较规则的方法展现数据的分布方式。直方图是以矩形的面积表示各组段的频数，矩形面积的总和为总频数，适用于表示连续性数据的频数分布。直方图的制作过程如下：

第一步，收集数据并加以记录，由于直方图是统计方法的一种运用，目的在于呈现资料的分布方式及其他如平均数的统计，所以，制作直方图需要收集整理完整的数据（通常是样本）。

第二步，定出组数。数据收集齐全后，将资料做有意义的分组。要分多少组则可利用公式求出：$K = 1 + 3.231 \lg N$。其中，K 为组数，N 为样本数（或数据总数）。

第三步，找出极大值和极小值，确定组距。由于组数 K 已经求出，所以可以数出所有数据中的最大和最小者，求出全距 R（$R = L - S$，其中 R 为全距，Z 为极大值，S 为极小值），并利用公式找出组和组之间的距离：H=R/K，其中 H 为组距，R 为全距，K 为组数。

第四步，定出各组的界限。数据在分组时应先将各组的组界定出，定出组界的方法为：最小一组的下组界 $= S - 0.5 \times$ 最小测量单位（通常为 1）；最小一组的上组界 = 最小一组的下组界 + 组距；较大一组的下组界 = 最小一组的上组界，其余以此类推，即可将所有的组分组完成。

第五步，定出各组的中心点。在求出各组组界之后，就可以求出各组的中心点：组的中心点 =（上组界 + 下组界）÷ 2。

第六步，绘制直方图。在求出各组的中心点后，即可将各组及其组内数据绘成直方图。其中，纵轴标示的是累积次数，横轴上标示的是各组的中心点，而条状图的数目等于组数。

第七步，计算所有重要统计数字并加以标示。重要的统计数字是指平均数、标准偏差等，也有助于进一步了解直方图呈现的资料。

（四）散布图

医疗质量管理常探讨的问题是一个现象（结果）和一种因素之间是否存在某种关系，这里的关系不一定是因果关系，例如，洗手和手术感染之间是否存在某种关系。研究者要想表明这种现象就必须依靠散布图。散布图是将两种数据依其数量在坐标轴上标示出来，以此判断两者的关系。

一般来说，两种资料的相关情形大概有四种：正相关、负相关、无相关和非线性相关。

所以，在制作散布图时，可以按照以下步骤进行：

第一步，收集相关资料。研究者需要收集想要研究的两组资料，若怀疑两组数据存在因果关系，可将因放于横轴，果放于纵轴。通常收集的资料最好不少于 30 组，以免资料数量太少导致推论偏差。

第二步，将资料填入散布图中。研究者要将数据填入散布图，首先需要了解各组数据的基本测量尺度，将尺度纳入横轴及纵轴，最后将各组数据依尺度（或坐标）填入。散布图即可完成。

散布图制作起来虽然比一般的其他图表简单，但散布图的解释颇有难度，尤其是遇到看似有关却无关的情形，常会给研究者造成困扰，也就降低了研究者使用此图的兴趣。

（五）管制图

管制图可能是最早将统计方法应用到质量管理上的一种图表，应用的统计原理有两点：数据的分布状况及概率，管制图在质量管理上的运用偏向异常管理和偶然事件的处理，可以分为两种——计量管制图和计值管制图。前者多用于有单位数的数据，如长度、重量等，后者基本上只讲数值，如个数、不良品数给予记录。计量管制图在医疗质量管理上应用得比较多，可分为平均值与全距管制图（X–Rchart）、中位数与全距管制图（X–Rchart）以及移动全距管制图（X–Rmchart）。而计值管制图因使用功能不同而区分为：不良率管制图（P–Chart）、不良数管制图（nP–Chart）、缺点数管制图（C–Chart）和单位缺点数管制图（U–Chart）。

管制图的制作程序如下：

第一步，收集数据并决定须使用的管制图式。数据的属性和分析目的决定管制图的样式，所以首先必须分析数据的特性，来决定管制图的种类。

第二步，将数据区分为纵、横轴。管制图和散布图相似之处在于这两种图均须用到坐标的观念，通常在制作管制图时，纵轴代表的是服务或产品的质量特性，以变化数为尺度，而横轴代表的是服务（或产品）的观察期限，以时间的顺序表示，将其标示在相对应的坐标上。

第三步，求出管制图的上下限。制作管制图必须定出某一质量的上下限，在上下限之中的部分代表了可以接受的质量差异，而在上下限之外的部分，常被认为是异常部分，需要加以管理。

三、大数据与医疗质量管理

（一）大数据时代到来

大数据又称为巨量资料，指应用新型处理模式才能具有更强决策力、洞察力和流程优化能力的信息资产，具有海量、高增长率和多样化的特征。大数据不必使用随机分析法（抽样调查）这样的捷径，而采用全样本分析处理的方式。

大数据与人们的日常生活息息相关。搜索引擎通过集成以往机票价格画出未来的票价走势；谷歌利用用户搜索记录判断美国流感疫情的现状，比美国疾控中心的预测快两周；对冲基金（Hedge Fund）通过剖析社交网络的数据信息来预测股市表现；交通部门通过大数据分析给出实时路况；交友网站利用大数据分析来寻找爱情，帮助用户匹配合适的对象；穿戴装备（如智能手表、手环）根据穿戴者自身的热量消耗以及睡眠模式追踪佩戴者的身体健康状况。大数据在改变我们的生活和思考方式，缺少数据思维，无以言将来。

大数据很"忠诚"，真实记录了人们的每个足迹；大数据很"任性"，分析有根有据，拒绝流言蜚语；大数据很"友好"，提供各种权威参考，创造绿色经济，让我们的生活更美好。世界已经进入由数据主导的大时代。医疗质量的管理和控制也需要大数据的支持。随着医院信息化建设逐步完善，医院能够逐渐获得更多的数据、改变了资料数据获取困难的窘境，但海量的医疗数据——医院全样本数据的获取向医疗质量管理提出了新的挑战。常规的统计方法和手段依然有效，但在常规的基础上，医院更应该进行大数据分析与整合。随着互联网技术的不断发展，数据将变成重要的原材料和生产要素。

（二）新技术的发展为大数据分析奠定基础

智能手机诞生，移动上网成为日常，消费者的各项信息都可以被长期储存。智能手环、智能血压仪等可穿戴设备出现，用户身体的生理数据成为被记录和分析的内容。GPS 定位的运用使得用户的地理方位、活动轨迹等信息被准确记录。5G、超高速大容量光纤传输技术、量子通信等前沿性技术的研发和商用进程不断加快，新一代网络信息技术加速推广应用，不断催生新模式、新业态、新产业，驱动新一轮的技术变革和产业革命蓬勃兴起。

（三）树立数据资产意识

数据本身也是资产，云计算为数据资产提供了保管、访问的场所和渠道，盘活数据资产，使其为个人生活、企业决策乃至国家治理服务，则是大数据的核心议题，也是云计算的内在灵魂和必然升级的方向。在信息社会，海量数据正在政务管理、产业发展、城市治理、民生服务等众多领域不断产生、积累、变化和发展，数据资源也和土地、劳动力、资本等生产要素一样，成为促进经济增长的基本要素。人们必须培养大数据思维，树立"大数据是财富"的理念。大数据正在成为经济资产、宝贵资源，成为新世纪的矿产和石油。

（四）预测——大数据的核心

大数据的核心是预测，以一种前所未有的方式，通过对海量数据进行分析，获得有巨大价值的产品、服务或深刻的洞见。大数据可以把数学算法运用到海量的数据上以预测事情发生的可能性，常被视为人工智能的一部分，被视为一种机器学习。在将来，许多领域依靠人类判断力的情况都会被信息系统改变甚至取代。

（五）大数据时代的思维变革

更多：大数据不再依赖随机样本，而是全体数据，让数据"发声"。小数据时代的随机采样是通过最少的数据获得最多的信息。

更杂：不强调精确性（Precision），接受数据的混杂特性。诊疗、研发和医保等领域汇聚形成的医疗大数据表现出越来越多的特有性质，即多态性、时序性、隐私性、冗余性，数据的质量参差不齐，应用潜力存在差异。除此之外，这些数据中只有 5% 的数据是结构化且适用于传统数据库的。大数据时代允许不精确的存在，简单算法比小数据的复杂算法更有效。纷繁的数据越多越好，混杂在一起，不仅让我们无法实现精确性，也让我们不再期待精确性。只有接受不精确，我们才能打开一扇新世界的窗户。

更好：不是因果关系，而是关联关系，大数据改变了人类探索世界的方法，建立在关联关系分析基础上的预测是大数据的核心。关联物是预测的关键。美国亚马逊公司的创始人杰夫·贝佐斯（Jeff Bezos）能够根据客户以往的购物喜好，为其推荐具体的书籍。

（六）大数据挑战医院管理者对数据的运用能力

如果说互联网时代打破了医院的信息围墙，那么大数据则挑战医院管理者对海量数据的应用能力。医疗大数据产业的发展能够驱动医疗服务质量与医疗成本的双赢。诊疗数据可以提升医疗服务质量，用于临床决策支持、个体化医疗、疾病管理、公共医疗卫生管理等；诊疗数据、支付方数据可共同用于优化医疗管理，提高医疗资源配置和绩效评估效率；病人数据、诊疗数据共同作用于个人健康促进、疾病预防，实现"治未病"。

数据采集和分析是实现"大数据 + 医疗"必须经历的一个关口。一方面，从医院内部的数据分析来看，医院的信息化建设水平不够，大量数据采集相对困难；严重的"信息孤岛"问题导致信息在医院内部无法统一连贯。另一方面，从医院外的数据分析来看，驱动病人将自己的健康数据上传并保证数据的精准度是个难题。再有就是国内企业对医疗大数据分析的研究投入刚起步，不仅需要投入更多的资源，更重要的是以往医疗数据的收集不足，无法为医疗大数据的分析发展创造良好的环境。

大数据为医院管理提供决策支持，成为医院的智囊。医院是一个特殊的组织，每天产生海量数据，对这些数据进行分析整理挖掘，转化为决策，是医院信息管理的重要方面。当下医院面对的不仅是数据多少的问题，还有数据整合、应用的问题。信息化发展到今天，几乎所有的机构都面临整合的问题，尤其是有历史的机构。整合最难的地方不在技术和方案，而是改变利益关系和改变习惯。在信息里潜藏着很多大数据，而这将给我们带来机会。

四、统计方法应用于质量管理时的注意事项

（一）选择正确的研究方法是前提

所有的统计结果必须建立在正确的研究方法之上。如果用"有色"的心态解读统计数字，结果当然是无意义的。例如，在以往许多品管圈的场合，专家在解释统计数据代表的含义时，偶尔会忽略样本量太小的问题，其实此时利用统计数字并没有太大意义。任何数字的使用都要绝对小心，计算到小数点后第几位也非常重要！有些人只计算到小数点后一

位，有些人计算到小数点后两位，到底哪一种是正确的，要根据数字使用的场合来判断。如果数字使用的场合计算基准是小数点后两位，就要非常重视相同的统计方法重复100次之后产生的结果——可能会出现多少个不同的次数。以小数点后三位作为计算基础时，说明数字太小会导致无法解读，计算院内感染率就是如此，必须使用到小数点后三位。

（二）综合运用多种统计方法

使用一种统计方法就可以解读各种数字背后复杂的因果关系的情况很少存在，医院质量管理人员必须综合运用多种不同的统计方法，分析可能存在的质量问题并提出解决之道。问题有时会产生互相矛盾的数据，让整个统计很难解释，例如，在公共卫生里有"危险因子"与"保护因子"，有时有些药物的使用可能会加速产生不好的结果，但是有些药物的使用会促进风险降低。此时，管理者必须小心地解读手中的数据，才不至于造成"无法解读"的窘境。

（三）循证管理让数据更有价值

无论得到的统计数字为何，务必找到另外（至少一组）可以对照的资料数据作为解读的依据。通常可以对照的资料数据有证据、常规模型、行业规定、标杆医院的数据等。统计结果和这些统计数据比较之后得出的结论才具有管理上的意义。如果只和医院内部的前期、目标、预算数据比较，得到的结果对机构内部的管理有一定的意义，但是对外部管理的意义十分有限。所以，医疗机构在获得自己的质量管理统计数字之后，最好能与多个来源的数据做比较，这样对提升管理水平更有意义。

（四）数据来源必须可靠

统计数字的来源一定要注意：数据来源是客观的，重复验证数据来源是否有人为操纵的因素在其中。对于统计数据的来源必须重复验证其客观性。使用非客观数据产生的统计结果会让管理者做出不利于管理对象的评价。如果数据被人为篡改，得出的数据会影响统计的公平性。比如，患者满意度由临床科室的医务人员发放收集，再加上医院对满意度的考核，就不能排除医务人员在收集数据时修改不利于自己的评价指标。

除了前面的四点，医疗机构的质量管理人员最好能够经常反复练习并不断培养统计能力。管理者们有了统计的修养，才能在医疗质量管理工作上有效地施展才华。

第十三章 放射卫生管理

第一节 放射卫生基础知识

一、电离辐射基础

电离辐射，是指能直接或间接引起物质原子电离的辐射，是原子以电磁波或粒子形式传递时所释放的一种能量。早在 19 世纪 90 年代中期，德国物理学家伦琴发现了一种看不见但能穿透物质的射线，称为 X 射线，X 射线被发现后不久即在医学中得到应用。法国科学家贝克勒尔发现铀元素能发射出一种不可见的具有穿透力的辐射，能使空气电离和胶片感光。19 世纪 90 年代末期，居里夫妇首次从沥青铀矿中提炼出一种新元素，命名为钋（Po），同年又成功分离出另一种新元素镭（Ra），并提出了一个新名词"放射性"。在核事业发展的早期，用于研究和应用的辐射源主要是来自自然界的放射性物质，如可制成 γ 射线源的镭、可制成中子源的镭 – 铍混合物等，并通常被封装在小容器内，以达到使用安全和操作方便的目的。此后，随着核反应堆的发展，出现了人工放射性核素，辐射源的种类及其应用日益繁多，使用量也不断增加。目前，核技术已广泛应用于国防、科研、工业、农业、医学、通信、交通、环保、资源开发和科学研究等各个领域，对促进人类文明建设发挥了不可替代的作用。

（一）电离辐射来源

电离辐射依据来源，可分为天然辐射和人工辐射两大类。来自天然辐射源的电离辐射称为天然辐射，来自人工辐射源或经加工过的天然辐射源的电离辐射称为人工辐射。

1. 天然辐射源

指来自外太空的宇宙射线及存在于食物、空气及居住环境中的天然放射性物质产生的各种辐射。例如，氡（特别是 ^{222}Rn）是一种主要的天然辐射源，氡气在衰变过程中会放出 α 粒子，当人体吸入氡气时，肺部会受到 a 粒子照射。另一种天然辐射是来自太空的宇宙射线。另外，人体内也含有放射性核素，如 ^{40}K、铀、钍、镭、^{14}C 等。

（1）宇宙辐射

宇宙辐射可分为初级宇宙线和次级宇宙线。从宇宙空间进入地球大气层的高能辐射称为初级宇宙射线；初级宇宙线与大气层中的原子核相互作用产生的次级粒子和电磁辐射称为次级宇宙射线。从飞行高度到地面，随着高度的降低，大气中的宇宙射线强度变弱。宇宙射线与大气相互作用还可产生一些放射性原子核，即宇生放射性核素，如 ^3H、^{14}C、^7Be 和 ^{22}Na。

（2）地球辐射

指存在于地球上的天然放射性核素所引起的照射。地球上的天然放射性核素又可分为原生放射性核素和宇生放射性核素两类。原生放射性核素是指从有地球以来就存在于地壳里的天然放射性核素，是长半衰期放射性核素，主要包括 ^{40}K、^{238}U 放射系和 ^{232}Th 放射性核素。以 ^{232}Th 和 ^{238}U 起始的两个衰变链是最重要辐射来源。宇生放射性核素是由于宇宙射线粒子和大气层中的原子核相互作用而产生，主要包括 ^3H、^7Be、^{14}C、^{22}Na 和 ^{24}Na。除了 ^3H、^{14}C 和 ^{22}Na 这几个与人类代谢作用有关的元素之外，宇生放射性核素对地表 γ 外照射的剂量贡献甚微。

2. 人工辐射源

人工辐射主要来源于医学照射、大气核试验、职业照射、核电站事故和核燃料循环。医疗照射是人工照射的主要来源。此外，还包括来源于核试验产生的放射性尘埃、夜光表、电离室、烟雾探测器等。核能发电等也是人工辐射的重要来源，核电站在运行过程中可排放出带有微量放射性的废气和废水，同时核废料在运送或处理过程中也会放出微量放射性物质。

（1）医疗照射

辐射的医学应用是迄今为止最主要的人工辐射照射来源，而且还在不断研究发展，它包括 X 射线影像诊断、介入放射学、核医学和放射治疗。通常，医学照射仅限于所关心的解剖部位和针对特定临床目的，对患者个人诊断照射所产生的剂量是相当低的（典型的有效剂量介于 0.1 ~ 10mSv），但是，放射诊疗应用的普遍性使得其成为最主要的人工照射来源，人均年剂量可达 0.6mSv，占全球人均年剂量 20%，并有逐年增加的趋势。医疗照射包括：患者自身因医学诊断或治疗所受的照射；知情而又自愿帮助看护和安慰患者的人员所受的照射；以及志愿者在涉及照射的生物医学研究计划中所受的照射。

（2）职业照射

职业照射是指工作人员在其工作的时候所受到的辐射照射，包括所有在工作中遭受到的照射而不管其来源。我国基本标准 GB 18871 对职业照射的定义为：除了国家有关法规和标准所排除的照射以及根据国家有关法规和标准予以豁免的实践或源所产生的照射以外，工作人员在其工作过程中所受的所有照射。

（3）人类活动引起的环境辐射照射

人类活动、实践和涉及辐射源的事件可导致放射性物质向环境中释放并使人们受到辐射照射。全球人类受到的主要人工照射主要来自在 20 世纪 40 年代中期到 80 年代初期进行的大气层核武器试验，导致大量的放射性物质向环境中无约束地释放，在大气中广泛地扩散并沉积在地球表面。

（二）辐射的概念和种类

辐射是一种能量的空间传递，是存在于宇宙和人类生存环境中的一种物理现象。根据辐射的本质，可以将其分为电磁辐射和粒子辐射；根据辐射的能量大小和能否引起作用物质的分子电离，又可以将其分为电离辐射和非电离辐射。

1. 电磁辐射和粒子辐射

（1）电磁辐射

所谓电磁辐射，实质上是电磁波，它由电场和磁场的交互变化而产生，以波的形式移动，有效地传递能量和动量。电磁辐射是一种看不见、摸不着的以特殊形态存在的物质，它以电磁波的形式在空间向四周辐射传播，具有波的一切特性，仅有能量而无静止质量。电磁辐射可以按照频率和波长进行分类，从低频到高频依次为无线电波、微波、红外线、可见光、紫外光、X射线和γ射线等。电磁辐射的能量（E）与辐射的波长（λ）有关，而辐射的穿透能力是由光子能量决定的，能量越高，辐射穿透性越大。因此，辐射的波长越短，能量越高，穿透性越大。原子的电离需要克服的电子束缚能一般在几到几十电子伏（eV），能量水平在12 eV以下的电磁辐射不足以引起生物体电离，称为非电离辐射，如紫外线、可见光线、红外线、射频及激光等；而当能量水平达到12 eV以上时，对物体有电离作用，可导致机体的严重损伤，这类电磁辐射称为电离辐射，如X射线、γ射线等。从本质上来说，γ射线和射线均是由光子组成，在电磁辐射能谱中所占的范围基本是相同的，仅能从其来源加以区分。X射线来自核外电子的相互作用，而γ射线则来自核衰变，当不稳定的核分裂或衰变，变成稳定的核时，多余的能量以γ射线方式放出。

（2）粒子辐射

粒子辐射是指组成物质的一些基本粒子，或由这些基本粒子构成的原子核，既有运动能量又有静止质量，可通过消耗自己的动能把能量传递给其他物质。主要的粒子辐射有电子、α粒子、中子、质子、负π介子和带电重离子等。

电子：是带有一个最小单位负电荷的粒子，包括放射性核素核转变时释放的β射线（电子或正电子）及电子加速器产生的能量接近单一的电子束。β粒子是一种高速运动的电子，体积比粒子小得多，穿透能力则比α粒子强，高能电子主要在组织深部产生电离作用。

α粒子：是氦原子核，由2个带正电荷的质子和2个不带电的中子组成。α粒子质量较大，又带两个正电荷，因此，α粒子的电离能力强，能量一般在4~8MeV；但穿透能力弱，皮肤或一张纸即能阻挡α粒子，在空气中的射程仅为2.5~7.5cm。因此，α粒子外照射对机体不会产生严重危害，但发射α粒子的放射性核素进入体内时，造成的损伤较大。

中子：是质量为 1.009 原子质量单位的不带电粒子。由于不带电荷，它把能量传递给物质的主要方式是和原子核相互作用，与核作用的概率取决于中子的能量。中子主要来源于核辐射，以及加速粒子在靶物质中发生的核反应、重核裂变和轻核聚变。能产生中子的物质或辐射装置称为中子放射源，常用的中子放射源有放射性核素中子源、加速器中子源和反应堆中子源。放射性核素中子源是利用一些放射性核素衰变时产生的 α 或高能 γ 射线与某些轻元素作用，通过（α，n）或（γ，n）反应产生中子；某些重元素也会自发裂变产生中子。与质量和能量相同的带电粒子相比，中子的穿透能力较大。

质子：是氢原子核 1H，带正电荷，其质量约为电子的 2000 倍。在宇宙射线中含有较大比例的质子。

π 介子：是大小介于电子和质子之间，带正电或负电的粒子，或者中性粒子。其中，负 π 介子与放射生物学关系较密切，可由高能质子流轰击重金属靶产生，当其能量在 40 ~ 90MeV 时，它们在组织中的射程可达 6 ~ 13cm，通过调节入射能量可控制其入射深度。由于它在介质中具有特定的吸收方式，它们对正常组织的损伤效应小，可望适用于临床肿瘤放射治疗。

重离子：是指比 α 粒子重的离子，如氮、碳、硼、氖、氩等原子被剥掉或部分剥掉外围电子后的带正电荷的原子核。在高层航空和空间探索的外部辐射场中会碰到重离子。此外，由于重离子具有高 LET 和尖布拉格峰（Bragg peak）等特殊性质，重离子疗法的研究与应用受到了人们关注，在临床放射治疗中有较好的展望前景。重离子在人体中的能量衰减，起初不大，后又快速上升形成一个峰值，然后急速下降到零。其布拉格峰具有的优良剂量分布，可使重离子束的能量集中在癌细胞处释放，肿瘤病灶处受到最大的照射剂量，肿瘤前的正常细胞只受到 1/3 ~ 1/2 的峰值剂量，肿瘤后部的正常细胞基本上不受到任何伤害。但重离子疗法须将碳离子加速至几十亿电子伏才具有临床用途，对于设施的要求极高。

2. 电离辐射和非电离辐射

（1）电离辐射

电离辐射可以导致物质电离并产生带正电荷的离子及带负电荷的电子，包括高速粒子及高能量电磁波，如宇宙线、X 线、γ 线、带电或非带电粒子射线等。电离辐射中，α 粒子、β 粒子、质子等能直接引起被穿透的物质产生电离，属于直接电离粒子；致电离光子（如 X 射线和 γ 射线）及中子等不带电离子，是在与物质相互作用时产生带电的次级粒子而引起物质电离，属间接电离粒子。

（2）非电离辐射

非电离辐射是低能量的电磁辐射，例如紫外线、红外线、激光、微波等除 X 射线和 γ 射线以外的电磁波。它们的能量不高，不足以引起生物体电离，只会使物质内的粒子产生振动，使温度上升。

3. 放射性

放射性是自然界存在的一种自然现象，来自原子核。大多数物质的原子核是稳定不变的，少数原子核不稳定。不稳定的原子核会自发向稳定的状态变化（衰变），同时会发射各种各样的射线，这种现象就是"放射性"。许多天然的和人工生产的核素都能自发地发射各种射线。放射性活度的单位是秒 –1（S-1），国际制单位是贝克勒尔，简称符号是Bq。放射性活度还有一个旧的专用单位居里（Ci），l 居里（Ci）=3.7×1010Bq。

具有特定质量数、原子序数和核能态，而且其平均寿命长到足以被观察到的一类原子称为核素。某些核素能自发地发射 α、β 等带电粒子或 γ 光子，或在发生轨道电子俘获后释放 X 射线，或发生自发裂变，称为放射性核素。放射性核素有一个共同的特征，即都能自发地发射一种或多种射线并同时改变能量状态，或转变为另一种核素。据天然放射性核素衰变时所释放的射线种类不同，可分为 α 衰变、β 衰变和 γ 衰变等类型。

（1）α 衰变

核素衰变时同时放出结合在一起的两个质子和两个中子，即 α 粒子的过程称为 α 衰变。α 衰变的公式是：

$$_Z^A X \rightarrow _{Z-2}^{A-4} Y + _4^2 He$$

式中：Z 是原子序数；A 是原子质量。α 衰变中可获得的能量是 Qα，等于母核和两种衰变产物的质量差值，该能量被 α 粒子和 γ 射线分享。天然放射性核素镭（Ra）是 α 衰变的一个典型例子：$_{86}^{226} Ra \rightarrow _{84}^{222} Rn + \alpha (5.2MeV)$。

通常称具有 α 衰变特性的放射性核素为 α 放射源。目前，使用最多的 α 放射源有 ^{241}Am，^{238}Pu、^{239}Pu、^{244}Cm 和 ^{210}Po 等。

（2）β 衰变

β 衰变是指不稳定原子核通过放出 β 粒子或俘获核外的轨道电子转变为另一原子核的现象，在 β 衰变过程中发射的电子有连续的能谱分布，其范围从 0～Emax（最大能量），此处的最大能量 Emax 对某一特定原子核是一个特征性参数。β 衰变可分为 β– 衰变、β+ 衰变和电子俘获三种类型。

β– 衰变：是原子核内的一个中子转变为质子的过程，β– 粒子就是电子。β– 衰变后母核与子核的质量数不改变，但由于核中多了一个质子，原子序数增加了一个单位，并发射一个中微子（ν）。β– 衰变的公式是：

$$_Z^A X \rightarrow _{Z-1}^A Y + \beta^+ + \nu_e$$

β+ 衰变：是原子核的一个质子转变为中子的过程，β+ 又称正电子，是一种质量和电子相同、带一个单位正电荷的粒子，因此，β+ 衰变又称为正电子发射，β+ 衰变的公式是：

$$_Z^A X \rightarrow _{Z-1}^A Y + \beta^+ + \nu_e$$

电子俘获（EC）：是原子核从核外壳层中俘获一个电子，使核内的一个质子转变为中子，并释放出中微子，原子电子的重新排列会导致发射 X 射线。轨道电子俘获的通用衰变公式为：

$$_Z^A X + e_i^- \rightarrow _{Z-1}^A Y + \nu_e$$

能自动发射电子的放射性核素称为 β 放射源。按照发射 β 粒子的最大能量，β 放射源可分为低能、中能和高能。由于低能电子在固体中射程很短，因此，在制作这类源时，其活性层表面只能加很薄的保护膜，甚至制成裸源。一般能量的 β 粒子可穿过几米甚至几十米厚的空气层，对人体可造成内、外照射的辐射危害。

（3）γ 衰变

γ 衰变指处于激发态的原子核通过放出 γ 射线或内转换电子到较低能态的过程，又称为 γ 退激或 γ 跃迁。在 γ 衰变过程中，原子核的质量数和电荷数都未发生变化，只是能量状态发生了改变。从原子核衰变放出的 γ 射线是一种高能的光子流，属不带电的中性粒子，静止质量为零，是一种电磁波，穿透能力强，对人体可造成内、外照射的辐射危害。

γ 放射源是以发射 γ 射线为特征的放射源，是利用发射 γ 射线的源制备的。γ 射线通常是其他类型的核衰变的伴随射线。除了一些罕见的情况以外，γ 衰变并不是一个最初的过程，而常常是伴随 α、β、正电子辐射或电子俘获发生的。在任何时候，只要发射粒子没有用尽衰变产生的所有能量，原子核便会含有多余的能量并处于激发态，这个状态是不稳定的，多余的能量将以发射光子或 γ 射线的形式释出，跃迁到低能态或基态。

（4）中子辐射

中子在自由状态下是不稳定的，可自发衰变为质子和电子。中子通过组织时不受带电物质的干扰，与带电粒子相比，在质量与能量相同条件下，中子的穿透力较大。中子本身不能直接被加速，它把能量传递给物质的主要方式是和原子核相互作用，作用的概率取决于中子的能量。按照能量的大小，通常将中子分为 6 类：①热中子，指与周围介质达到热平衡的中子，在常温下平均能量为 0.025 eV，现在将 0.5 eV 以下的中子都称为热中子；②超热中子，能量在 0.5 ~ 1 eV 的中子；③慢中子，能量在 1 ~ 100 eV 的中子；④中能中子，能量在 100 eV ~ 10 keV 的中子；⑤快中子，能量在 10 keV ~ 10 MeV 的中子；⑥高能中子，能量在 10 MeV 以上的中子。

能产生中子的物质或辐射装置称为中子放射源，通常的中子源有放射性核素中子源、加速器中子源和反应堆中子源。放射性核素中子源是利用一些放射性核素衰变时产生的 α 或高能 γ 射线与某些轻元素（如 Be、B、F 等）作用，通过（α，n）或（γ，n）反应产生中子；某些重元素，（如 ^{X2}Cf）也会自发裂变产生中子。放射性核素中子源具有体积小、中子发射率稳定、易于生产、价格便宜、安全性能好和使用方便等优点，缺点是中子发射率低。

（三）电离辐射与物质的相互作用

对于电离辐射与物质相互作用的认识，是研究辐射效应和进行剂量测量的物理基础。直接电离粒子、间接电离粒子与物质相互作用有不同的过程。

1.带电粒子与物质的作用

带电粒子包括不同能量的电子（β粒子）、α粒子、质子、裂变碎片等。由于带电粒子具有静止质量，并带有电荷，因此，可与其他粒子发生碰撞、吸收和排斥作用。带电粒子与生物体作用的主要方式有：非弹性碰撞、韧致辐射和弹性散射。

（1）非弹性碰撞（电离和激发）

带电粒子可使物质的原子或分子激发或电离，并将部分能量转化为激发能和电离能。如果传递给束缚电子的能量足够大，能使电子脱离原子变成自由电子，称为电离；如果传递给束缚电子的能量不够大，仅能使电子跃迁到较高的能级上，则称为激发。

（2）韧致辐射。

带电粒子在物质原子核电场的作用下，运动方向发生变化并得到了加速度，使一部分动能转化为连续能量分布的韧致辐射，以X射线的形式放出。

（3）弹性碰撞

带电粒子通过与作用物质的原子和分子发生不断的弹性碰撞，将带电粒子的一部分能量转化为热能。

2.X、γ射线与物质的作用

X、γ射线均为电磁辐射，可与物质发生以下三种作用：光电效应、康普顿效应和电子对效应。

（1）光电效应

光电效应是能量为0.1~10MeV的X、γ射线与物质作用的主要方式。X、γ射线（光子）作用于原子的内壳层电子（束缚电子），将全部能量交给电子，使其克服结合能而离开原子成为自由电子（光电子），而光子本身消失。

（2）康普顿效应

康普顿效应是X、γ射线工作场所散射线的主要来源。当光子作用于结合能较低的原子外壳层电子，将一部分能量交给电子使其脱离束缚成为反冲电子，光子本身不消失，而是携带其余能量沿着与光子入射方向成一定角度的方向散射，这一过程称为康普顿效应。

（3）电子对效应

能量大于1.022MeV的光子，在接近被照射物质的原子核时，在原子核的库仑场的作用下，其能量转化为一个正电子和一个负电子，自身消失，该过程称为电子对生成效应。

3. 中子与物质的作用

中子的电荷数为 0，不能直接引起物质电离，只在与原子核发生碰撞时，才能把能量传递给受碰撞的原子核。与具有相同质量和能量的带电粒子相比，中子具有更大的穿透力。中子与物质的相互作用可分为核反应和散射两大类：核反应包括中子俘获和散裂反应；散射包括弹性散射和非弹性散射等。中子与物质作用产生效应的类型与中子的能量大小有关，其中，中能快中子（100 keV ~ 20MeV）的作用形式主要是弹性散射，当中子能量高于 6MeV 时开始发生非弹性散射，而慢中子和热中子与物质作用时很容易被原子核俘获而产生核反应，核反应的产物可能是稳定核素，也可能是放射性核素，同时还释放出 γ 射线或其他粒子。稳定核素俘获慢中子后生成放射性核素并放出射线，称为感生放射性。当中子能量高于 20MeV 时，它能使某些原子核碎裂，并释放出几个粒子或碎片，即散裂反应。

二、放射防护体系

放射防护体系是指为了保护人类环境免受或少受电离辐射危害的相互关联或相互作用的要求构成的整体。辐射防护就是要防止有害的确定性效应，限制随机性效应的发生概率，使之合理达到尽可能低的水平。通常将辐射实践的正当性、辐射防护的最优化和个人剂量限值称为辐射防护三原则。在三原则运用中，应当认识到每项原则都是放射防护体系的重要组成部分，不可片面强调某项原则并忽视其他原则。正当性是放射防护最优化的前提，个人剂量限值是放射防护最优化的约束条件，实施最优化的措施是降低受照剂量的关键。除了贯彻实施辐射防护三原则，放射防护体系中还提出了剂量约束和参考水平的要求。

（一）放射防护三原则

1. 辐射实践的正当性

在引进伴有辐射照射的实践之前，应当进行正当性判断和利益代价分析，只有实践使个人和社会从中获得的利益大于其可能造成的危害时，该实践才被判断为正当的、可以进行的。简单表述为：任何伴有辐射照射的实践都应当有正当的理由，并且确认因实践获得的净利益大于付出的代价。国际辐射防护委员会（ICRP）建议，当正在考虑涉及增加或减少辐射照射或潜在照射危险水平的活动时，预期的辐射危害的变化应明确包括在决策过程中。所考虑的后果不限于辐射危害，还包括该活动的其他危险和代价及利益。辐射危害有时只是全部危害中的一小部分。因此，正当性远远超越了放射防护的范围。

（1）正当性原则的应用

在职业照射和公众照射情况下，正当性原则的应用有两种方法，它取决于是否可以直接控制源。第一种方法用于引入新的活动，在这里对放射防护预先进行了计划且可以对源采取必要的行动。正当性原则应用于这些情况，要求只有当计划的照射对受照射个人或社会能够产生净利益以抵消它带来的辐射危害时才可以引入。重要的是，判断引入或继续包含电离辐射照射的特定类型的计划情况是否可以证明是正当的。当有新信息、新技术出现时，该活动的正当性需要重新判断。第二种方法用于主要通过改变照射途径行动的情况。主要的例子是现存照射情况和应急照射情况。在这些情况下，正当性原则用于决定是否采取行动以避免进一步的照射。减小剂量的任何决定，都会带来某些不利因素，利益必须大于危害才是正当的。在两种方法中，判断正当性的责任通常落到管理部门身上，以确保最广泛意义上的社会利益，因而不必对每个个人有益。然而，做出正当性判定的输入信息可能包括许多方面，可能是由管理部门以外的用户或其他组织或人员告知的。正当性包含很多方面，不同的组织将会参与且负有责任。在这样的背景下，放射防护考虑将作为重要决策过程的一个依据，患者的医疗照射正当性的判断过程需要一种不同且更加详细的方法。像其他计划照射情况一样，辐射的医学应用也应当具有正当性，尽管此种正当性判断的职权更多地归专业人员而非监管机构所有。

（2）非正当照射

除非情况特殊，以下照射可认定是非正当的：①故意添加放射性物质或进行活化，使食品、饮料、化妆品、玩具、私人珠宝或装饰品等产品的放射性活度增加引起的照射。②在未查询临床症状情况下，为了职业、健康保险或法律目的而开展的放射检查，除非此检查预期能够为被检查个人的健康提供有用的信息，或能够为重要的犯罪调查提供证据。这几乎总是意味着必须对获得的影像进行临床评估，否则照射就不是正当的。③对无症状的人群组进行涉及辐射照射的医学筛选检查，除非对受检查个人或整个人群的预期利益足以弥补经济和社会成本（包括辐射危害）应当考虑筛选程序检查疾病的可能性，对查出疾病给予有效治疗的可能性，以及对于某些疾病，控制这些疾病给整个社会带来的利益。

2. 防护的最优化

对于来自一项实践中的任一特定源的照射，应使防护与安全最优化，在考虑到经济和社会因素的条件下，采取各种防护措施，将个人受照剂量、受照射的人数以及受照射的可能性均保持在可合理达到的尽可能低水平（ALARA原则）。这种最优化应以所致个人剂量和潜在照射危险分别低于剂量约束和潜在照射危险约束为前提条件（治疗性医疗照射除外）。

最优化的过程主要包括：①估计照射情况，包括任何潜在照射（过程的构架）；②选择剂量约束或参考水平的适宜值；③鉴明可供选择的可能的防护方案；④选择主要情况下的最佳方案；⑤实施所选择的防护方案。

在所有情况下，应用剂量约束或参考水平的最优化过程用于计划防护行动和建立主要情况下适宜的防护水平。该过程是前瞻性的反复过程，它考虑到技术和社会经济的发展，既需要定性的判断，也需要定量的判断。应当系统、谨慎地实施最优化的过程，以保证考虑到所有相关的方面。

防护的最优化并非剂量的最小化，最优化的防护是仔细地对辐射危害和保护个人可利用资源进行权衡的评估结果。因此，最佳的选择未必是剂量最低的选择。除了降低个人照射之外，还应当考虑减少受照射人员的数目。集体有效剂量仍然是工作人员防护最优化的一个重要参数。为了最优化的目的，比较防护方案选择时，必须仔细考虑受照射人群中个人照射分布的特点。当照射涉及多人口、大区域、长时间时，总的集体有效剂量并非做出决策的有效手段，因为它会不恰当地汇总信息，可能误导防护措施的选择。为克服集体有效剂量的局限性，必须仔细分析每一种相关的照射情况，以及最佳地描述特定情况照射在相关人群中分布的照射参数。这种分析，通过询问什么时间、什么地点、什么人受到照射，以鉴明具有相似特征的各种人群组，以便在最优化过程中可以计算这些人群组的集体有效剂量，并确定相应的最优化防护策略。

3. 个人剂量限值

对个人受到的照射剂量进行限制，以保证个人受到的所有照射实践的剂量总和不超过规定的限值。剂量限值仅适用于计划照射情况，不适用于患者的医疗照射。在一种照射类型中，职业的或者公众的剂量限值都适用于来自具有正当性实践的相关源照射的总和。

（1）限值

对于计划照射情况下的职业照射，ICRP 建议剂量限值表述为：在限定的 5 年内平均有效剂量 20mSv（5 年内 100mSv），且进一步的规定是任何一年的有效剂量不得超过 50mSv。对于计划照射情况下的公众照射，ICRP 建议剂量限值表述为一年有效剂量 1mSv；在特殊情况下，假如在限定的 5 年内平均每年不超过 1mSv，在单个的一年内可以允许有效剂量的数值大一些。有效剂量限值适用于由外照射引起的剂量和由摄入放射性核素的内照射引起的待积剂量之和。

（2）适用

剂量限值不适用于应急照射情况。在这种情况下，知情的受照射个人从事自愿抢救生命的行动或试图阻止灾难态势。对于承担紧急救援作业的知情志愿者，可以放宽对正常情况的剂量限制。然而，在应急照射情况的后期，承担恢复和重建作业的响应人员应视为职业受照射人员，并应按照正常的职业放射防护标准进行防护，他们所受到的照射不应超过 ICRP 推荐的职业剂量限值。考虑到在一个应急照射情况事件中早期的响应措施存在某些不可避免的不确定性，女性工作人员在这些情况下不应该作为抢救生命或其他紧急行动的初始响应人员。

对于一般公众中知情的、与抚育和照顾接受过非密封放射性核素治疗出院后的患者相关的个人，可以放宽对正常情况的剂量限制，且通常不应受公众剂量限值的限制。除有效剂量限值外，ICRP 的第 60 号出版物中还规定了眼晶体和局部皮肤的限值，这是因为用有效剂量限值防止组织反应未必能够保护这些组织。这些组织的相应限值根据当量剂量给出。

然而，期望得到有关视觉损伤的眼睛辐射敏感度的新数据。当得到这些数据时，ICRP 将考虑这些数据，并将考虑它们对眼晶体当量剂量限值的可能意义。

（二）剂量约束和参考水平

剂量约束和参考水平概念与防护的最优化一同用于对个人剂量的限制。制定剂量约束或参考水平的目标是在考虑到经济和社会因素后，将所有的剂量降低到可合理达到的尽量低的水平。ICRP 的 103 号出版物对计划照射情况（除患者的医疗照射外）这一剂量水平的限制沿用术语"剂量约束"。对于应急照射和现存照射情况，ICRP 建议采用术语"参考水平"描述这个照射水平。在计划情况下，可以在计划阶段应用对个人剂量的限制，并且为了确保不会超过约束值，剂量是可以预测的。对于其他照射情况，可能存在更宽范围的照射，最优化过程可以使用高于参考水平的初始个人剂量水平。选定的剂量约束或参考水平数值依赖所考虑照射的环境。无论是剂量和危险约束还是参考水平都不代表"危险"与"安全"的分界线，也不表示改变个人相关健康危害的等级。

1. 剂量约束

剂量约束是计划照射（除患者的医疗照射外）情况下，对某辐射源引起的个人剂量的一种限制。它是预期的，且为源相关的，在对该源进行防护最优化时作为预期剂量的上限。剂量约束是这样一个剂量水平，对于给定源的照射高于该剂量水平时防护得到最优化是不大可能的，因此，对于这种情况几乎总是需要采取行动。计划照射情况的剂量约束值代表防护的基本水平，且将总是低于有关的剂量限值。在设计过程中，必须确保据相关的剂量不得超过约束值。防护的最优化将确定一个在约束值以下的可接受的剂量水平。于是这个优化剂量水平就是设计的防护行动的预期结果。

在超过剂量约束时必要的行动包括确定防护是否已经达到了最优化，是否已经选择了适当的剂量约束，以及把剂量降低到可接受水平的进一步措施是否可能是适当的。对于潜在照射，相应的源相关约束称为危险约束。把剂量约束视为目标值是不充分的，还将需要进行防护的最优化以确定一个在约束值以下的可接受的剂量水平。

对于职业照射，剂量约束是一个用来限制选择范围的个人剂量数值，因此，在最优化过程中仅仅考虑那些预期所引起的剂量低于约束值的选择。对于公众照射，剂量约束是公众成员从一个特定可控源的计划作业中接受到的年剂量上限。但须强调的是，剂量约束值不能用作或理解为监管限值。

2. 参考水平

在应急照射或可控的现存照射情况下，参考水平表示这样的剂量或危险水平，计划允许发生的照射在该水平以上时就判断为不合适，因而应当设计并优化防护行动。所选择的参考水平数值将依赖于所考虑的照射的主要情况。

当一个应急照射情况已经发生或已经鉴明一个现存照射情况，且已经采取了防护行动时，可以对工作人员和公众成员的剂量进行测量或评价。此时，参考水平可以作为一种具有不同功能的基准，通过它能够对防护选择进行回顾性的判断。实施某个计划的防护策略引起的剂量分布可能包含也可能不包含参考水平以上的照射，这取决于该策略的成效。然而，如果可能的话，都应该努力把参考水平以上的照射降低到参考水平之下。

3. 剂量约束和参考水平的影响因素

在剂量高于 100mSv 时，发生确定效应的可能性增加，并有显著的癌症危险，因此，ICRP 认为参考水平的最大值是 100mSv，它可以是急性受到的照射也可以是一年内遭受到的照射。急性或一年内遭受到 100mSv 以上的照射，只有在极端情况下才可能会是正常的，这是因为照射是不可避免的，也可能是因为一些例外的照射情况，如为了挽救生命或为了阻止严重灾害等。没有其他个人或社会利益能够补偿如此高的照射。ICRP 将剂量约束和参考水平分成以下三个层次：

第一层次，小于或等于 1mSv，适用于受照射个人可能不直接由此受益，但可能对社会有利的照射情况，通常属于计划照射范围。公众成员受到来自实践计划运行的照射是这种情况的主要例子。此层次的约束值和参考水平，通常选择用于具有一般信息和环境调查或监测或评价的照射情况，且在这些情况下个人可能会告知但不须培训。相应的剂量常常是在天然本底上有一个微小的增加，且至少比参考水平的最大值低两个数量级，因此，提供了严格的防护水平。

第二层次，大于 1mSv 到小于或等于 20mSv，适用于受照射个人直接受益的照射情况。这一层次的剂量约束值和参考水平，将常常提出用于具有个人监护或剂量监测或评价的情况，同时个人从培训或通知中受益。例如，为计划照射情况下职业照射设置剂量约束值。涉及异常高水平的天然本底辐射或事故后恢复阶段的照射情况也属于此范围。

第三层次，大于 20mSv 到小于或等于 100mSv，适用于少有的或常常是极端的情况。此时采取降低照射的行动常常是破坏性的。在所带来的利益与照射大小相称的那些情况下，参考水平和剂量约束值，偶尔对于"一次性"照射低于 50mSv，也可能设定在这一级别范围。在辐射应急情况下所采取的降低照射的行动是这种情况的主要事例。ICRP 认为当剂量升高到接近 100mSv 时，防护行动将几乎总是具有正当性的。另外，越过有关器官或组织的确定效应剂量阈值的那些情况，应该总是需要采取行动。

（三）我国现行辐射防护的基本剂量限值

国家标准《电离辐射防护与辐射源安全基本标准》（GB 18871—2002）规定了职业人员和公众的剂量限值，以及非密封型放射性核素工作场所表面污染控制水平。为便于实施，有的专项标准根据基本标准年剂量限值的要求，进一步规定了放射工作场所剂量的限值。

1. 对放射工作人员的剂量限值

放射工作人员是指在放射工作单位从事放射职业活动中受到电离辐射照射的人员。基本标准对放射工作人员的剂量限值规定了普遍适用情况、徒工和学生、特殊情况三种。

（1）对任何工作人员

《电离辐射防护与辐射源安全基本标准》（GB 18871—2002）规定，应对任何工作人员的职业照射水平进行控制，使之不超过下述限值：①由审管部门决定的连续 5 年的年平均有效剂量（但不可做任何追溯性平均），20mSv；②任何一年中的有效剂量，50mSv；③眼晶体的年当量剂量，150mSv；④四肢（手和足）或皮肤的年当量剂量，500mSv。

（2）对徒工和学生

对于年龄为 16 ~ 18 岁接受涉及辐射照射就业培训的徒工和年龄为 16~18 岁在学习过程中需要使用放射源的学生，应控制其职业照射使之不超过下述限值：①年有效剂量，6mSv；②眼晶体的年当量剂量，50mSv；③四肢（手和足）或皮肤的年当量剂量，150mSv。

（3）特殊情况

在特殊情况下，可依《电离辐射防护与辐射源安全基本标准》（GB 18871—2002）所规定的要求对剂量限值进行如下临时变更：①依照审管部门的规定，可将剂量平均期限破例延长到 10 个连续年；并且，在此期间内，任何工作人员所接受的年平均有效剂量不应超过 20mSv，任何单一年份不应超过 50mSv；此外，当任何一个工作人员自此延长平均期开始以来所接受的剂量累计达到 100mSv 时，应对这种情况进行审查。②剂量限制的临时变更应遵循审管部门的规定，但任何一年内不得超过 50mSv，临时变更的期限不得超过 5 年。

2. 对公众的剂量限值

对于公众中的关键人群组，国家标准也规定了剂量限值。须指出的是，医疗照射和环境本底照射所致剂量不包含在公众剂量限值之内。

（1）公众剂量限值

实践使公众中有关关键人群组的成员所受到的平均剂量估计值不应超过下述限值：①年有效剂量，1mSv；②特殊情况下，如果 5 个连续年的年平均剂量不超过 1mSv，则某一单一年份的有效剂量可提高到 5mSv；③眼晶体的年当量剂量，15mSv；④四肢（手和足）或皮肤的年当量剂量，50mSv。

（2）慰问者及探视人员的剂量限制

上述（1）所规定的公众剂量限值不适用于患者的慰问者（如并非他们的职责、明知会受到照射却自愿帮助护理、支持和探视、慰问正在接受医学诊断或治疗的患者的人员）。但是，应对患者依慰问者所受的照射加以约束，使他们在患者诊断或治疗期间所受的剂量不超过 5mSv。应将探视摄入放射性物质患者的儿童所受的剂量限制于 1mSv 以下。

三、放射卫生防护

从放射防护角度来说，照射情况分为以下三种情况：计划照射、应急照射和既存照射。计划照射情况是指计划引入或操作辐射源的情况（这类照射情况包括以前分类为实践的情况）；应急照射情况是指在计划照射情况的运行过程中可能发生，或由恶意行为引起的，并需要采取应急措施的意外情况；既存照射情况是指在决定必须采取控制措施时照射已经存在的情况，如天然本底辐射引起的照射。电离辐射主要通过外照射、内照射和表面污染等途径对人体健康造成影响。外照射即辐射源位于人体之外，通过发射的 X 射线、γ 射线、中子等射线作用于人体。内照射即放射性物质通过呼吸道、消化道、皮肤吸收、伤口等途径进入人体，对蓄积器官、靶器官及其周围组织造成损伤。表面污染是放射性核素沾染到皮肤的情况。

（一）外照射及其防护

外照射防护的基本原则：尽量减少或避免射线从外部对人体的照射，使之所受照射不超过国家规定的剂量限值。对于外照射的防护，主要有时间防护、距离防护和物质屏蔽三种基本措施。时间防护，即尽可能缩短与辐射源的接触时间；距离防护，即尽量增大受照对象与辐射源之间的距离；物质屏蔽，即在辐射源与受照对象之间设置适当的屏蔽物。除了以上三项措施以外，在满足需要的情况下，尽量选择活度小、能量低、容易防护的辐射源，这也是十分重要的。

1. 时间防护

对于相同条件下的照射，人体接受的剂量与照射的时间成正比。因此，减少接受照射的时间，就可以明显减少吸收剂量。缩短照射时间的示例：操作熟练，操作步骤简单易行；避免在电离辐射场所中做不必要的逗留；在某些特殊场合下，如抢修设备和排除故障等，作业人员必须在强辐射场内持续工作一段时间的，此时可采取轮流、替换办法，限制每个人的操作时间使其所受的剂量控制在拟定的限值以下。

2. 距离防护

对于点源，如果不考虑介质的散射和吸收，它在相同方位角的周围空间所产生的直接照射剂量与距离的平方成反比。实际上，只要不是在真空中，介质的散射和吸收总是存在的，因此，直接照射剂量随着与源的距离的增加而迅速减少。在非点源和存在散射照射的条件下，近距离的情况比较复杂；对于距离较远的地点，其所受的剂量也随着距离的增加而迅速减少。在实际工作中，可利用或自制一些结合具体情况的操作工具，如钳子、镊子或具有不同功能的长柄器械或机械手，以此来进行远距离操作，使控制室或控制台与放射源之间有足够的距离。

3.屏蔽防护

射线与物质发生作用，可以被吸收和散射，即物质对射线有屏蔽作用。对于不同的射线，其屏蔽方法是不同的。对于 γ 射线和 X 射线，用原子序数高的物质（如铅）效果较好。对 β 射线则先用低原子序数的材料（如有机玻璃）阻挡 β 射线，再在其后面用高原子序数的物质阻挡激发的 X 射线。对中子的屏蔽可以使用富含氢原子的材料（如水和石蜡）。对 α 射线的屏蔽很容易；在体外，它基本上不会对人体造成危害，但它的内照射危害特别严重。

（二）内照射及其防护

内照射防护的基本原则是：避免食入、减少吸收、增加排泄、避免在污染区逗留，场所去污染，减少人员体内污染机会。具体措施包括以下几方面：

1.围封隔离

对于开放型放射工作场所必须采取严密而有效的围封隔离措施，放射性工作必须限制在指定的区域进行，避免放射性物质向周围环境扩散。

2.保洁去污

主要包括：①严格遵守操作规定，防止或减少污染的发生。②保持工作场所的清洁卫生，对受污染的表面应及时去污。③对短半衰期放射性核素污染，封固其表面，做好标记（时间、种类等），让其自然衰变。④操作挥发性的放射性核素，应在通风橱内进行。⑤房间应合理通风，有条件者安装空气净化装置。

3.个人防护

内照射个人防护的具体措施包括：①操作开放型放射性核素的人员，应根据工作性质正确穿戴相应的防护具，如工作服、工作帽、靴鞋、手套和口罩，必要时可穿戴隔绝式或活性炭过滤面具或特殊防护口罩。②限制暴露于污染环境中的时间。③遵守个人卫生规定，不得在开放型放射性工作场所或污染区进食或吸烟等。④建立内照射监测系统。⑤对放射性工作人员体表及工作场所和周围环境中的空气和水源进行常规监测。⑥个人应佩戴剂量仪，工作场所和排风口设置空气剂量仪。⑦经常记录个人和场所监测档案。

（三）电离辐射防护常用的量和单位

1.基本量和单位

（1）半衰期

半衰期 t 是放射性原子核数目衰减到原来数目一半所需的时间。用于表述半衰期时间长度的单位通常有：毫秒（ms）、秒（s）、分（min）、时（h）、年（y）。

$$N = \frac{1}{2} N_o = N_o \mathrm{e}^{-\lambda t}$$

式中：N_o 为初始时刻放射性原子核的数目；N 为一个半衰期后放射性原子核的数目；λ 为衰变常量，其量纲是时间的倒数。它的大小与放射性核素的种类有关，决定了衰变的快慢。不同的放射性核素，具有不同的衰变常量。其表征的物理意义为单位时间内放射性原子核的衰变概率。

（2）活度

活度 A 表征某一放射性物质或放射源在单位时间内发生衰变的次数，其单位为居里（Curie，简称 Ci）或贝克勒尔（Becquerel，简称 Bq）。Bq 为国际单位，与 Ci 之间的关系式如下：

$$1\mathrm{Ci} = 3.7 \times 10^{10} \mathrm{Bq}$$

在实际工作中，比活度也是人们关心的 T 量，其表示单位质量或单位体积放射性物质的活度。对于放射源或固体放射性物质而言，其单位质量的活度称为比活度，单位为 $\mathrm{Bq \cdot g^{-1}}$ 或 $\mathrm{Bq \cdot kg^{-1}}$；对于液体或气态的放射性物质而言，其单位体积的活度称为活度浓度，单位为 $\mathrm{Bq \cdot cm^{-3}}$ 或 $\mathrm{Bq \cdot m^{-3}}$。

在辐射防护实践中，除了放射性物质的活度、比活度等比较重要外，放射性物质衰变所发出的射线种类和强度也同样重要。即对于某一放射性原子核而言，其衰变一次所发出的射线具有一定分支比。放射性原子核衰变类型和衰变所产生的射线种类、能量、分支比可通过查阅相关数据库或从国际原子能机构（IAEA）等网站获得。

（3）注量

注量是用于描述电离辐射场中某一区域粒子的疏密程度。设辐射场中某一区域包含不同穿行方向的粒子。为了确定该区域某一点P附近的粒子疏密程度，以P点为圆心画一小圆，其面积为 $\mathrm{d}\alpha$。保持 $\mathrm{d}\alpha$ 的圆心在 P 点不变，而改变 $\mathrm{d}\alpha$ 的取向，以正面迎接从各方向射来并垂直穿过面积元 $\mathrm{d}\alpha$ 的粒子数 $\mathrm{dN_i}$。$\mathrm{d}\alpha$ 在改变取向的过程中，形成一个球，将 $\mathrm{dN_i}$ 求和，$\mathrm{d}N = \sum_i N_i$。dN 除以 $\mathrm{d}\alpha$ 所得的商称为注量，记为 Φ。

$$\Phi = \frac{\mathrm{d}N}{\mathrm{d}a}$$

注量率为单位时间内进入单位截面积球中的粒子数，记为 φ。

$$\varphi = \frac{\mathrm{d}\Phi}{\mathrm{d}t}$$

注量的国际单位是 $\mathrm{m^{-2}}$，注量率的国际单位是 $\mathrm{m^{-2} \cdot s^{-1}}$。

（4）照射量

照射量是根据光子对空气的电离能力来度量光子辐射场的一个物理量，是最早被应用的一个剂量学量。一束 X 或 γ 射线穿过空气时与空气发生相互作用而产生次级电子，这些次级电子在使空气电离而产生离子对的过程中，最后全部丧失了本身的能量。照射量是表示 X 或 γ 射线在空气中产生电离大小的物理量，其定义为 dQ 除以 dm 而得的商，即

$$X = \frac{dQ}{dm}$$

式中：dQ 表示 X 或 γ 射线在质量为 dm 的一个体积元的空气中，当光子产生的全部电子（正、负电子）均被阻留于空气中时，在空气中所形成的一种符号的离子总电荷的绝对值。

（5）比释动能

比释动能是不带电粒子与物质相互作用过程中，在单位质量的物质中产生的带电粒子的初始动能的总和。严格定位为：不带电粒子在无限小体积元内释出的所有带电粒子的初始动能之和的期望值 $d\bar{\varepsilon}_{tr}$，除以该体积元内物质的质量 dm 而得的商，即：

$$K = \frac{d\bar{\varepsilon}_{tr}}{dm}$$

比释动能 K 的国际单位（SI）用焦耳每千克（J•kg^{-1}）表示，法定单位的专门名称为戈瑞，用符号 Gy 表示。

比释动能率 $\dot{K}$ 是单位时间内物质的比释动能。在 t 至 t+dt 时间内，比释动能为 dK，则称

$$\dot{K} = \frac{dK}{dt}$$

为该物质在 t 时刻的比释动能率。

比释动能率 $\dot{K}$ 的国际单位（SI）用焦耳每千克每小时（J·kg^{-1}·h^{-1}）表示，法定单位的专门名称为戈瑞每小时，用符号 Gy·h^{-1} 表示。

（6）吸收剂量

吸收剂量的定义为：电离辐射沉积于某一无限小体积元中物质平均授予能除以该体积元中物质的质量而得的商，即

$$D = \frac{d\bar{\varepsilon}}{dm}$$

式中：$d\bar{\varepsilon}$ 为电离辐射授予质量为 dm 的物质的平均能量，称为平均授予能。

授予能 ε 指电离辐射授予某一体积元的能量中，被该体积元所吸收的那一部分能量，即

$$\varepsilon = R_{\text{in}} - R_{\text{out}} + \sum Q$$

式中：R_{in} 是进入该体积元的辐射能，指进入该体积元的所有带电和不带电的电离粒子能量（对有静止质量的电离粒子而言，该能量不包括静止能量，仅指动能）的总和；R_{out} 是逸出该体积元的辐射能，指离开该体积元的所有带电和不带电的电离粒子能量（对有静止质量的电离粒子而言，该能量不包括静止能量，仅指动能）的总和；$\sum Q$ 是在该体积元内发生的任何核和基本粒子的转变中，核和基本粒子静止质量所有变化的总和（体积元内质量因核和基本粒子的转变减少时，能量为增加；体积元内质量因核和基本粒子的转变增加时，能量为减少）。授予能 ε 的国际单位（SI）为焦耳（J）。

吸收剂量 D 的国际单位（SI）用焦耳每千克（$J \cdot kg^{-1}$）表示，法定单位的专门名称为戈瑞，用符号 Gy 表示。吸收剂量的另一个常用的非法定单位为拉德，用 rad 表示。Gy 和 rad 之间的关系如下：

$$1Gy = 100rad$$

吸收剂量率 $\dot{D}$ 指单位时间内物质的吸收剂量。在 t 至 $t + dt$ 时间内，吸收剂量为 dD，则称

$$\dot{D} = \frac{\mathrm{d}D}{\mathrm{d}t}$$

为该物质在 t 时刻的吸收剂量率。

2. **防护量和单位**

（1）器官吸收剂量

人体某一特定组织或器官 T 内的平均剂量 D_T，由下式给出：

$$D_T = \frac{1}{m_T} \int_{mT} D\mathrm{d}m$$

式中：$\int_{mT}$ 为组织或器官的质量；D 为质量元 dm 内的吸收剂量。

器官吸收剂量的单位同吸收剂量，为焦耳每千克（$J \cdot kg^{-1}$），称为希沃特（Sv）。

（2）器官当量剂量

人体某一特定组织或器官受不同类型的辐射，以及受同一类型不同能量的辐射照射时，其辐射危害是不同的。组织或器官的当量剂量 $H_{T,R}$ 通过下式定义：

$$H_{T,R} = D_{T,R} \cdot w_R$$

式中：$D_{T,R}$ 为辐射 R 在组织或器官 T 内产生的平均吸收剂量；w_R 为辐射 R 的辐射权重因数。

当辐射场是由具有不同 w_R 值的不同类型的辐射所组成时，组织或器官的当量剂量为

$$H_{T,R} = \sum_R D_{T,R} \cdot w_R$$

器官当量剂量的单位同吸收剂量，为焦耳每千克（J·kg^{-1}），称为希沃特（Sv）。

（3）有效剂量

有效剂量 E 定义为人体各组织或器官的当量剂量乘以相应的组织权重因数后的和：

$$E = \sum_T w_T \cdot H_T$$

式中：H_T 为组织或器官 T 所受到的当量剂量；w_T 为组织或器官 T 的组织权重因数。由器官当量剂量的定义可得

$$E = \sum_T w_T \cdot \sum_R w_R \cdot D_{T,R}$$

有效剂量的单位为焦耳每千克（J•kg^{-1}），称为希沃特（Sv）。

第二节 放射卫生监督

一、放射卫生监督概述

放射卫生监督是指国家卫生行政部门，依据放射卫生相关法律、法规、规章、标准和规范等规定，对放射工作单位实施监督，检查和督促其履行法定义务，并对违法行为依法给予处罚的具体行政行为。

（一）放射卫生监督目的和依据

1. 监督目的

放射卫生监督管理是为保证国家放射卫生法律、法规贯彻实施而进行的监督活动。国家通过放射卫生立法，建立监管机构和技术支撑机构，制定放射卫生管理制度，对放射有关的活动进行监督检查、评价和处理。

放射卫生监督是国家卫生监督的一部分，本质上是属于卫生行政执法范畴。放射卫生监督目的是预防、控制和消除放射性危害，尽可能降低或避免放射工作人员、患者及公众的受照剂量，防止或减少放射损伤现象的发生，保障放射工作人员、患者及公众的身体健康与生命安全，促进核能和射线技术的合理应用及可持续发展。

2. 监督依据

放射卫生监督执行的依据是《中华人民共和国职业病防治法》（以下简称《职业病防治法》）、《放射性同位素与射线装置安全和防护条例》等法律法规及其配套规章、标准和规范。放射卫生法律、法规的特点：一是具有规范性，放射卫生法规作为一种特殊的社会规范，主要是规范放射工作单位、放射工作人员和相关机构及其人员的行为。包括单位和人员应当有什么行为，单位和人员不得有什么行为，单位和人员违反法律、法规应当受到何种处罚。二是具有强制性，依靠行政强制力保证法律、法规的实施。不管相对人的主观愿望如何，有何种理由，都必须遵守法律、法规的规定，不得违反，否则将受到行政强有力的干预，违法者将受到处罚。三是适用普遍性和技术特殊性，所谓适用普遍性是指法律、法规作为行为规范，在规定的适用范围和期间内具有普遍适用的效力和特性，不是针对某一地区、某一单位或个人。所谓技术特殊性是指电离辐射作为一种特殊的危害方式，在管理上应采取较为严格、严密和科学的管理方式。四是公平性和公正性，在监督过程中，必须以法律为准绳，以事实为依据，用法律衡量是非对错，做到公平和公正。

（二）放射卫生监督内容

放射卫生监督的内容随着放射卫生法律、法规的完善和职能的调整也在不断发生变化，20 世纪 80 年代末国务院发布了《放射性同位素与射线装置放射防护条例》（国务院 44 号令），卫生行政部门依法管理生产、使用、销售放射性同位素与射线装置的单位与个人。但是随着时间的推移，在中央编办发〔2003〕17 号《关于放射源安全监管部门职责分工的通知》后，卫生行政部门的监管职能进行了调整。卫生行政部门的监管职责为：负责放射源的职业病危害评价管理工作；负责放射源诊疗技术和医用辐射机构的准入管理；参与放射源的放射性污染事故应急工作；负责放射源的放射性事故的医疗应急。21 世纪初，国务院发布了《放射性同位素与射线装置安全和防护条例》（国务院 449 号令），行业主管部门调整为环保部门，而在中央编办《关于职业卫生监管部门职责分工的通知》（中央编办发〔2010〕104 号）中，对于放射卫生监督的职责又进行了调整。卫生部门职责是个人剂量监测、放射防护器材和含放射性产品检测等技术服务机构的资质认定和监督管理；审批承担职业健康检查、职业病诊断的医疗卫生机构并进行监督管理；规范职业病的检查和救治；会同相关部门加强职业病防治机构建设；负责医疗机构放射性危害控制的监督管理。《全国人民代表大会常务委员会关于修改〈职业病防治法〉的决定》中新修改的职业病防治法增加了部分新的内容，执法主体发生了变化，但修改后的《职业病防治法》提出："对医疗机构放射性职业病危害控制的监督管理,由卫生行政部门依照本法的规定实施。"可见职业病防治法仍然是我们做好卫生监督的最有效法律依据。原卫生部依据新修改的《职业病防治法》，发布了《放射卫生技术服务机构管理办法》《放射诊疗建设项目卫生审查管理规定》和《放射卫生专家库管理办法》。这三个文件的发布规范了放射卫生技术服务行为，加强了对放射卫生技术服务机构的管理和放射诊疗建设项目的卫生审查管理工作。目前放射卫生监督的内容如下：

1. 医疗机构放射诊疗许可

根据《放射性同位素与射线装置安全和防护条例》第三条第一款规定：国务院公安、卫生等部门按照职责分工和本条例的规定，对有关放射性同位素、射线装置的安全和防护工作实施监督管理。第八条第二款规定：使用放射性同位素和射线装置的医疗卫生机构，还应当获得放射源诊疗技术和医用辐射机构许可。放射诊疗技术与医用辐射机构的准入，实质上就是放射诊疗的许可，应当包含对医疗机构开展放射诊疗工作具备的安全防护和质量控制条件的审查认可。

原卫生部依据《职业病防治法》《放射性同位素与射线装置安全和防护条例》和《医疗机构管理条例》制定了《放射诊疗管理规定》，对放射诊疗许可做出了具体要求。《放射诊疗管理规定》规定：医疗机构开展放射诊疗工作，应当具备与其开展的放射诊疗工作相适应的条件，经所在地县级以上地方卫生行政部门的放射诊疗技术和医用辐射机构许可。医疗机构放射诊疗许可简称放射诊疗许可。医疗机构取得放射诊疗许可证后，到核发医疗机构执业许可证的卫生行政执业登记部门办理相应诊疗科目登记手续。未取得放射诊疗许可证或未进行诊疗科目登记的，不得开展放射诊疗工作。

2. 医疗机构的放射性危害控制的监督管理

医疗机构的放射性危害控制的监督管理包括放射卫生预防性卫生监督和经常性卫生监督内容。预防性卫生监督是指卫生行政部门依据相关发法律、法规，对可能产生职业病危害的新建、改建、扩建项目和技术改造、技术引进项目卫生审查各阶段进行卫生监督管理的执法活动；经常性卫生监督是指卫生行政部门根据国家法规、标准要求，对放射工作单位实施定期、不定期的放射卫生监督管理。

医疗机构的放射性危害主要是来自放射诊疗工作，为了有效控制放射性危害，做好职业病危害前期预防工作，对放射卫生防护设施进行职业病危害放射防护预评价，通过预评价来判定采取有效防护措施的可行性，确保拟采取放射防护设施能有效控制职业危害。工程竣工验收前要进行职业病危害放射防护控制效果评价，通过监测评价是否符合有关法律、法规和标准的要求，防护设施是否能有效控制职业病危害，是否具备验收条件。要通过预防性卫生监督工作来督促放射诊疗单位严格执行国家法律、法规、标准和规范，有效控制职业危害，确保放射工作人员和广大公众的健康与安全。医疗机构的放射卫生监督主要包括放射防护设施、放射诊疗设备和放射工作人员的职业健康监护的监督管理，监督工作要紧紧围绕以上三方面开展工作。放射诊疗过程中放射性危害控制是非常重要的，放射诊疗设备的放射防护性能、工作质量和工作场所辐射水平随着时间推移都有可能发生变化，这些变化将直接影响到放射工作人员、患者和公众的健康与安全。全民法律认知程度和文化素质的全面显著提高，以及自我保护意识的增强，也要求开展放射诊疗的单位提高管理水平，保证放射诊疗工作质量，通过经常性卫生监督工作能及时发现问题，及时采取相应措施，控制放射性职业危害。

《职业病防治法》执法主体为安全生产监督管理局，但规定：对医疗机构放射性职业病危害控制的监督管理，由卫生行政部门依照本法的规定实施。所以对个人剂量监测、职业健康检查、卫生防护知识培训、健康监护档案、职业病诊断仍然可按照职业病防治法进行监督管理。卫生部专门发布了《放射工作人员职业健康管理办法》，提出了具体的要求，并赋予卫生行政部门对这些放射诊疗单位进行监督管理的职责，从而来规范放射工作单位、放射工作人员、个人剂量监测、职业健康检查、卫生防护知识培训、健康监护档案、职业病诊断与鉴定和健康保健等健康管理中的各项工作。

在医疗机构的医疗救治过程中放射诊疗设备发挥巨大的作用，但放射诊疗设备的质量将直接影响诊断和治疗的质量，所以，放射诊疗设备的定期检测和日常质量控制检测尤为重要。《放射诊疗管理规定》第二十条规定：医疗机构的放射诊疗设备和检测仪表，应当符合下列要求：①新安装、维修或更换重要部件后的设备，应当经省级以上卫生行政部门资质认证的检测机构对其进行检测，合格后方可启用；②定期进行稳定性检测、校正和维护保养，由省级以上卫生行政部门资质认证的检测机构每年至少进行一次状态检测；③按照国家有关规定检验或者校准用于放射防护和质量控制的检测仪表；④放射诊疗设备及其相关设备的技术指标和安全、防护性能，应当符合有关标准与要求。不合格或国家有关部门规定淘汰的放射诊疗设备不得购置、使用、转让和出租。国家以法规的形式要求医疗机构要做好诊疗设备的日常维护和诊疗设备稳定性检测工作等一系列的质量保证工作，从而确保放射诊疗的质量。

通过对医疗机构进行放射卫生监督管理，来判定医疗机构执行法律、法规、规章、标准和规范等情况；放射防护管理制度和质量保证方案等制度的落实情况；职业健康监护制度和防护措施的落实情况。

3. 放射卫生技术服务机构的监督管理

放射卫生技术服务机构出具的各种技术报告是卫生行政部门行政许可和卫生监督的重要依据。放射卫生技术服务机构是在《职业病防治法》发布后，由卫生行政部门批准从事职业病危害放射防护检测评价、个人剂量监测、放射工作人员职业健康检查和诊断、放射防护器材检测、放射诊疗设备质量控制检测等机构。修改的《职业病防治法》删除了"职业病危害预评价、职业病危害控制效果评价由依法设立的取得国务院安全生产监督管理部门或者设区的市级以上地方人民政府安全生产监督管理部门按照职责分工给予资质认可的职业卫生技术服务机构进行"，但是保留了"职业病危害因素检测、评价由依法设立的取得国务院安全生产监督管理部门或者设区的市级以上地方人民政府安全生产监督管理部门按照职责分工给予资质认可的职业卫生技术服务机构进行"。考虑到医疗机构仍须开展放射卫生技术服务工作，卫监督发〔2012〕25号文件中规定："放射卫生技术服务机构是指为医疗机构提供放射诊疗建设项目职业病危害放射防护评价、放射卫生防护检测，提供放射防护器材和含放射性产品检测、个人剂量监测等技术服务的机构。"放射卫生技术服务机构仍然由卫生行政部门进行审批，对于放射卫生技术服务机构同样也可按照《职业病防治法》和国家有关法规进行监督管理。放射卫生技术服务机构服务的能力、出具报告的准确和可靠性将直接关系到放射工作人员和广大公众的切身利益，所以要加强放射卫生技术服务机构的监督管理，要求放射卫生技术服务机构在技术服务工作中，做到依法开展各项放射卫生技术服务工作。

（三）放射卫生监督检查方法

卫生监督检查是指卫生行政部门依据法定的卫生监督职权，为了保障卫生法律、法规、规章以及所做出的卫生行政处理或处罚决定得到遵守和履行，依法对公民、法人或者其他组织守法和履行法定义务的情况实施的检查、了解和监督的行政行为。对医疗机构放射卫生现场的监督检查是了解医疗机构落实《职业病防治法》《放射诊疗管理规定》等法律、法规和标准的重要工作内容之一。通过检查，第一时间真实掌握被检查单位的放射卫生实际工作情况，及时了解相对人遵守卫生法律、法规、标准和规范的情况，可以预防和及时纠正相对人的违法行为，促使相对人守法，使被违法行为所破坏的社会卫生秩序得以恢复，保障人民群众的健康不受损害，从而保证卫生法律规范的有效实施。

1. 听取汇报

听取被监督单位开展放射诊疗工作情况的汇报；询问有关人员或进行座谈，了解医疗机构放射防护管理组织和管理人员开展放射诊疗防护管理工作的情况，以及存在的主要问题及对策。

2. 查阅书面资料

开展监督检查时，应要求被检查单位提交各类书面材料，包括各类证件，如医疗机构执业许可证和放射诊疗许可证正副本；放射诊疗建设项目管理资料，如开展建设项目评价、卫生审查和竣工验收等资料；放射防护管理组织工作情况，如放射防护管理组织成立文件、会议纪要和内部检查记录；制度管理情况，如放射防护管理制度制修订情况、与所开展的放射诊疗工作相适应的放射诊疗质量保证方案制修订情况；放射工作人员健康监护情况，如放射工作人员个人剂量监测报告、放射工作人员职业健康检查报告、放射工作人员培训记录；放射诊疗设备管理情况，如设备维护维修记录、质量状态检测报告；放射工作场所管理情况，如工作场所安全检查记录、辐射水平检测报告；应急管理情况，如应急预案及应急演练材料。

3. 现场查验

重点检查医疗机构执行国家法律法规和标准，落实放射防护管理制度的具体情况。现场查验一方面要检查在查阅书面资料无法查实的具体情况，如放射防护设施的情况（工作状态指示灯、电离辐射警示标志和个人防护用品配备情况）；放射诊疗工作场所各种安全连锁的设置及运行情况（现场检验）；查看放射工作人员操作放射诊疗设备的工作情况；查看开展放射诊疗活动时，为受检者和陪护人员使用个人防护用品情况等。另一方面要核实书面资料情况，将书面资料与现场进行比对，如放射诊疗许可证副本上登记的放射诊疗设备，与现场实际使用的放射诊疗设备是否一致。

4. 现场访谈

对放射诊疗工作人员进行现场访谈，了解其放射诊疗工作开展情况。例如，对放射科、放疗科、核医学科科室负责人员进行访谈，了解其对本部门放射诊疗安全和质量管理工作的流程是否熟悉，对各岗位工作要求是否清楚；对相关专业技术人员进行访谈，了解物理人员、操作设备的技术人员是否清楚本工作岗位的具体细节性要求。

5. 现场快速检测

为了解医疗机构放射诊疗工作场所的防护状况，放射卫生监督检查中可以使用快速检测仪器开展现场快速检测。现场快速检测应当针对放射诊疗机构在开展放射诊疗工作中容易发生问题的重点对象、重点环节开展。

（四）放射卫生监督结果的处理

依法行政是现代化法治国家进行行政管理的基本原则，也是各国行政法的核心内容。在我国，行政执法是国家机关依法进行行政管理的保证，是建设社会主义法治国家的基本要求，也是保证社会安定、经济平稳发展，提高工作效率的有效措施。放射卫生法律、法规、标准是监督部门进行放射卫生监督检查结果的处理依据，要以相应法律、法规和标准去衡量被监督单位的工作情况，确定他们的行为、管理符合法规、标准的要求。对其违法行为，要本着公正、公平、公开，监督与服务相结合的原则进行行政处罚。

二、放射诊疗建设项目评价

（一）法律渊源

《中华人民共和国职业病防治法》规定：新建、扩建、改建建设项目和技术改造、技术引进项目（以下统称建设项目）可能产生职业病危害的，建设单位在可行性论证阶段应当进行职业病危害预评价。

《中华人民共和国职业病防治法》规定：建设项目在竣工验收前，建设单位应当进行职业病危害控制效果评价。

《放射诊疗管理规定》规定：新建、扩建、改建放射诊疗建设项目，医疗机构应当在建设项目施工前向相应的卫生行政部门提交职业病危害放射防护预评价报告，申请进行建设项目卫生审查。立体定向放射治疗、质子治疗、重离子治疗、带回旋加速器的正电子发射断层扫描诊断等放射诊疗建设项目，还应当提交卫生部指定的放射卫生技术机构出具的预评价报告技术审查意见。

《放射诊疗管理规定》规定：医疗机构在放射诊疗建设项目竣工验收前，应当进行职业病危害控制效果评价；立体定向放射治疗、质子治疗、重离子治疗、带回旋加速器的正电子发射断层扫描诊断等放射诊疗建设项目，应当提交卫健委指定的放射卫生技术机构出具的职业病危害控制效果评价报告技术审查意见和设备性能检测报告。

《放射诊疗建设项目卫生审查管理规定》规定：放射诊疗建设项目按照可能产生的放射性危害程度与诊疗风险分为危害严重和危害一般两类。危害严重类的放射诊疗建设项目包括立体定向放射治疗装置、医用加速器、质子治疗装置、重离子治疗装置、钴–60治疗机、中子治疗装置与后装治疗机等放射治疗设施，正电子发射计算机断层显像装置（PET）与单光子发射计算机断层显像装置（SPECT）及使用放射性药物进行治疗的核医学设施。其他放射诊疗建设项目为危害一般类。

《放射诊疗建设项目卫生审查管理规定》规定：建设单位应当在可行性论证阶段和竣工验收前分别委托具备相应资质的放射卫生技术服务机构编制放射诊疗建设项目职业病危害放射防护预评价报告和职业病危害控制效果放射防护评价报告。立体定向放射治疗装置、质子治疗装置、重离子治疗装置、中子治疗装置、正电子发射计算机断层显像装置（PET）等建设项目的放射防护评价，应由取得甲级评价资质的放射卫生技术服务机构承担。

《放射诊疗建设项目卫生审查管理规定》规定：放射诊疗建设项目职业病危害放射防护评价报告分为评价报告书和评价报告表。对放射性危害严重类的建设项目，应编制评价报告书。对放射性危害一般类的建设项目，应编制评价报告表。同时具有不同放射性危害类别的建设项目，应当按照危害较为严重的类别编制评价报告书。

（二）建设项目评价的目的和意义

1. 目的

建设项目评价的目的是防止医疗机构放射性职业病危害，提高放射卫生管理水平和经济效益，即从建设项目可行性论证阶段通过职业病危害评价，贯彻有关国家、地方放射卫生方面的法律、法规、标准、规范，提出放射防护要求，采取积极有效的措施，把放射性职业病危害控制在投入使用之前，提高建设项目运行后放射性职业病危害防护水平，以防患于未然，从而预防、控制和消除放射诊疗建设项目可能产生的放射性职业病危害，保护放射工作人员、受检者、公众的健康权益，促进经济发展。

2. 意义

第一，通过法制手段强化建设单位放射性职业病防治意识，积极预防、控制和消除放射诊疗建设项目的放射性职业病危害。当前我国有关建设项目职业病防治管理的法制还不健全，有的建设单位没有控制，致使一些职业病危害严重的建设项目未经职业病危害评价、审查、验收擅自投入使用。有的地方政府和单位领导没有真正了解到职业病及职业病危害导致的严重后果，没有意识到职业卫生工作特别是保护劳动者健康与经济发展的关系，忽视建设项目职业病危害评价工作。由于缺乏建设项目职业病危害与评价及职业病危害控制效果评价，有的建设单位直到项目投入使用都不了解建设项目中产生的职业病危害因素机器危害情况，对职业病危害未采取任何防范措施，从而导致严重的职业病危害的案例屡见不鲜，给国家、建设单位造成经济、社会上的不良影响，给劳动者及其家庭造成严重的不良后果。我国已经加入WTO，因此当前很有必要建立健全建设项目职业病危害评价制度，通过法律手段明确建设单位、评价机构、卫生行政部门在放射诊疗建设建设项目放射卫生管理方面的法律责任和义务，强化建设单位职业病防治的法律意识，通过建设项目职业病危害评价提高建设单位对建设项目职业病危害的认知程度，从而积极采取预防、控制和消除职业病危害的措施，保护劳动者健康。

第二，是贯彻"预防为主"卫生工作方针的最积极、最有效的措施。"预防为主"是我国卫生工作的基本方针，建设项目职业病危害评价是贯彻这一方针的具体体现，同时也是贯彻这一方针最积极、最有效的措施。预测、预防职业病危害是实现职业卫生管理现代化的必要手段。按照《职业病防治法》的要求，在建设项目可行性论证阶段实施职业病危害预评价，对建设项目可能产生的职业病危害因素及其对工作场所和劳动者健康影响做出评价，提出合理的职业病危害防护对策；在建设项目竣工验收前，实施职业病危害控制效果评价，对建设项目职业病危害防护设施的控制效果进行科学、全面评价。建设项目职业病危害评价从建设项目前期工作入手，贯彻有关职业卫生方面的法律、法规、标准、规范，预测、预防建设项目正式投入运行或者使用后可能出现的职业病危害及其事故，从而有效地提高建设项目职业卫生设计方面的工作质量和正式投入运行或者使用后的职业病危害的控制水平。建设项目职业病危害评价将职业病危害因素预防、控制和消除在建设项目正式投入运行或者使用之前，改变了我国以往在职业卫生管理工作中"先建设、后治理"的被动局面。

第三，是预防、控制和消除职业病危害的最佳途径。预防、控制和消除职业病危害的根本措施是改革工艺，应用有利于职业病防治和保护劳动者健康的新技术、新工艺、新材料；积极采用现行有效的职业病防治技术、工艺、材料；限制使用或者淘汰职业病危害严重的技术、工艺、材料。建设项目职业病危害评价，使职业病危害防护措施的设计与工艺设计有机地结合起来，在工艺分析的基础上，充分考虑建设项目在建设地点的选择、总平面布置、工艺及设备布局、建筑卫生学要求、卫生工程防护设施、辅助卫生用室、个人防护用品、应急救援设施、职业卫生管理等方面是否符合卫生要求，为建设项目总体职业卫生方面的设计提供了基本保证。优选了职业病危害防护措施方案，避免了建设项目投入使用后因为职业卫生问题引起的返工和调整，从而提高了职业病危害控制的投资效果。

（三）建设项目评价的原则和程序

1. 原则

建设项目职业病危害评价关系到建设项目建成并投入使用后能否符合国家职业卫生方面法律、法规、标准、规范的要求，能否预防、控制和消除职业病危害，是保护劳动者健康及其相关权益，促进经济发展的关键性工作。这项工作不但具有较复杂的工程技术性，而且还有很强的政策性，因此，必须以建设项目为基础，以国家职业卫生法律、法规、标准、规范为依据，用严肃的科学态度开展和完成职业病危害评价任务，在工作中始终遵循严肃性、严谨性、公正性、可行性的原则。

（1）严肃性

建设项目职业病危害评价制度是《职业病防治法》中确立的主要法律制度之一，即建设项目职业病危害评价是国家以法律形式确定下来的，法律、法规是职业病危害评价的重要依据。因此，承担职业病危害评价工作的机构及人员必须首先学习、掌握并严格执行国家、地方、行业颁布的有关职业卫生方面的法律、法规、标准、规范，在评价过程中以此为依据，剖析建设项目在执行国家、地方、行业颁布的有关职业卫生方面的法律、法规、标准、规范中存在的问题，为建设项目的决策、设计和职业卫生管理提出符合国家职业卫生法律、法规、标准、规范要求的评价结论和建议。

（2）严谨性

建设项目职业病危害评价设计的学科范围广，影响因素复杂多变，尤其是建设项目职业病危害预评价在时间上又具有超前性，为保证建设项目职业病危害评价能准确地反映建设项目的客观实际和结论的正确性，在开展建设项目职业病危害预评价和职业病危害控制效果评价的全过程中，必须建立完善的质量体系，依据科学的评价方法和评价程序，以严谨的科学态度进行工作。

从收集资料、调查分析、职业病危害因素的识别及分析、现场及类比现场的检测、分析，直到做出评价结论与建议等每个环节，都必须严守科学态度、用科学的方法和可靠的数据，按照科学的工作程序一丝不苟地完成各项工作，最大限度地保证评价结论的正确性、合理性、可行性和可靠性。

（3）公正性

评价结论是建设项目决策、设计、管理的依据，也是国家卫生行政部门在建设项目职业病危害分类管理的依据。因此，对于建设项目职业病危害预评价和职业病危害控制效果评价的每一项工作环节都要做到客观和公正。在评价过程中要防止评价人员主观因素的影响，又要排除外界因素的干扰，避免出现倾向性。

建设项目职业病危害评价会涉及一些部门、集团、个人的某些利益。在评价时，必须以国家的总体利益为重，为保障劳动者在劳动过程中安全与健康，依据国家、地方、行业有关职业卫生方面的法律、法规、标准、规范和经济技术的可行性，提出客观、真实的评价结论。

（4）可行性

建设项目职业病危害评价的可行性的要求是，首先针对建设项目的实际情况和特征，对建设项目进行全面分析的程序和方法是可行的；其次要针对建设项目中可能产生或者产生的职业病危害因素及其对工作场所、劳动者健康的影响进行的分析和评价方法是合理的，既要符合项目实际，又要有理论依据；最后对建设项目拟采取或者采取的职业病危害防护设施的预期效果或者控制效果进行技术分析及评价，提出符合实际经济、技术条件的合理可行的对策。

2. 职业病危害预评价程序

（1）收集资料

主要收集以下几方面资料：①项目的批准文件。②项目的技术资料：a. 建设项目概况；b. 总平面布置情况；c. 生产过程拟使用的主要原料、辅料、中间品、产品的化学名称、用量或产量；d. 主要生产工艺流程、生产设备及其布局情况，生产设备机械化、自动化、密闭化程度；e. 拟采取的职业病危害防护措施情况；f. 有关设计图，如建设地点位置图、总平面布置图、生产工艺和设备布局图等；g. 有关职业卫生现场检测资料；h. 有关劳动者职业健康检查资料。③国家、地方、行业有关职业卫生方面的法律、法规、标准、规范。

（2）编制预评价方案

预评价方案主要包括以下内容：①预评价范围；②预评价的目的、依据；③职业病危害因素识别与分析内容和方法；④预评价工作的组织、经费、计划安排。

建设项目职业病危害预评价方案是预评价实施过程的总体设计方案，可以确保预评价工作的计划进度、明确预评价范围、确定评价方法等，避免返工。

（3）工程分析

①建设项目概况，包括建设地点、性质、规模、设计能力、劳动定员、总投资、职业病危害防护设施投资；②总平面布置；③生产过程拟使用的原料、辅料、中间品、产品化学名称、用量或产量；④主要生产工艺流程、生产设备及其布局、生产设备机械化、自动化、密闭化程度；⑤主要生产工艺、生产设备可能产生的职业病危害因素种类、部位及其存在的形态；⑥拟采取的职业病危害防护措施，包括选址、总平面布置、生产工艺和设备布局、建筑学卫生要求（包括车间采暖、通风、空调、采光、照明、墙体、墙面、地面等有关建筑设计方面的卫生要求）、卫生工程技术防护措施（包括防尘、防毒、防噪、防振、

防暑、防湿、防寒、防电离辐射、防非电离辐射、防生物危害措施等）、个人防护措施、辅助用室（包括生产用室和生活用室）、应急救援设施、职业卫生管理措施等。

（4）实施预评价

实施预评价主要包括以下两方面内容：①对建设项目可能产生的职业病危害因素对工作场所和劳动者健康的危害程度进行预测；②对拟采取的职业病防护措施的预期效果进行评价。

（5）得出预评价结论

在类比现场调研、工程分析、实施预评价的基础上，经定性分析、定量计算，得出预评价结论。

3.职业病危害控制效果评价程序

（1）收集资料

主要收集以下几方面资料：①项目的批准文件；②项目的技术资料；③国家、地方、行业有关职业卫生方面的法律、法规、标准、规范。

其中项目的技术资料包括：a.建设项目概况；b.总平面布置情况；c.生产过程使用的主要原料、辅料、中间品、产品情况；d.生产工艺情况；e.生产设备情况；f.职业病危害防护措施落实情况。

（2）编制控制效果评价方案

控制效果评价方案主要包括以下内容：①控制效果评价范围；②控制效果评价的目的、依据；③职业病危害因素分析与确定的内容和方法；④控制效果评价工作的组织、经费、计划安排。

（3）工程分析

①建设项目概况，包括建设地点、性质、规模、设计能力、劳动定员、总投资、职业病危害防护设施投资；②总平面布置；③生产过程使用的原料、辅料、中间品、产品名称、用量或产量；④主要生产工艺流程、生产设备及其布局；⑤主要生产工艺、生产设备产生的职业病危害因素种类、部位及其存在的形态；⑥采取的职业病危害防护措施。

（4）实施控制效果评价

实施控制效果评价主要包括以下两方面内容：①建设项目产生的职业病危害因素对工作场所和劳动者健康的危害程度进行评价；②对采取的职业病防护措施的控制效果进行评价。

（5）得出控制效果评价结论

在类比现场调研、工程分析、实施控制效果评价的基础上，经定性分析、定量计算，得出控制效果评价结论。

（6）编制控制效果评价报告

按照《建设项目职业病危害放射防护评价报告编制规范》要求编制控制效果评价报告。

（四）放射诊疗建设项目评价报告

1. 放射防护预评价报告书的内容

（1）概述

①任务来源与评价目的

说明本评价人物的来源与评价目的。

②评价范围

叙述评价的区域范围、防护与安全设施和人员范围。

③评价内容

简要介绍评价的主要内容，包括辐射源项、辐射危害因素及其控制措施、放射防护管理核事故应急措施等。

④评价依据

列出评价依据的法律、法规、规章、技术规施和标准，评价参考的其他资料。

⑤评价目标

评价目标包括：放射工作应当遵循的放射防护原则，建设项目拟采用的对辐射危害因素的管理目标值，相关技术条件或技术指标。

（2）建设项目概况与工程分析

①概况

包括以下内容：a.建设项目名称；b.建设单位；c.建设地址；d.建设项目性质，指新建、扩建、改建、技术引进或技术改造项目；e.建设规模，给出工程主要设施名称、建筑面积、投资总额；f.人员，建设项目总工作人员数，不同类别人员比例；g.发展规划，重点为辐射源增加计划；h.周围环境与居民情况；i.环境辐射水平。

②工程分析

a.叙述生产工艺原理、过程与设施布置情况，给出设施布置规划图和工艺流程图；b.按照卫生学要求对设施布置规划及工艺流程进行分析并做出评价。

（3）辐射源项分析

①辐射源项概况

介绍辐射源项概况，包括：辐射源装置的结果，与辐射有关的主要参数；辐射源的位置分布；放射性同位素或放射性物质中核素的名称、状态、活度、能量等指标。

②不同运行状态下的辐射源项

a.叙述正常运行状态下的主要辐射源，辐射种类，产生方式，辐射水平；b.叙述异常或事故状态下的主要辐射源，辐射种类，产生方式，辐射水平；如放出放射性核素，给出核素名称、状态、活度。

（4）防护措施评价

①工作场所布局、分区与分级

a. 对工作场所布局合理性进行评价。如对非密封源辐射工作场所，要求按放射性污染水平高、中、低顺序合理安排工作场所；对医用辐射设施，尽可能设置在建筑物底层的一端或单独设置。b. 介绍建设项目工作场所分区计划。放射性工作场所一般应分为控制区和监督区。c. 建设项目应按照有关标准对非密封源辐射工作场所进行分级。d. 给出工作场所的布局图，标明各工作场所的名称、区别和级别。

②屏蔽设计

a. 对放射防护屏蔽设计进行描述，包括设计依据，计算模式或公式，使用的参数；b. 对计算结果进行核对，按照防护要求和最优化原则对屏蔽设计进行评价。

③防护安全装置

对放射治疗等职业病危害风险较大的建设项目，应详细叙述以下防护安全装置拟设置情况并做出评价：a. 安全连锁装置，门 – 机连锁，控制台与装置连锁，其他连锁；b. 装置故障系统，故障自动停机系统，故障显示系统和报警装置；c. 装置运行保障系统；d. 观察和对讲装置。

④其他防护措施

a. 中子、质子等粒子辐射的防护；b. 感生放射性的防护；c. 警示标志设置情况；d. 工作场所排风、控制空气放射性污染和其他有害物质的措施；e. 非密封源辐射工作场所的设备表面、墙壁、工作台等处表面放射性污染控制措施；f. 出入口人员污染监测措施；g. 个人防护用具的配备计划；h. 三废处理过程中的防护措施。

（5）辐射监测计划

①辐射源监测

简要介绍监测项目、参数、监测频度。

②工作场所监测

简要介绍监测地点、项目、种类、监测频度。

③个人剂量监测

简要介绍监测人数、种类、监测周期。

④监测计划的评价

对辐射监测计划的合理性进行评价。

（6）辐射危害评价

①正常运行条件下的辐射危害评价

工作人员可能受到的内、外照射，关键人群组可能的平均年有效剂量、最高年有效剂量，与管理目标值和标准规定的剂量限值的比较。

②异常和事故情况下的辐射危害评价

评价潜在照射的健康影响，包括估计异常和事故情况发生的可能性，可能受到照射的人数及其受到危害的程度。

（7）应急准备与响应

①应急组织与职责

介绍拟设立的应急组织及其职责。

②应急计划

介绍应急计划并做出评价。

（8）放射防护管理

①管理组织和制度

介绍放射卫生防护管理组织、拟配备的人员及其职责；已制定或拟制定的管理规章制度。

②职业人员健康管理

叙述职业人员健康管理的以下内容并做出评价：a.工作人员的培训；b.个人剂量管理；c.职业健康检查；d.个人剂量与健康监护档案。

（9）结论和建议

①结论

结论应包括以下内容：a.拟采用的设施平面布置与分区是否能满足放射卫生学要求；b.放射防护和安全设施在正常运行时能否有效控制职业病危害，与法律、法规、标准和规范的符合情况；c.防护措施和监测设施，是否符合多重性和纵深防御原则，在事故情况下能否有效预防和控制潜在照射；d.建设项目的放射性危害防护设施建设是否可行。

②建议

对建设项目的防护设施、防护措施不完善之处提出改进建议。

2.控制效果放射防护评价报告书的内容

（1）概述

包括以下内容：①评价目的；②评价范围；③评价内容；④评价依据；⑤评价目标。

（2）建设项目概况与工程分析

介绍生产工艺原理与过程，防护设施布置情况并进行卫生学评价；给出设施布置规划图和工艺流程图。

（3）辐射源项分析

介绍辐射源的位置分布、装置的结构；辐射源产生的射线种类，辐射强度；对放射性同位素或放射性物质，应列表给出核素的名称、状态、活度、能量等指标。

（4）防护措施评价

①核实预评价中工作场所布局、分区与分级的落实情况，对其合理性进行评价。②核

实屏蔽设施的施工建造是否符合预评价中的屏蔽设计要求。③核实其他防护措施落实情况，对其防护的有效性进行评价。其中对个人防护用具配备和使用情况进行评价，应包括以下内容：a.介绍放射工作人员个人防护用具的配备情况，列出个人防护用具清单。根据建设项目放射性危害种类不同，建设单位应分别按照有关标准的规定，配备放射工作人员个人剂量报警仪或手持报警仪，防护服，防护面罩及呼吸防护器具等。b.介绍放射工作人员个人防护用具使用情况。c.对个人防护用具的配备和使用情况做出评价。

（5）辐射监测与评价

①建设项目单位的自主监测

第一，介绍辐射监测大纲实施概况，内容包括：确认建设单位的辐射监测大纲的制定、实施和定期复审情况；介绍监测内容，包括监测项目、种类、地点、周期；介绍监测实施单位：本单位监测或委托监测，监测机构的人员、设备和资质条件。

第二，叙述并分析个人剂量监测情况，内容包括：个人剂量监测种类，个人剂量监测设备和剂量计，监测周期；监测结果及对结果的分析。

第三，叙述并分析辐射源项或含源设备的监测概况，内容包括：辐射源种类、名称，监测项目、采用的监测设备、监测方法、监测周期；监测结果及对结果的分析。

第四，叙述并分析工作场所的监测情况，内容包括：介绍监测点分布，绘制监测点平面图；监测项目，监测方式；连续监测或巡测或定期采样分析；采用的监测设备、监测方法、监测周期；监测结果及对结果的分析。

第五，分别叙述个人剂量监测、放射性同位素或放射性物质监测和工作场所监测等不同监测的质量保证措施，检验监测仪器的检定、校准、对比、认证记录。

第六，对建设项目单位自主监测状况做出评价，包括辐射监测大纲的制定，实施和定期复审情况；自主监测的项目、种类、方法及其监测结果是否符合相关法规、标准与规范的要求。

②评价报告编制单位的验证监测

a.叙述验证监测的范围与内容，包括监测的区域和位置，人员范围；介绍验证监测的内容，如工作场所辐射水平、辐射设备的防护性能监测，人员个人剂量监测，表面污染监测，放射性核素分析，大气气溶胶监测，固体放射性废物和人员排泄物监测等。b.叙述监测使用的仪器与方法，给出监测仪器的名称、型号及主要性能参数并列表表示；介绍主要监测项目的监测方法，如属于标准方法，给出标准名称；如属于经过认证的非标准方法，给出监测方法的出处。c.叙述监测过程中的质量控制措施。d.以列表的方式给出监测结果，将监测结果与相应标准进行比较分析。对辐射危害因素控制效果做出评价。

（6）辐射危害综合评价

①正常运行条件下的辐射危害

根据监测结果和其他资料，确认工作人员可能受到的内、外照射，与管理目标值和标准规定的剂量限值的比较。

②异常和事故情况下的辐射危害

根据试运行期间的资料和其他资料，估计潜在照射发生的概率或可能性，可能受到照射的人数及危害情况。

（7）应急准备与响应

①应急组织与职责。介绍应急组织的组成结构及其职责。②应急计划。详细描述应急准备的实施情况，包括物资、通信、技术、人员、经费等准备的落实情况。

（8）放射防护管理

①管理组织和制度

介绍放射卫生防护管理组织的设置及其人员编制和职责。

②管理制度及其实施

介绍建设单位制定的放射卫生防护管理制度，查验其实施情况。

③职业人员健康管理

核实和检查以下管理内容并做出评价：a.工作人员的教育培训；b.个人剂量管理；c.职业健康检查；d.个人剂量、健康监护和教育培训的档案管理。

（9）结论和建议

①结论

结论应包括以下内容：a.放射防护设施是否能满足放射卫生学要求；b.放射防护和安全设施在正常运行时能否有效控制职业病危害，与法律、法规、标准和规范的符合情况；c.防护措施和监测设施，是否符合多重性和纵深防御原则，在事故情况下能否有效预防和控制潜在照射、预防和控制放射性污染；d.对职业卫生管理、应急准备与响应管理与相应规章制度的评价；e.建设项目的放射性危害防护设施建设是否达到竣工验收的条件。

②建议

对建设项目的防护设施和管理措施提出改进和进一步完善的建议。

三、放射诊疗设备性能检测

（一）法律渊源

《放射诊疗管理规定》中提出，医疗机构的放射诊疗设备和检测仪表，应当符合下列要求：新安装、维修或更换重要部件后的设备，应当经省级以上卫生行政部门资质认证的检测机构对其进行检测，合格后方可启用；定期进行稳定性检测、校正和维护保养，由省级以上卫生行政部门资质认证的检测机构每年至少进行一次状态检测。

（二）检测的开展

1. 检测类型

（1）委托检测

此类检测为医疗机构委托取得卫生行政部门资质认证的放射卫生技术服务机构开展的检测，可以是验收检测、状态检测或者稳定性检测。

（2）监督检测

此类检测为卫生监督机构依据有关法律法规、技术标准对医疗机构开展主动检测。卫生监督机构开展检测必须符合国家计量认证有关规定。

2. 检测仪器

开展检测需要配备并使用与检测项目相对应的仪器、模体等。

（三）质量控制

总体上，决定实验室检测和（或）校准的正确性和可靠性的因素有很多，包括：人员；设施和环境条件；检测和校准方法及方法确认；设备；测量的溯源性；抽样；检测和校准物品的处置。

上述因素对总的测量不确定度的影响程度，在（各类）检测之间和（各类）校准之间明显不同。实验室在制定检测和校准的方法和程序、培训和考核人员、选择和校准所用设备时，应考虑到这以下因素：

1. 人员

实验室管理者应确保所有操作专门设备、从事检测和（或）校准、评价结果、签署检测报告和校准证书的人员的能力。当使用在培员工时，应对其安排适当的监督。对从事特定工作的人员，应按要求根据相应的教育、培训、经验和（或）可证明的技能进行资格确认。

实验室管理者应制定实验室人员的教育、培训和技能目标。实验室应有确定培训需求和提供人员培训的政策和程序，培训计划应与实验室当前和预期的任务相适应。应对这些培训活动的有效性进行评价。

实验室应使用长期雇用人员或签约人员。在使用签约人员及其他技术人员及关键支持人员时，实验室应确保这些人员是胜任的且受到监督，并按照实验室管理体系要求工作。

对与检测和（或）校准有关的管理人员、技术人员和关键支持人员，实验室应保留其当前工作的描述。

管理层应授权专门人员进行特定类型的抽样、检测和（或）校准、签发检测报告和校准证书、提出意见和解释以及操作特定类型的设备。实验室应保留所有技术人员（包括签约人员）的相关授权、能力、教育和专业资格、培训、技能和经验的记录，并包含授权和

（或）能力确认的日期。这些信息应易于获取。

2. 设施和环境条件

用于检测和（或）校准的实验室设施，包括但不限于能源、照明和环境条件，应有利于检测和（或）校准的正确实施。实验室应确保其环境条件不会使结果无效，或对所要求的测量质量产生不良影响。在实验室固定设施以外的场所进行抽样、检测和（或）校准时，应予特别注意。对影响检测和校准结果的设施和环境条件的技术要求应制成文件。

相关的规范、方法和程序有要求，或对结果的质量有影响时，实验室应监测、控制和记录环境条件。对诸如生物消毒、灰尘、电磁干扰、辐射、湿度、供电、温度、声级和振级等应予重视，使其适应于相关的技术活动。当环境条件危及检测和（或）校准的结果时，应停止检测和校准。

应将不相容活动的相邻区域进行有效隔离。应采取措施以防止交叉污染。

应对影响检测和（或）校准质量区域的进入和使用加以控制。实验室应根据其特定情况确定控制的程度。

应采取措施确保实验室的良好内务，必要时应制定专门的程序。

3. 检测和校准方法及方法的确认

（1）总则

实验室应使用适合的方法和程序进行所有检测和（或）校准，包括被检测和（或）校准物品的抽样、处理、运输、存储和准备，适当时，还应包括测量不确定度的评定、分析检测和（或）校准数据的统计技术。

如果缺少指导书可能影响检测和（或）校准结果，实验室应具有所有相关设备的使用和操作指导书和（或）处置、准备检测和（或）校准物品的指导书。所有与实验室工作有关的指导书、标准、手册和参考资料应保持现行有效并易于员工取阅。对检测和校准方法的偏离，仅应在该偏离已被文件规定、经技术判断、获得批准和客户接受的情况下才允许发生。

（2）方法的选择

实验室应采用满足客户需求并适用于所进行的检测和（或）校准的方法，包括抽样的方法。应优先使用以国际、区域或国家标准发布的方法。实验室应确保使用标准的最新有效版本，除非该版本不适宜或不可能使用。必要时，应采用附加细则对标准加以补充，以确保应用的一致性。

当客户未指定所用方法时，实验室应从国际、区域或国家标准中发布的，或由知名的技术组织或有关科学书籍或期刊公布的，或由设备制造商指定的方法中选择合适的方法。实验室制定的或采用的方法如能满足预期用途并经过确认，也可使用。所选用的方法应通知客户。在引入检测或校准之前，实验室应证实能够正确地运用标准方法。如果标准方法发生了变化，应重新进行证实。

当认为客户建议的方法不适合或已过期时，实验室应通知客户。

（3）实验室制定的方法

实验室为其应用而制定检测和校准方法的过程应是有计划的活动，并应指定具有足够资源的有资格的人员进行。计划应随方法制定的进度加以更新，并确保所有有关人员之间的有效沟通。

（4）非标准方法

当有必要使用标准方法中未包含的方法时，应征得客户的同意，理解客户的要求，明确检测和（或）校准的目的。所制定的方法在使用前应经适当的确认。

（5）方法的确认

确认是通过检查并提供客观证据，以证实某一特定预期用途的特定要求得到满足。

①实验室应对非标准方法、实验室设计（制定）的方法、超出其预定范围使用的标准方法、扩充和修改过的标准方法进行确认，以证实该方法适用于预期的用途。确认应尽可能全面，以满足预定用途或应用领域的需要。实验室应记录所获得的结果、使用的确认程序以及该方法是否适合预期用途的声明。②按照预期用途对被确认方法进行评价时，方法所得值的范围和准确度应适应客户的需求。上述值如：结果的不确定度、检出限、方法的选择性、线性、重复性限和（或）复现性限、抵御外来影响的稳健度和（或）抵御来自样品（或检测物）基体干扰的交互灵敏度。

（6）测量不确定度的评定

①校准实验室或进行自校准的检测实验室，对所有的校准和各种校准类型都应具有并应用评定测量不确定度的程序。②检测实验室应具有并应用评定测量不确定度的程序。某些情况下，检测方法的性质会妨碍对测量不确定度进行严密的计量学和统计学上的有效计算。这种情况下，实验室至少应努力找出不确定度的所有分量且做出合理评定，并确保结果的报告方式不会对不确定度造成错觉。合理的评定应依据对方法特性的理解和测量范围，并利用诸如过去的经验和确认的数据。

（7）数据控制

①应对计算和数据传输进行系统和适当的检查。②当利用计算机或自动设备对检测或校准数据进行采集、处理、记录、报告、存储或检索时，实验室应确保：由使用者开发的计算机软件应被制定成足够详细的文件，并对其适用性进行适当确认；建立并实施数据保护的程序。这些程序应包括（但不限于）：数据输入或采集、数据存储、数据传输和数据处理的完整性和保密性；维护计算机和自动设备以确保其功能正常，并提供保护检测和校准数据完整性所必需的环境和运行条件。

4. 设备

实验室应配备正确进行检测和（或）校准（包括抽样、物品制备、数据处理与分析）所要求的所有抽样、测量和检测设备。当实验室需要使用永久控制之外的设备时，应确保满足本标准的要求。

用于检测、校准和抽样的设备及其软件应达到要求的准确度，并符合检测和（或）校准相应的规范要求。对结果有重要影响的仪器的关键量或值，应制订校准计划。设备（包括用于抽样的设备）在投入使用前应进行校准或核查，以证实其能够满足实验室的规范要求和相应的标准规范。设备在使用前应进行核查和（或）校准。

设备应由经过授权的人员操作。设备使用和维护的最新版说明书（包括设备制造商提供的有关手册）应便于实验室有关人员取用。

用于检测和校准并对结果有重要影响的每一设备及其软件，如可能，均应加以唯一性标志。

应保存对检测和（或）校准具有重要影响的每一设备及其软件的记录。该记录至少应包括：①设备及其软件的标志；②制造商名称、型式标志、系列号或其他唯一性标志；③对设备是否符合规范的核查；④当前的位置（如果适用）；⑤制造商的说明书（如果有），或指明其地点；⑥所有校准报告和证书的日期、结果及复印件，设备调整、验收标准和下次校准的预定日期；⑦设备维护计划（适当时），以及已进行的维护；⑧设备的任何损坏、故障、改装或修理。

实验室应具有安全处置、运输、存放、使用和有计划维护测量设备的程序，以确保其功能正常并防止污染或性能退化。在实验室固定场所外使用测量设备进行检测、校准或抽样时，可能需要附加的程序。

曾经过载或处置不当、给出可疑结果，或已显示出缺陷、超出规定限度的设备，均应停止使用。这些设备应予以隔离以防误用，或加贴标签、标记以清晰表明该设备已停用，直至修复并通过校准或测试表明能正常工作为止。实验室应核查这些缺陷或偏离规定极限对先前的检测和（或）校准的影响，并执行"不符合工作控制"程序。

实验室控制下的须校准的所有设备，只要可行，应使用标签、编码或其他标志表明其校准状态，包括上次校准的日期、再校准或失效日期。

无论什么原因，若设备脱离了实验室的直接控制，实验室应确保该设备返回后，在使用前对其功能和校准状态进行核查并能显示满意结果。

当需要利用期间核查以保持设备校准状态的可信度时，应按照规定的程序进行。

当校准产生了一组修正因子时，实验室应有程序确保其所有备份（例如计算机软件中的备份）得到正确更新。

检测和校准设备包括硬件和软件应得到保护，以避免发生致使检测和（或）校准结果失效的调整。

5. 测量溯源性

（1）总则

用于检测和（或）校准的对检测、校准和抽样结果的准确性或有效性有显著影响的所有设备，包括辅助测量设备（例如用于测量环境条件的设备），在投入使用前应进行校准。实验室应制定设备校准的计划和程序。

（2）特定要求

①校准

对于校准实验室，设备校准计划的制订和实施应确保实验室所进行的校准和测量可溯源到国际单位制（SI）。校准实验室通过不间断的校准链或比较链与相应测量的 SI 单位基准相连接，以建立测量标准和测量仪器对 SI 的溯源性。对 SI 的链接可以通过参比国家测量标准来达到。国家测量标准可以是基准，它们是 SI 单位的原级实现或是以基本物理常量为根据的 SI 单位约定的表达式，或是由其他国家计量院所校准的次级标准。当使用外部校准服务时，应使用能够证明资格、测量能力和溯源性的实验室的校准服务，以保证测量的溯源性。由这些实验室发布的校准证书应有包括测量不确定度和（或）符合确定的计量规范声明的测量结果。

某些校准目前尚不能严格按照 SI 单位进行，这种情况下，校准应通过建立对适当测量标准的溯源来提供测量的可信度，例如：使用有能力的供应者提供的有证标准物质来对某种材料给出可靠的物理或化学特性；使用规定的方法和（或）被有关各方接受并且描述清晰的协议标准。可能时，要求参加适当的实验室间比对计划。

②检测

对检测实验室，前面给出的要求适用于测量设备和具有测量功能的检测设备，除非已经证实校准带来的贡献对检测结果总的不确定度几乎没有影响。这种情况下，实验室应确保所用设备能够提供所需的测量不确定度。测量无法溯源到 SI 单位或与之无关时，与对校准实验室的要求一样，要求测量能够溯源到诸如有证标准物质、约定的方法和（或）协议标准。

（3）参考标准和标准物质

①参考标准

实验室应有校准其参考标准的计划和程序。参考标准应由能够提供溯源的机构进行校准。实验室持有的测量参考标准应仅用于校准而不用于其他目的，除非能证明作为参考标准的性能不会失效。参考标准在任何调整之前和之后均应校准。

②标准物质

可能时，标准物质应溯源到 SI 测量单位或有证标准物质。只要技术和经济条件允许，应对内部标准物质进行核查。

③其间核查

应根据规定的程序和日程对参考标准、基准、传递标准或工作标准及标准物质进行核查，以保持其校准状态的置信度。

④运输和储存

实验室应有程序来安全处置、运输、存储和使用参考标准和标准物质，以防止污染或损坏，确保其完整性。

6. 抽样

实验室为后续检测或校准而对物质、材料或产品进行抽样时，应有用于抽样的抽样计划和程序。抽样计划和程序在抽样的地点应能够得到。只要合理，抽样计划应根据适当的统计方法制订。抽样过程应注意需要控制的因素，以确保检测和校准结果的有效性。

当客户对文件规定的抽样程序有偏离、添加或删节的要求时，应详细记录这些要求和相关抽样信息，并纳入包含检测和（或）校准结果的所有文件中，同时告知相关人员。

当抽样作为检测或校准工作的一部分时，实验室应有程序记录与抽样有关的资料和操作。这些记录应包括所用的抽样程序、抽样人的识别、环境条件（如果相关）、必要时有抽样位置的图示或其他等效方法，如果合适，还应包括抽样程序所依据的统计方法。

7. 检测和校准物品（样品）的处置

实验室应有用于检测和（或）校准物品的运输、接收、处置、保护、存储、保留和（或）清理的程序，包括为保护检测和（或）校准物品的完整性以及实验室与客户利益所需的全部条款。

实验室应具有检测和（或）校准物品的标志系统。物品在实验室的整个期间应保留该标志。标志系统的设计和使用应确保物品不会在实物上或在涉及的记录和其他文件中混淆。如果合适，标志系统应包含物品群组的细分和物品在实验室内外部的传递。

在接收检测或校准物品时，应记录异常情况或对检测或校准方法中所述正常（或规定）条件的偏离。当对物品是否适合于检测或校准存有疑问，或当物品不符合所提供的描述，或对所要求的检测或校准规定得不够详尽时，实验室应在开始工作之前问询客户，以得到进一步的说明，并记录下讨论的内容。

实验室应有程序和适当的设施避免检测或校准物品在存储、处置和准备过程中发生退化、丢失或损坏。应遵守物品提供的处理说明。当物品需要被存放或在规定的环境条件下养护时，应保持、监控和记录这些条件。当一个检测或校准物品或其一部分需要安全保护时，实验室应对存放和安全做出安排，以保护该物品或其有关部分的状态和完整性。

8. 检测和校准结果质量的保证

实验室应有质量控制程序以监控检测和校准的有效性。所得数据的记录方式应便于可发现其发展趋势，如可行，应采用统计技术对结果进行审查。这种监控应有计划并加以评审，可包括（但不限于）下列内容：①定期使用有证标准物质进行监控，和（或）使用次级标准物质开展内部质量控制；②参加实验室间的比对或能力验证计划；③使用相同或不同方法进行重复检测或校准；④对存留物品进行再检测或再校准；⑤分析一个物品不同特性量的结果的相关性。

应分析质量控制的数据，当发现质量控制数据超出预先确定的判据时，应采取已计划的措施来纠正出现的问题，并防止报告错误的结果。

9. 结果报告

（1）总则

实验室应准确、清晰、明确和客观地报告每一项检测、校准，或一系列的检测或校准的结果，并符合检测或校准方法中规定的要求。

结果通常应以检测报告或校准证书的形式出具，并且应包括客户要求的、说明检测或校准结果所必需的和所用方法要求的全部信息。在为内部客户进行检测和校准或与客户有书面协议的情况下，可用简化的方式报告结果。

（2）检测报告和校准证书

除非实验室有充分的理由，否则每份检测报告或校准证书应至少包括下列信息：①标题（例如"检测报告"或"校准证书"）；②实验室的名称和地址，进行检测和（或）核准的地点（如果与实验室的地址不同）；③检测报告或校准证书的唯一性标志（如系列号）和每一页上的标志，以确保能够识别该页是属于检测报告或校准证书的一部分，以及表明检测报告或校准证书结束的清晰标志；④客户的名称和地址；⑤所用方法的识别；⑥检测或校准物品的描述、状态和明确的标志；⑦对结果的有效性和应用至关重要的检测或校准物品的接收日期和进行检测或校准的日期；⑧如与结果的有效性或应用相关时，实验室或其他机构所用的抽样计划和程序的说明；⑨检测和校准的结果，适用时，带有测量单位；⑩检测报告或校准证书批准人的姓名、职务、签字或等效的标志；⑪相关时，结果仅与被检测或被校准物品有关的声明。

（3）检测报告

当须对检测结果做解释时，除了前述所列的要求之外，检测报告中还应包括下列内容：对检测方法的偏离、增添或删节，以及特定检测条件的信息，如环境条件；相关时，符合（或不符合）要求和（或）规范的声明；适用时，评定测量不确定度的声明。当不确定度与检测结果的有效性或应用有关，或客户的指令中有要求，或当不确定度影响到对规范限度的符合性时，检测报告中还需要包括有关不确定度的信息；适用且需要时，提出意见和解释；特定方法、客户或客户群体要求的附加信息。

当须对检测结果做解释时，对含抽样结果在内的检测报告，除了前述所列的要求之外，还应包括下列内容：抽样日期；抽取的物质、材料或产品的清晰标志（适当时，包括制造者的名称、标示的型号或类型和样品的系列号）；抽样位置，包括任何简图、草图或照片；列出所用的抽样计划和程序；抽样过程中可能影响检测结果解释的环境条件的详细信息；与抽样方法或程序有关的标准或规范，以及对这些规范的偏离、增添或删节。

（4）校准证书

①如须对校准结果进行解释时，除了前述所列的要求之外，校准证书还应包含下列内容：校准活动中对测量结果有影响的条件（例如环境条件）；测量不确定度和（或）符合

确定的计量规范或条款的声明；测量可溯源的证据。②校准证书应仅与量和功能性测试的结果有关。如欲做出符合某规范的声明，应指明符合或不符合该规范的哪些条款。当符合某规范的声明中略去了测量结果和相关的不确定度时，实验室应记录并保存这些结果，以备日后查阅。做出符合性声明时，应考虑测量不确定度。③当被校准的仪器已被调整或修理时，应报告调整或修理前后的校准结果（如果可获得）。④校准证书（或校准标签）不应包含对校准时间间隔的建议，除非已与客户达成协议。该要求可能被法规取代。

（5）意见和解释

当含有意见和解释时，实验室应把做出意见和解释的依据制定成文件。意见和解释应在检测报告中清晰标注。

（6）从分包方获得的检测和校准结果

当检测报告包含了由分包方所出具的检测结果时，这些结果应予清晰标明。分包方应以书面或电子方式报告结果。

当校准工作被分包时，执行该工作的实验室应向分包给其工作的实验室出具校准证书。

（7）结果的电子传送

当用电话、电传、传真或其他电子或电磁方式传送检测或校准结果时，应满足本标准的要求。

（8）报告和证书的格式

报告和证书的格式应设计为适用于所进行的各种检测或校准类型，并尽量减小产生误解或误用的可能性。

（9）检测报告和校准证书的修改

对已发布的检测报告或校准证书的实质性修改，应仅以追加文件或信息变更的形式，并包括如下声明，"对检测报告（或校准证书）的补充，系列号……（或其他标志）"，或其他等效的文字形式。这种修改应满足本标准的所有要求。

当有必要发布全新的检测报告或校准证书时，应注以唯一性标志，并注明所替代的原件。

参考文献

[1] 李栋. 现代疾病预防与控制 [M]. 天津：天津科学技术出版社，2017.

[2] 李兴斌. 疾病预防控制与检验 [M]. 天津：天津科学技术出版社，2017.

[3] 夏时畅. 疾病预防控制管理理论与实践 [M]. 杭州：浙江人民出版社，2017.

[4] 王振. 急危重症疾病的诊治处理与预防 [M]. 长春：吉林科学技术出版社，2017.

[5] 马从云. 临床医学与疾病预防控制 [M]. 昆明：云南科技出版社，2017.

[6] 张永霞. 慢性非传染性疾病预防与控制 [M]. 北京：科学技术文献出版社，2017.

[7] 曾果. 营养与疾病 [M]. 成都：四川大学出版社，2017.

[8] 徐俊芳，梁强，黄争春. 预防医学 [M]. 延吉：延边大学出版社，2017.

[9] 孙继海. 疾病控制与预防医学 [M]. 北京 / 西安：世界图书出版公司，2017.

[10] 王艳. 实用儿科疾病诊疗技术 [M]. 长春：吉林科学技术出版社，2017.

[11] 刘东国，宋爱玲，李彬. 呼吸内科疾病诊疗思维 [M]. 天津：天津科学技术出版社，2017.

[12] 李志荃. 临床感染性疾病预防控制 [M]. 天津：天津科学技术出版社，2018.

[13] 张鹏. 常见传染性疾病预防与控制 [M]. 南昌：江西科学技术出版社，2018.

[14] 王临虹. 慢性非传染性疾病预防与控制 [M]. 北京：人民卫生出版社，2018.

[15] 李慧. 耳鼻咽喉疾病预防与治疗 [M]. 长春：吉林科学技术出版社，2018.

[16] 谭晓东，吴风波，龚洁. 医院公共卫生工作规范 [M]. 武汉：华中科技大学出版社，2018.

[17] 黄俊谦，喻允奎，高杰. 现代医院综合管理实践 [M]. 哈尔滨：黑龙江科学技术出版社，2018.

[18] 李振明. 医院综合管理学 [M]. 哈尔滨：黑龙江科学技术出版社，2018.

[19] 郑文芳. 医院感染学 2 版 [M]. 南京：江苏科学技术出版社，2018.

[20] 王兴鹏. 现代医院 SPD 管理实践 [M]. 上海：上海科学技术出版社，2019.

[21] 黄浩，周晓丽. 医院消毒供应中心管理指南 [M]. 北京：研究出版社，2019.

[22] 刘华之，陈世萍，丁琴丽. 医院感染预防与控制研究 [M]. 长春：吉林大学出版社，2019.

[23] 蒋飞. 现代医院管理精要 [M]. 北京：科学技术文献出版社，2019.

[24] 王霜. 现代医院管理制度研究 [M]. 秦皇岛：燕山大学出版社，2019.

[25] 吴兆玉，陈绍成. 实用医院医疗管理规范 [M]. 成都：四川科学技术出版社，2019.

[26] 丁宁，卢姗，顾兵.常见疾病的预防与康复[M].南京：东南大学出版社，2020.

[27] 江松敏.营养与疾病预防[M].北京：高等教育出版社有限公司，2020.

[28] 刘福生.科学保健与疾病预防[M].哈尔滨：黑龙江人民出版社，2020.

[29] 蔡绪虎.现代心血管疾病预防与治疗[M].北京：科学技术文献出版社，2020.

[30] 杜海燕.现代常见病护理与疾病预防[M].北京：科学技术文献出版社，2020.

[31] 李桂梅.现代医院感染性疾病预防与护理[M].哈尔滨：黑龙江科学技术出版社，2020.